日本生体医工学会編
ME教科書シリーズ B-4

身体運動の
バイオメカニクス

工学博士	石田　明允
工学博士	廣川　俊二
工学博士	宮崎　信次
教育学博士	阿江　通良
歯学博士	林　豊彦
工学博士	

共著

コロナ社

日本エム・イー学会
教科書編纂委員会

委 員 長	佐藤　俊輔（大阪大学）
委　　員 （五十音順）	稲田　紘（東京大学） 金井　寛（東京電機大学） 神谷　瞭（日本大学） 北畠　顕（北海道大学） 楠岡　英雄（国立大阪病院） 戸川　達男（東京医科歯科大学） 鳥脇純一郎（名古屋大学） 野瀬　善明（九州大学） 半田　康延（東北大学）

（所属は編纂当時のものによる）

刊行のことば

　医療は理工学領域で開発された技術を導入し，めざましい発展をとげた。いまから 100 年ほど前 1895 年に，レントゲンによって発見された X 線は人体内部の透視に応用され診断に大いに役立った。1900 年代にはいってハンス・ベルガーは人の頭皮上で脳の電気現象が記録できることを発見した。これらは 20 世紀の医療の性格を象徴する発見であった。さらに生体材料の開発，X 線 CT や MRI などの計測・診断機器や，各種治療機器の導入により，診断や治療技術は急激な発展をとげた。医療は ME 機器の支援なくしては成立しえない状況にある。理工学でも医学から発掘されたテーマが重要な研究対象になってきている。この分野には新技術のシーズが豊富なことが認識されてきたのである。

　日本エム・イー学会[†] 設立に時を同じくして，大学でも医用生体工学の教育や研究がさかんになってきた。最近になって，理工系学部・大学院を中心に，医用生体工学を専門とする専攻や学科が設立されはじめた。これらの学部，学科や大学院専攻で行われている教育・研究は医学部での工学技術の教育とともに，ME の将来を支える人材を育成し，技術を開発するために極めて重要である。

　日本エム・イー学会では，教育の一貫として，臨床工学技士のための教育書として「臨床工学シリーズ」を監修し，コロナ社から刊行中である。ところが，理工系大学あるいは医学部の学部，大学院の学生向けの ME に関する適当な参考書や教科書は，以前コロナ社から刊行された「ME 選書」や「医用工学シリーズ」を除けば皆無である。それらもすでに品切れになって入手できないものや，または内容が古くなっているものもある。大学・大学院の教育の現場では，適切な ME の教科書がないために，教官が経験から講義や演習をしている状態である。日本エム・イー学会の教育委員会が同評議員に対して行った講義に関するアンケートからも，横断的かつ基礎的な教科と，最新の発展に関する部分とを適当にミックスした教科書シリーズの編纂が期待されている。この期待に応えるために日本エム・イー学会では，教科書シリーズを編纂することになった。

　この教科書シリーズは，大きく分けて

　　　　生体計測関係
　　　　生体システム・バイオメカニクス関係
　　　　生体情報処理関係
　　　　医用画像関係
　　　　生体物性・材料，機能代行関係
　　　　医療機器・情報システム関係

[†] 2005 年 4 月，「日本エム・イー学会」は「日本生体医工学会」に名称変更になりました。

からなる．各巻とも基礎から最近の研究の状況までを簡潔に教科書としてまとめたもので，大学高学年から大学院修士課程での半期（半年）の講義で教える程度の内容にしてある．もちろん，参考書としても使える．内容はなるべく視覚的に理解できるようにつとめた．この企画は，現時点でのME教育あるいは学習に必要な内容を網羅するようにつとめた結果であり，国際的にみてもこれに匹敵するものはない．できるだけ多くの教育の現場で使っていただければ幸いである．

1999年3月

日本エム・イー学会教科書編纂委員会

まえがき

　ヒトや動物の運動は古来より，科学者、哲学者のみならず多くの人々にとって興味ある対象であったと思われるが，最近では2足歩行ロボットや種々の動作をする愛玩用ロボットが製作されるまでになった。ヒトや動物の運動が科学的に取り扱われるようになった歴史を調べようとしていたところ，たまたま面白い本が見つかったので一部を紹介する。("Biolocomotion: A century of research using pictures, Edited by A. Cappozzo, M. Marchetti and V. Tosi, Promograph, Rome, 1992)

　イギリスのMuybrigdeとフランスのMarey（くしくも両者の生年と没年はまったく同じで1830〜1904）はともに特殊な写真装置を考案してこれをヒトや動物の運動の観察に応用した。ところが，これより200年も前に，イタリアのBorelli（1608〜1680）という科学者がヒトと動物の運動をきわめて精緻に考察している。彼はピサ大学の数学教授であったが，幾何学，物理学，機構学，天文学の本を著している。そして最晩年に「動物運動論，1680」という本を上梓した。その動機は非生物を支配する物理法則は動物の運動をも支配するはずであるから，具体的な例についてこれを調べようというものである。この方法論は現在のバイオメカニクスの発想とまったく同一であるが，さらに驚くのはその内容の正確さである。例えばヒトが錘をもってある姿勢を維持するときに，下肢の筋が発生しなければならない力を計算しているが，この値は現在の方法で求められたものとほぼ同じであるという。

　さてこのような背景があるので，ヒトの運動を扱う学問は欧米では"kinesiology"と呼ばれる独立した学問として伝統をもっているようであるが，わが国ではいろいろな分野で扱われていて独立した学問領域にはなっていない。このような背景もあり，ヒトの運動を総合的に説明した教科書や解説書は少ないのが現状である。

　今回，日本エム・イー学会により身体運動についての教科書が企画され，筆者がその責を負うことになった。上述した事情もあり，ぜひともこの分野の教科書をものにしたいと考えたが，一人ではとても全部を著す才能はなく，それぞれの分野で造詣が深い方々に共著者として参加していただくことにした次第である。各章の分担は石田（1，3，7章），林（2章），廣川（4章），宮崎（5章），阿江（6章）である。まず1章で基礎的な知識を説明し，ついで2，3，4章で関節運動を，そして5，6，7章で全身運動を説明している。

　身体運動の理論はすでに確率された古典力学の応用であるが，身体運動が機械やロボットにおける運動と異なるのは，運動を生成する関節や筋などの筋骨格系の複雑さと冗長性である。例えば関節運動には多数の筋が参加し，中には複数の関節にまたがる筋も含まれていながら，これらが協調して滑らかな運動が作られる。また尺骨と橈骨の組合せのように，わざわざ一対の骨を用意して必

要な関節運動を作っていたりする。これらの生物に特有な機構を十分に理解して，その運動を解析することが重要である。

　身体運動は体育学，リハビリテーション，整形外科学，人類学，人間工学，ロボット工学など広範囲の分野に関連する。その中で本書の読者対象としては一応，理工系の学部生，院生が生体システムを勉強するときを想定している。そのためやや数式が多い部分もあるが，このような部分はとばして読んでも全体の理解にそれほど支障はないと考えている。この本がヒトや動物の運動に興味を持つ読者にとって，なにがしかの助けになれば幸いである。

2002年1月

著者を代表して　　石田　明允

目　次

1. 身体運動の基礎

1.1　運動制御の概略 …………………………………………………………………………1
 1.1.1　上位中枢による運動の制御 …………………………………………………1
 1.1.2　伸張反射と筋平衡反射 ………………………………………………………2
1.2　骨　格　筋 ……………………………………………………………………………3
 1.2.1　骨格筋の構造と筋収縮 ………………………………………………………3
 1.2.2　筋張力の制御と筋電図 ………………………………………………………5
 1.2.3　筋と腱の力学特性とモデル …………………………………………………6
1.3　関節運動と力学 ………………………………………………………………………10
 1.3.1　関節の構造 ……………………………………………………………………10
 1.3.2　関　節　運　動 ………………………………………………………………11
 1.3.3　関節の力学 ……………………………………………………………………19
1.4　身体運動と力学 ………………………………………………………………………20
 1.4.1　身　体　運　動 ………………………………………………………………20
 1.4.2　身体運動の力学 ………………………………………………………………23

2. 顎　関　節

2.1　顎関節の構造と機能 …………………………………………………………………25
2.2　顎関節の運動 …………………………………………………………………………27
 2.2.1　顎関節に関与する筋 …………………………………………………………27
 2.2.2　顎　運　動 ……………………………………………………………………28
 2.2.3　下顎頭の運動（顆頭運動） …………………………………………………30
2.3　顎関節の運動学モデル ………………………………………………………………31
 2.3.1　顎関節の運動学的分析 ………………………………………………………31
 2.3.2　瞬　間　中　心 ………………………………………………………………32
 2.3.3　ねじ軸（顎間軸） ……………………………………………………………33
 2.3.4　蝶番軸モデル …………………………………………………………………33
 2.3.5　全運動軸モデル ………………………………………………………………34

2.3.6　顆頭運動の3次元モデル ……………………………………………………36
2.4　顎関節の力学 ………………………………………………………………………37
　2.4.1　顎関節負荷 ……………………………………………………………………37
　2.4.2　負荷の調節性 …………………………………………………………………37
2.5　顎関節の運動計測と評価 …………………………………………………………40
　2.5.1　計測法の分類 …………………………………………………………………40
　2.5.2　顆頭運動の評価 ………………………………………………………………42

3. 肩関節

3.1　肩関節の構造と機能 ………………………………………………………………44
3.2　肩関節の運動 ………………………………………………………………………50
　3.2.1　座標系の設定と運動 …………………………………………………………50
　3.2.2　挙上運動 ………………………………………………………………………51
　3.2.3　回旋運動 ………………………………………………………………………54
3.3　肩関節の力学 ………………………………………………………………………61
　3.3.1　脱臼のバイオメカニクス ……………………………………………………61
　3.3.2　肩甲上腕関節における接触動態 ……………………………………………64
　3.3.3　シミュレーションによる筋力推定 …………………………………………66
3.4　計測と評価 …………………………………………………………………………68
　3.4.1　動きの計測と評価 ……………………………………………………………68
　3.4.2　筋力の計測と評価 ……………………………………………………………70
　3.4.3　不安定性の評価 ………………………………………………………………71

4. 膝関節

4.1　膝関節の構造と機能 ………………………………………………………………73
　4.1.1　膝関節運動の定義と可動域 …………………………………………………73
　4.1.2　骨成要素と関連筋・靭帯 ……………………………………………………74
4.2　膝関節の運動と負荷 ………………………………………………………………76
　4.2.1　大腿・脛骨関節 ………………………………………………………………76
　4.2.2　大腿・膝蓋骨関節 ……………………………………………………………79
4.3　膝関節の計測と評価 ………………………………………………………………84
　4.3.1　膝関節運動の計測と評価 ……………………………………………………84
　4.3.2　関節曲面形状の記述と評価 …………………………………………………93

4.3.3　靭帯張力の計測と評価 ·· 98

5. 歩　　　行

5.1　歩行の神経生理 ··· 102
5.2　歩行運動の基礎知識と用語 ··· 102
　5.2.1　時間因子・距離因子 ·· 102
　5.2.2　運　動　面 ··· 104
　5.2.3　関　節　運　動 ·· 104
5.3　歩　行　の　計　測 ·· 106
　5.3.1　計測法の大別 ·· 107
　5.3.2　時間・距離因子の計測 ·· 107
　5.3.3　位置情報の計測 ·· 107
　5.3.4　力・圧力情報の計測 ·· 112
　5.3.5　筋　電　図 ··· 114
5.4　歩行の分析（逆動力学的手法） ··· 114
　5.4.1　剛体リンクモデル ··· 114
　5.4.2　分布する床反力の取扱い ··· 115
　5.4.3　関節モーメント ·· 116
　5.4.4　パワーとエネルギー ·· 118
　5.4.5　筋　張　力 ··· 119
　5.4.6　関節反力の計算 ·· 120
5.5　歩行の生成（順動力学問題） ··· 120
　5.5.1　関節モーメントを入力とする場合 ··· 121
　5.5.2　筋張力を与える場合 ·· 123
　5.5.3　運動神経信号を入力とする場合 ·· 124
　5.5.4　神経回路網を含むモデル ··· 124

6. ス　ポ　ー　ツ

6.1　スポーツバイオメカニクスとは ··· 126
　6.1.1　スポーツバイオメカニクスの役割 ··· 126
　6.1.2　スポーツバイオメカニクスの課題と研究法 ··· 127
6.2　DLT法の概要 ·· 129
　6.2.1　固定DLT法 ·· 129
　6.2.2　パンニングDLT法 ·· 131

6.3 身体部分慣性特性の推定 ·· 132
　6.3.1 身体部分慣性特性の代表的な測定法 ·· 132
　6.3.2 積層楕円板近似モデルによる身体部分慣性特性の算出法 ·········· 133
　6.3.3 日本人幼少年の身体部分慣性係数 ··· 135
　6.3.4 青年アスリートの身体部分慣性係数 ··· 135
　6.3.5 日本人高齢者の身体部分慣性係数 ··· 138
6.4 身体運動における力学的エネルギーと仕事の計測 ································· 139
　6.4.1 身体運動におけるエネルギーの変換 ··· 139
　6.4.2 力学的エネルギーと力学的仕事の計算法 ···································· 141
6.5 スポーツ動作の分析 ·· 145
　6.5.1 スポーツパフォーマンスのバイオメカニクス的モデル ············ 145
　6.5.2 疾走動作のバイオメカニクス的分析 ··· 145
　6.5.3 跳躍動作のバイオメカニクス的分析 ··· 151
　6.5.4 投球動作のバイオメカニクス的分析 ··· 157
　6.5.5 テニスプレーヤーの動作と足跡の分析 ······································· 162
6.6 バイオメカニクスとスポーツ動作の最適化 ··· 165

7. 姿 勢 調 節

7.1 姿 勢 調 節 ·· 167
　7.1.1 前 庭 器 ··· 168
　7.1.2 姿 勢 反 射 ··· 170
　7.1.3 直 立 姿 勢 ··· 172
7.2 平衡機能検査 ··· 176
　7.2.1 直 立 検 査 ··· 177
　7.2.2 重心動揺検査 ··· 177
　7.2.3 偏 倚 検 査 ··· 178
　7.2.4 動的平衡機能検査 ··· 179
7.3 直立姿勢の制御工学的解析 ··· 180
　7.3.1 モデルと計測法 ··· 181
　7.3.2 感覚フィードバックのノンパラメトリック同定 ·························· 182
　7.3.3 感覚フィードバックのパラメトリック同定 ·································· 185

参 考 文 献 ··· 191
索　　　　引 ··· 204

1 身体運動の基礎

1.1 運動制御の概略

ヒトの運動の最も下位のものは「反射運動」であり，最も上位のものは「随意運動」であるが，その中間に「自動運動」というべき型の運動が存在し，姿勢保持や歩行がこれに相当する。これらの運動の型の境界は明確に定義できるものではなく，例えば随意運動もこれを何回も繰り返し習熟すると自動運動に近くなるし，随意運動の中には反射運動が含まれていることが多い。とはいえこれらの型の間にはいくつかの違いがあり，刺激があってから運動が発現するまでの潜時は反射，自動，随意運動の順に長くなる。また何回も運動を繰り返したときのばらつきはやはりこれと同様の順序で大きくなる。

運動の制御機構そのものを解説することは本書の目的ではないので，以下で随意運動での上位中枢による運動制御と反射の中でも最も基本的な伸張反射と筋平衡反射を取り上げて説明する。

1.1.1 上位中枢による運動の制御

図1.1に示すように，大脳皮質の連合野では感覚野を通して入ってくる外界の情報や自発的な動機を判断して随意的な運動を企図し，その発現を促す信号を運動前野と補足運動野に送る。この両野では運動の開始に先立って状況に応じた運動の企画・構成が行われ，その結果を運動指令として運動野に送る。運動野から下位は運動の遂行・制御を司り，脊髄調節系を経由して筋骨格系の運動が発現する。

ここで興味深いのは運動の学習に関連する小脳の働きである。ある動作に習熟する過程を考えてみると，最初のうちは視覚やそのほかの感覚を頼りに出力としての動作を修正したり確認したりするぎこちない動きである。すなわちフィードバック制御の性格が強い。だんだんと慣れるに従い視覚やそのほかの感覚に頼らなくとも，なめらかな動作ができるようになる。言い換えればフィードフォワード制御に近づく。これが可能になるのは小脳の中に運動のモデル（逆ダイナミックスモデル）が形成され，フィードフォワード制御に必要な運動指令が正確に計算できるためと推定されている。

この推定はつぎのような神経生理学的背景に支えられている。小脳皮質のプルキ

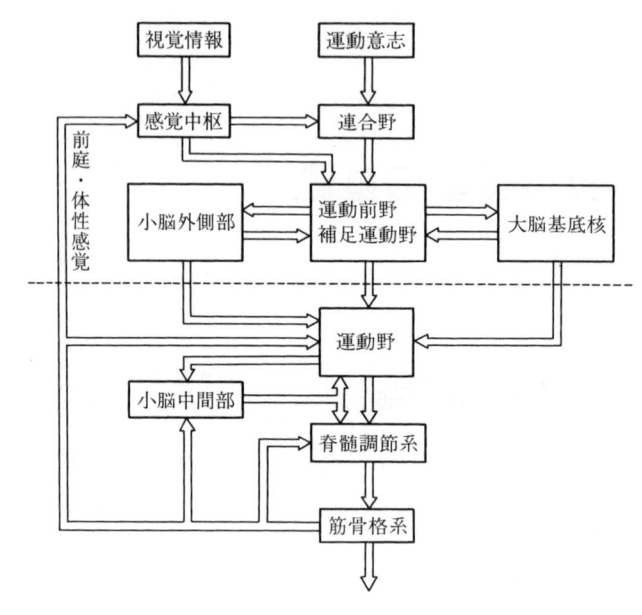

図1.1 運動の企画・構成〔伊藤宏司，伊藤正美：生体とロボットにおける運動制御，計測自動制御学会（1991）〕

ンエ細胞には平行線維と登上線維の2種類の入力があり，この平行線維と登上線維に同期して信号を送り続けると平行線維とプルキンエ細胞間のシナプス結合が弱まり，それが長く続く（長期抑圧）。一方，登上線維は制御系の誤差信号を伝えると考えられている。長期抑圧は誤差があるときに同期して活動している平行線維の影響を小さくする，すなわち誤差を修正する方向に学習すると理解される。

1.1.2 伸張反射と筋平衡反射

運動の基礎をなす一つの関節に着目すると，その回りには通常二つの筋群が関与している。関節の屈伸に関して同方向に働く共同筋群と，逆方向に働く拮抗筋群である。共同筋の中では筋紡錘による伸張反射が作用して，ある筋が伸張されると，その収縮力を強めて緊張を一定に保つように働く。すなわち，筋が伸張されるとその情報は筋紡錘の第1次終末より発するIa群求心線維により脊髄まで伝達され，そこで同じ筋のα運動ニューロンに単シナプス性に興奮性のシナプス結合をする。α運動ニューロンが興奮してインパルスを送って筋を収縮させると，筋紡錘は弛緩してIa群求心線維のインパルス発射は弱まる。この反射を伸張反射という。したがって，伸張反射は，フィードバック経路をもつ閉ループ制御系を形成し，筋の緊張を一定に保つサーボ系の役を果たしている（図1.2）。

臨床で用いられる膝蓋腱反射はこの閉ループ回路の性質を利用している。すなわち膝の下をたたくのは大腿四頭筋の末梢端を引き伸ばすことになるが，この伸びは筋紡錘に検出されてその信号がα運動ニューロンに送られる。筋紡錘からの求心性信号はα運動ニューロンを興奮させ，その結果として大腿四頭筋は収縮し，下

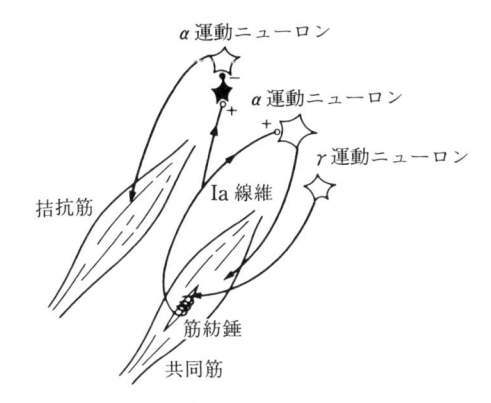

図 1.2 筋平衡反射のニューロン結合

腿は反射的に振り上げられる。

ある筋からの Ia 群求心線維はその筋のみならず，共同筋の運動ニューロンにも同様の興奮性結合をする。一方，拮抗筋に対しては，脊髄でシナプスを一つ経由したうえで抑制性の結合をする。つまり共同筋が活動するときには拮抗筋を弛緩させ運動が滑らかに行われるように働く。伸張反射とこれに伴う拮抗筋の抑制を，合わせて筋平衡反射と呼ぶ。

このほかに脊髄中の γ 運動ニューロンから γ 線維を経て，筋紡錘を構成している錘内筋線維を収縮させる経路もある。これは筋が収縮したときに，これと並列にある筋紡錘がたるんでしまい，筋長の検出ができなくなるのを防ぐためのものである。γ 系の信号により錘内筋を収縮させ，筋紡錘の検出感度を調節する。

1.2 骨　格　筋

1.2.1　骨格筋の構造と筋収縮

ヒトの運動は骨格に付着した筋の収縮により制御される。筋は工業用アクチュエータに比して発生力/重量は非常に大きいが収縮量は少ないので，関節を支点としたてこの原理により変位をかせいでいる。また筋は収縮という一方向にしか力を出せないので，関節をまたいで少なくとも一対の筋が必要となる。

筋の微細構造は**図 1.3** に示すように，まず直径 50～150 μm の筋線維（細長い細胞）の集合としてとらえることができる。脊髄にある運動ニューロンの軸索は末端で分かれて多数の筋線維に結合し，これらを同時に収縮させるのでこれをまとめて運動単位という。1 個の運動単位に含まれる筋線維の数は筋により異なり，例えば細かい運動を要求される眼筋では 3～6，そうではない上下肢の筋では 100～300 というように合目的的な構成となっている。

筋線維をさらに微細に見ると，直径約 1～2 μm の筋原線維からできている。これを電子顕微鏡で観察すると，直径が約 6 nm のアクチンと直径が約 15 nm のミオ

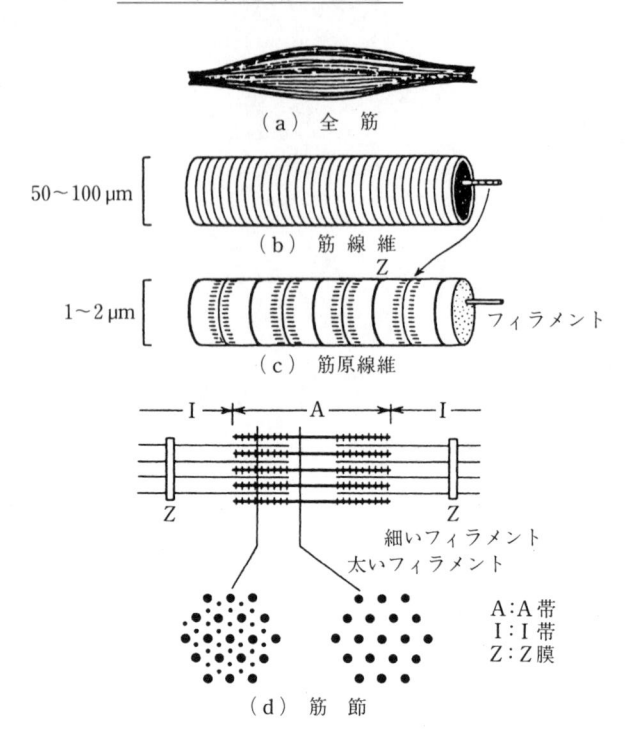

図1.3 骨格筋の構造〔星宮望，赤澤堅造編著：筋運動制御系，昭晃堂 (1993)〕

シンの2種類の蛋白質フィラメントが，長軸方向にもこれと直角方向にも整然と配列しているのがわかる。筋の収縮時にはミオシンのA帯の長さは変化しないが，アクチンのI帯は短くなることから，アクチンフィラメントがミオシンフィラメントの間に滑り込んで筋収縮が生じると考えられている。

筋収縮の過程はおよそつぎのようである。運動ニューロンの軸索を伝導してきた神経インパルスは神経-筋接合部を介して筋線維に活動電位を発生させる。この活動電位は筋原線維を取り巻く筋小胞体に達して，筋小胞体よりCa^{++}を放出させる。Ca^{++}濃度が一定以上になるとATP（アデノシン三リン酸）がADP（アデノシン二リン酸）とリン酸に加水分解されてエネルギーを発生し，これがアクチンとミオシンにより運動エネルギーに変換されて筋収縮が生じる。Ca^{++}が再び筋小胞体に取り込まれてCa^{++}濃度が下がると筋は弛緩する。

筋線維は大きく分けると早い収縮をして瞬発力を出せるが疲れやすい速筋（その色調から白筋ともいわれる）線維と収縮は遅いが疲れにくい遅筋（赤筋）線維になる。運動の強さを軽いものから順次上げていくと，最初は遅筋線維を支配している運動ニューロンが活動し，強度が増すと速筋線維を支配している運動ニューロンが参加してくる。筋はこれら両方の線維を含んでいるが，筋により組成は異なり，例えば下肢のヒラメ筋では遅筋線維が多く，眼筋では速筋線維が多い。スポーツ選手の下肢筋の組成を調べた報告によると，短距離や跳躍選手では速筋線維の割合が多く，長距離やマラソン選手では遅筋線維の割合が多いという[3]（**図1.4**）。そしてこの結果は先天的な要因だけではなく，訓練などの後天的な要因も関与すると考えら

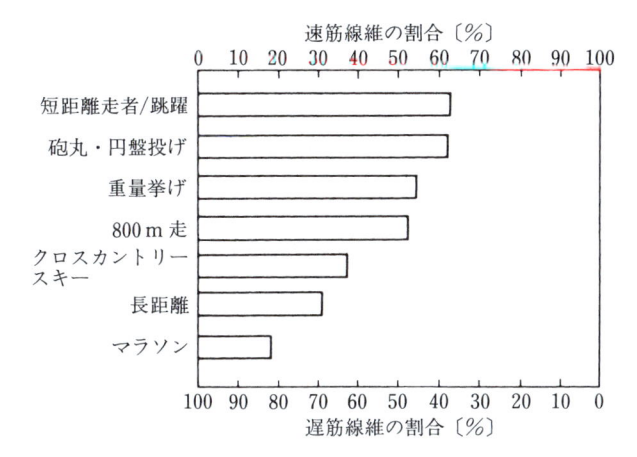

図1.4 各種スポーツ選手における筋線維組成〔金子公宥：パワーアップの科学，朝倉書店（1988）〕

れている。

1.2.2 筋張力の制御と筋電図

大脳辺縁系から大脳皮質の運動野を経由して伝えられる随意運動にしろもっと下位の中枢で処理される反射運動にしろ，運動の指令は最終的には脊髄にある α 運動ニューロンに伝えられる。脊髄レベルでの神経回路は図1.2に示した。α 運動ニューロンからはインパルスがその軸索である α 線維を伝導して，筋に到達すると筋収縮を起こさせる。このときインパルスが1個であれば，図1.5のような単収縮といわれる張力を発生する。インパルスが短い時間間隔で連続して到達すると，各インパルスによる張力は加重されて強縮といわれる滑らかで大きな張力を発生する。つまり筋張力の大きさをインパルスの頻度で制御できる。これは1個の運動単位についてであるが，1個の筋に含まれる運動単位の内で活動する運動単位の数を調節することにより，その筋の筋張力を制御することも可能である。

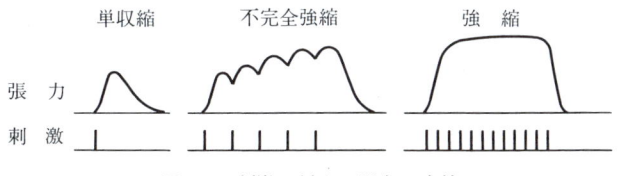

図1.5 刺激に対する張力の応答

ところで運動単位の数を調節する方法についてであるが，先にも述べたようにまず遅筋線維が収縮しその後，速筋線維が収縮する。一般に遅筋線維と速筋線維の運動単位を比較すると前者のサイズは小さく，言い換えれば運動単位に含まれる線維数が少なく収縮力も小さい。これは筋全体の張力が小さいときには細かな調節が可能であることを意味しており，筋張力の調節に具合がよい。この現象は"サイズ原理"として知られている。

1. 身体運動の基礎

筋収縮の過程でも述べたように，運動神経からのインパルスは筋線維に活動電位を引き起こす。この活動電位による電場電位を観察することにより筋の収縮状態を知ることができ，これを筋活動電位という。また筋活動電位を記録したものを筋電図（electromyogram, EMG）という。筋電図を得るためには針電極か表面電極により導出された電位を差動増幅器により増幅する。

針電極は注射針の中に径 0.1 mm 程度の銅線を 1 本か 2 本封入したもので，目的の筋に刺入して用いる。針電極を用いると単一の運動単位の活動電位を記録できるので，基礎研究や神経筋疾患の診断のような臨床にも用いられる。正常な場合の波形は図 1.6 (a) のようになり，この場合 2 個の運動単位の活動電位が観察されている。おおよそ持続時間は 5～20 ms 程度，振幅は数 mV 程度である。

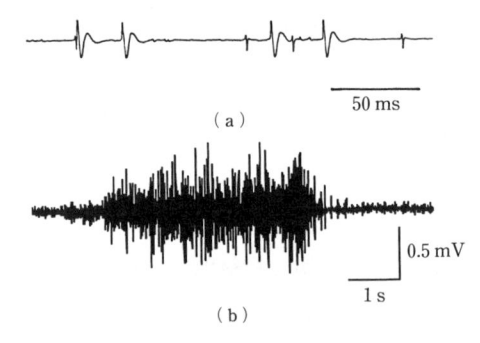

図 1.6　筋電図の波形

これに対し表面電極は直径 8～10 mm の銀-塩化銀電極を 2～3 cm 離して皮膚上に張り筋電位を導出する。導出電位は 0.01～10 mV 程度であり，10～1 500 Hz 程度のバンドパスフィルタを通して余分な雑音などを抑える。表面電極は針電極と異なり痛みがなく使いやすいが，得られた筋電図は多数の運動単位の活動電位が時間的・空間的に加算されたもので，その波形は不規則であり個別の運動単位の活動を知ることはできない〔図 (b)〕。また皮膚に近い浅層の筋にしか適用できないという欠点がある。しかしこの筋電図を整流して包絡線を求めると，その値はほぼ等尺性筋張力に比例することが確認されている。また複数の筋が働く時間的な関係がわかるので，スポーツや医学，人間工学での動作分析によく使われる。

1.2.3　筋と腱の力学特性とモデル

ここではまず筋のマクロな力学的性質について説明し，この性質を表現できる粘弾性モデルについて述べる。ついで腱の力学的性質を説明し，アクチュエータとしての腱と筋の複合体をモデル化する。

筋の力学的性質についてはこれまでに多くの実験結果が報告されている。摘出筋の場合（in vitro）は筋を電気刺激して収縮を起こさせ，いろいろな収縮のレベルで筋の性質を調べる方法が用いられるが，生体の実験（in vivo）では収縮のレベ

ルを変えて一定に保つことは難しく最大努力という条件で実験が行われることが多い。また筋の長さを一定に保って収縮させることを等尺性収縮，筋に一定の負荷をかけて収縮させることを等張性収縮という。以下では筋の発生する収縮力を F^c で表す。筋の外部に対する出力としての筋張力 F^M は，後述するように，収縮力 F^c が粘弾性フィルタを通して現れたものであり，一般に両者は等しくない。

以下のモデル化は F. E. Zajac の文献によった[4]。Zajac は筋や腱の種々の関係を一般化するために変数を正規化して無次元量で表現した。また，これまであまり考慮が払われていなかった腱と筋の関係を明確にしたモデルを構成している。

〔1〕 筋長-筋張力関係

筋の活動度を $u(0 \leq u \leq 1)$ で定義すれば最大刺激は $u=1$ に相当する。筋を一定刺激したときに筋張力 F^M は筋長 l^M に依存することが知られており，最大刺激時には図1.7(a)のような結果が得られている。ここで縦軸は最大等尺性収縮力 F_0^M で，横軸は最適筋長 l_0^M で正規化されており，$\tilde{F}^M = F^M/F_0^M$，$\tilde{l} = l^M/l_0^M$ である。最適筋長は最大等尺性収縮力を生じさせるような筋長であり，おおよそ関節を中立位にしたときの筋長である。ところで静止筋を伸長したときの力と伸びの関係は図の(ロ)のように非直線的な関係となり，これは筋の受動的な弾性要素と考えられる。したがってイからロを引いたハは活動により発生した収縮力 F^c である。活動度が任意の $u(<1)$ に対しては曲線ハを u 倍すればよい。

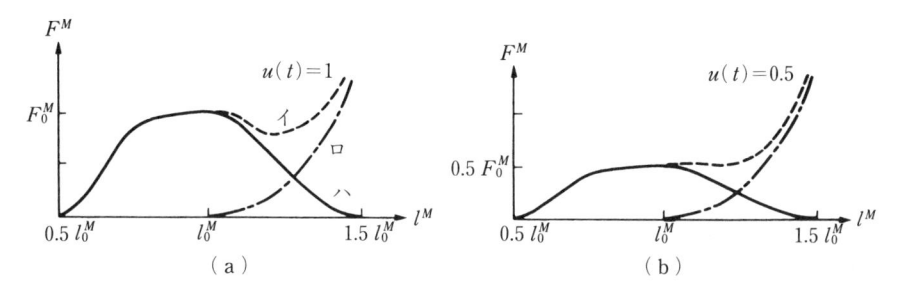

図1.7 筋長と筋張力の関係〔F. E. Zajac : Muscle and tendon : properties, models, scaling, and application to biomechanics and motor control, Crit. Rev. Biomed. Eng., **17**,4(1989)〕

〔2〕 筋の負荷-速度関係

上の実験で $u=1$ として最大等尺性収縮力を発生させ外部から負荷張力を与えると，定常状態では負荷張力と筋張力 F^M が釣り合って筋は定速度 v^M で収縮したり伸展したりする。ここで負荷張力（＝筋張力）の値を変えたときの F^M と v^M の関係は図1.8のようになる。ここでも図1.7と同様に縦軸は最大等尺性収縮力 F_0^M で，横軸は最大収縮速度 v_m により正規化されており $\tilde{v}^M = v^M/v_m$ である。ここで最大収縮速度は筋張力が0のときの速度であり，速度の向きは伸長方向を正にとる。ところでこの関係は筋収縮力 F^c から速度に依存する力損失すなわち粘性項を引いたものが筋張力 F^M になっていると解釈できる。ただし粘性項の速度への依存は非線形である。

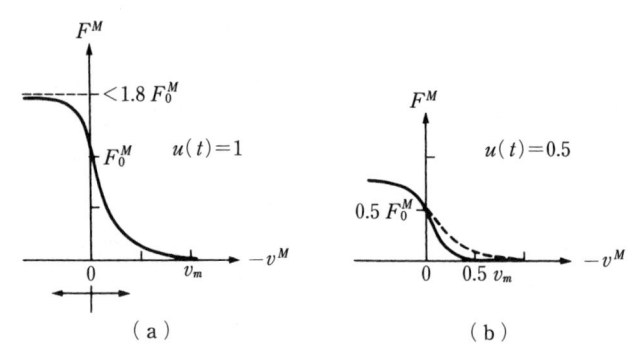

図1.8 負荷と速度の関係〔F. E. Zajac：Muscle and tendon: properties, models, scaling, and application to biomechanics and motor control, Crit. Rev. Biomed. Eng., **17**, 4 (1989)〕

A. V. Hill はカエルの縫工筋を用いてこの関係（第1象限）が次式の直角双曲線で与えられることを示した。

$$(F^M + a)(-v^M + b) = b(F_0^M + a) \tag{1.1}$$

ここで a, b は定数である。上式を無次元化するために力と速度を F_0^M と v_m で正規化すると，定数 a と b については $a' = a/F_0^M$, $b' = v^M/v_m$ となる。ところが上式より最大収縮速度を求めると $-v_m = b/aF_0^M$ となり，この関係から $a' = b'$ となって式(1.1)はつぎのようになる。

$$(\tilde{F}^M + a')(-\tilde{v}^M + a') = a'(1 + a')$$

Hill の式は筋が最大等尺性収縮力を発生しているとき（$u=1$）のものであるが，H. Mashima ら[5]は筋の活動度 u を変化させて筋収縮力が F^C のとき上式を一般化した次式を与えた。

$$(F^M + A)(-v^M + b) = b(F^C + A) \qquad A = a(F^C/F_0^M) \tag{1.2}$$

$u = F^C/F_0^M$ の関係を用いて上と同様に無次元化すると次式を得る。

$$(\tilde{F}^M + ua')(-\tilde{v}^M + a') = ua'(1 + a')$$

負荷-速度関係は in vivo の実験でも求められている。金子らは等張力スプリングや錘を用いて最大努力時の膝伸展運動の負荷-速度曲線を求め[3]，これより 速度×力 で与えられるパワーを計算して約 400 W という値を報告している。

〔3〕 **腱の力学的性質**

腱の平均的な応力（σ^T）-ひずみ（ε^T）曲線は**図1.9**(a)のようになる。ここで腱が伸ばされて張力を発生するときの長さを l_s^T とし，伸びを Δl^T とすると $\varepsilon^T = \Delta l^T / l_s^T$ である。同図から約 10% のひずみ（約 100 MPa）で断裂し，傾斜は 1.2 GPa 程度である。また腱張力 F^T が F_0^M に等しいとき $\varepsilon^T = \varepsilon_0^T = 0.033$ で $\sigma^T = \sigma_0^T = 32$ MPa である。筋の場合と同様に縦軸を F_0^M で正規化した腱張力 $\tilde{F}^T = F^T/F_0^M$（$= \sigma^T/\sigma_0^T = \tilde{\sigma}^T$）で表したものが図(b)である。

〔4〕 **筋・腱システムのモデル**

筋と腱は生体内で一体となって機能するので，これを筋・腱システムとしてモデ

1.2 骨格筋

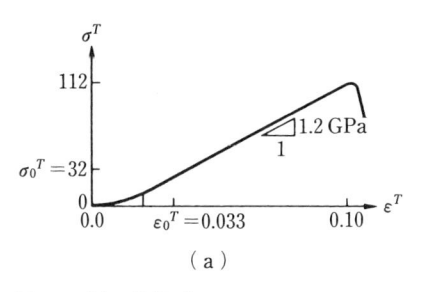

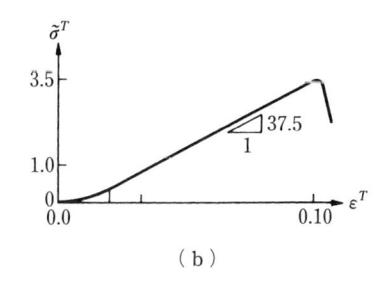

図1.9 腱の特性〔F. E. Zajac : Muscle and tendon : properties, models, scaling, and application to biomechanics and motor control, Crit. Rev. Biomed. Eng., **17**, 4 (1989)〕

ル化する。**図1.10**(a)のように腱は腱膜部で筋線維と結合している。なお同図の α は腱と筋線維がなす角度であり、通常はその影響は大きくないので以下のモデルでは $\alpha=0$ とするが、筋によっては α が大きくその影響を無視できない場合がある。図(b)は腱と筋の関係を表す模式図で、腱長を l^T、筋・腱システムの長さを l^{MT} とし、これらを l_0^M で正規化したものを $\tilde{l}^T$, $\tilde{l}^{MT}$、腱と筋・腱システムの長さの変化速度を v^T, v^{MT} とし、これらを v_m で正規化したものを $\tilde{v}^T$, $\tilde{v}^{MT}$ とする。また腱の剛性 $k^T=dF^T/dl^T$ を F_0^M/l_0^M で正規化して $\tilde{k}^T=k^T(l_0^M/F_0^M)$、$l_s^T$ を l_0^M で正規化して $\tilde{l}_s^T=l_s^T/l_0^M$ を定義する。最後に $\tau_c=l_0^M/v_m$ なる量を定義し正規化された時間を $\tau=t/\tau_c$ により表す。

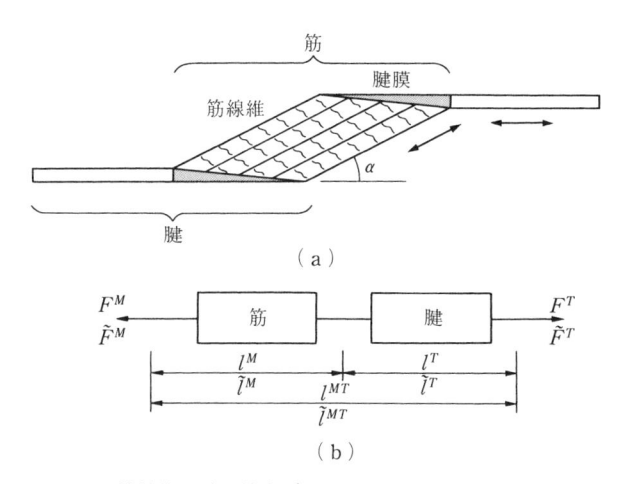

図1.10 筋線維と腱の結合〔F. E. Zajac : Muscle and tendon : properties, models, scaling, and application to biomechanics and motor control, Crit. Rev. Biomed. Eng., **17**, 4 (1989)〕

上述の無次元化変数を用いて筋・腱システムのモデルを構成する。筋の負荷-速度関係から $\tilde{v}^M$ はつぎのようになる。

$$\left.\begin{array}{l}\tilde{v}^M=f(\tilde{l}^M,\tilde{F}^M,u(\tau))\\ \tilde{l}^M=\tilde{l}^{MT}-\tilde{l}^T=\tilde{l}^{MT}-\left(\tilde{l}_s^T+\dfrac{\tilde{F}^T}{\tilde{k}^T}\right)\end{array}\right\} \quad (1.3)$$

ここで $\tilde{l}_s^T$ は一定であり $\tilde{F}^T = \tilde{F}^M$ であるから式(1.3)はつぎのようになる。

$$\tilde{v}^M = f_1(\tilde{l}^{MT}, \tilde{F}^T, u(\tau))$$

一方，$d\tilde{F}^T/d\tau$ は次式で与えられる。

$$\frac{d\tilde{F}^T}{d\tau} = \tilde{k}^T(\tilde{v}^{MT} - \tilde{v}^M) \tag{1.4}$$

これよりつぎの関係式を得る。

$$\frac{d\tilde{F}^T}{d\tau} = \tilde{k}^T[\tilde{v}^{MT} - f_1(\tilde{l}^{MT}, \tilde{F}^T, u(\tau))] \tag{1.5}$$

筋・腱システムの入力を筋の活動度 $u(\tau)$，筋・腱システムの長さ $\tilde{l}^{MT}$，筋・腱システムの長さの変化速度 $\tilde{v}^{MT}$ とし，出力を腱（筋）張力 $\tilde{F}^T$ とするブロックダイアグラムは図1.11のようになる。このうちで筋の負荷-速度関係を与える式(1.3)の関数 f に筋長 $\tilde{l}^M$ が含まれるのは，筋長-筋張力関係で説明したように動作点の筋長により筋張力が変化するためである。また関数 f として式(1.1)や式(1.2)を使わずに直線近似することも多い。

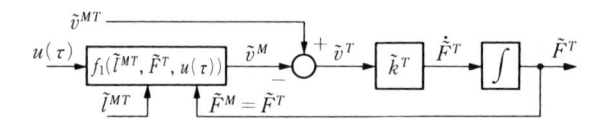

図1.11 筋・腱システムのブロック線図〔F. E. Zajac : Muscle and tendon : properties, models, scaling, and application to biomechanics and motor control, Crit. Rev. Biomed. Eng., **17**, 4 (1989)〕

図1.11から個別の筋・腱システムの特性を求めるためにはその腱の l_s^T，最大等尺性収縮力 F_0^M，最適筋長 l_0^M，時間正規化の変換係数 τ_c が必要となる。ここで最初の3個のパラメータは個別の筋・腱システムに特有のものであるが，τ_c は多くの筋で約0.1 s である。Zajac は特に l_s^T と l_0^M の比 $\tilde{l}_s^T$ の重要性に言及している。$\tilde{l}_s^T$ は例えば，ヒトのヒラメ筋では11にもなるが 半腱様筋では2と大きく変化し，上下肢の筋では体幹に近い筋ほど $\tilde{l}_s^T$ は小さくなる傾向がある。$\tilde{l}_s^T$ が大きいほど剛性は低いから $\tilde{l}_s^T$ が小さくて剛性の高いシステムとはおのずからその特性が異なってくる。したがって腱を含む筋・腱システムとして取り扱うことが重要である。

1.3 関節運動と力学

1.3.1 関節の構造

ヒトの関節には形態的にも機能的にも複雑なものから簡単なものまで種々あるが，ここでは例として肘関節を取り上げてその構造と運動機能を説明する。図1.12に示すように，肘関節は上腕骨と尺骨および橈骨が接する部分に構成される。まず腕尺(わんしゃく)関節は上腕骨の遠位端にある上腕骨滑車と尺骨の近位端にある滑車切痕で構成される蝶番関節で肘関節の屈伸運動を行う。腕橈(わんとう)関節は球状の上腕骨小頭と橈骨頭で構成される球関節で屈伸運動とともに前腕の長軸回りの回内，回外運

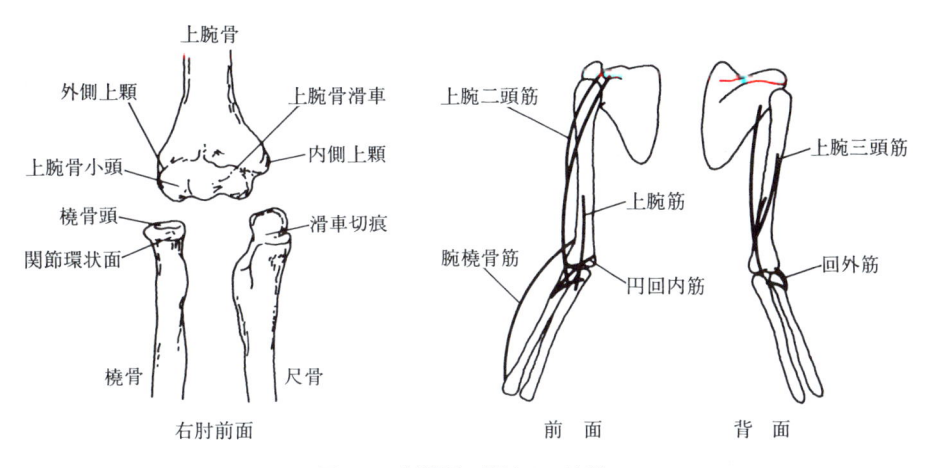

図1.12 肘関節と関連する筋群

動にも関与する。上橈尺関節は橈骨頭の関節環状面と尺骨の橈骨切痕との間で構成される球関節で前腕遠位部の下橈尺関節と共同して前腕の回内や回外運動を行う。

一方，この肘関節の運動を調節するおもな筋は図1.12に示すように上腕二頭筋，上腕筋，腕橈骨筋，上腕三頭筋，円回内筋，回外筋などがある。上腕二頭筋は最も強力な屈筋で長頭の起始は肩甲骨の関節上結節，短頭の起始は肩甲骨の烏口突起で，付着は橈骨粗面である。このようにこの筋は肩関節と肘関節の2関節にまたがっているが，肩関節に対する作用はあまり大きくない。これに次いで重要な屈筋は上腕筋である。この筋の起始は上腕骨前面の下半であり，付着は尺骨粗面である。伸筋で最も強力なものは上腕三頭筋である。内側頭と外側頭の起始は上腕骨後面，長頭は肩甲骨の関節下結節であり，付着は尺骨の肘頭である。回外筋の起始は上腕骨の外側上顆と尺骨の近位部であり，付着は橈骨上部外側面である。円回内筋の上腕頭の起始は上腕骨の内側上顆で尺骨頭は尺骨内側であり，付着は橈骨中央部である。

例えば屈曲動作には上述の上腕二頭筋，上腕筋のほかに腕橈骨筋も関与しており，さらに詳しく見れば上腕二頭筋は回内位ではその屈曲作用は弱く回外作用も有するなど非常に複雑で冗長な構成となっている。これらの筋と関節からなる筋骨格系が滑らかで目的にかなった動作をするためには神経系による制御が必要となる。

1.3.2 関 節 運 動

関節運動は，その関節を構成する骨の間の相対的な運動として表現できる。一般的にはこれらの骨は3次元運動をするから，関節運動も3次元となる。しかし対象とする関節や解析の目的により，いろいろなレベルのモデルが考えられる。そこでまずいくつかのモデルを取り上げて説明する（図1.13）。

〔1〕 関節のモデル

最も簡単でよく使われるモデルは蝶番モデルである。これはある固定軸の回り

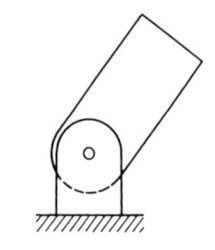

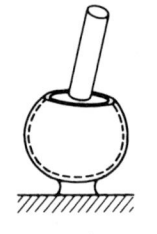

(a) 1自由度蝶番モデル　　(b) 3自由度球モデル

図1.13　関節のモデル

に回転する1自由度のモデルである。実際の関節では肘の腕尺関節や足の距腿関節がこれに近い。また歩行解析のように多数の関節を含む系を対象とするときには，一つ一つの関節は簡単な蝶番モデルで近似することが多い。平面モデルは任意の平面運動を表現できる3自由度モデルである（図1.14）。すなわち2自由度の並進運動と1自由度の回転運動からなり，膝関節や顎関節のモデルとしてよく使われる。3自由度球モデルは球状の骨頭とこれを受ける凹面状の部分からなる関節を表現するモデルで，ある固定点を通る3軸の回りの回転運動が可能である。股関節や肩関節のモデルとして使われる。6自由度空間モデルは最も一般的なモデルであり，任意の空間運動を表現できる。3自由度の並進運動と同じく3自由度の回転運動よりなる（図4.19参照）。

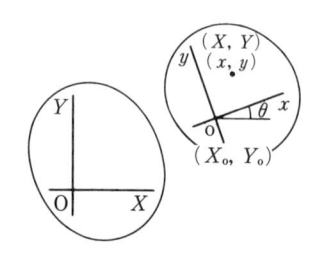

図1.14　座標系の設定

〔2〕 平 面 モ デ ル

平面モデルは任意の平面運動を取り扱うことができるので，平面運動という制限はあるものの関節モデルとして使われることが多い。また後述する6自由度空間モデルを理解するための基礎として，まず平面モデルについて説明する。相対運動を表すにはそれぞれの運動体（骨）上に固定された座標系を考え，この座標系の相対関係として表現する。このときどちらかの骨を基準にして考えてよい。すなわち図1.14に示すように基準座標系をO-XY，運動座標系をo-xy，運動体上の任意の点の座標をO-XY，o-xyでそれぞれ (X, Y)，(x, y)，o-xyの原点のO-XYにおける座標を (X_0, Y_0) とする。またO-XYとo-xyのなす角を θ とすると次式が成り立つ。

$$\begin{bmatrix} X \\ Y \end{bmatrix} = \begin{bmatrix} X_0 \\ Y_0 \end{bmatrix} + \boldsymbol{R} \begin{bmatrix} x \\ y \end{bmatrix} \qquad \boldsymbol{R} = \begin{bmatrix} c\theta & -s\theta \\ s\theta & c\theta \end{bmatrix} \tag{1.6}$$

ただし s, c はそれぞれ sin, cos を表す。

すなわち点 (x, y) の基準座標系に対する運動は (X_0, Y_0) と θ により表され，前者の 2 個のパラメータ（自由度）が並進運動を，後者の 1 個のパラメータ（自由度）が回転運動を表す。

このような表現とは別に平面運動を表す方法がある。**図 1.15** に示すように，位置 1 から位置 2 への三角形 ABC の移動は図（a）の A_1 から A_2 への並進と点 A_2 回りの回転 θ により示されるが，これとまったく同じ移動は，図（b）の B_1 から B_2 への並進と点 B_2 回りの回転 θ でも示される。すなわち点 A，B のいずれを基準とするかによって，同じ移動であっても，方向と大きさの違う並進で表されることになる。基準点の選択は並進には影響を及ぼすが回転には影響を及ぼさないから，図（c）の並進がゼロで回転 θ のみで同じ移動を表せるような基準点 P を三角形 ABC 上，もしくはその延長上に見いだせるはずである。結局，任意の平面運動は回転運動のみで表すことが可能である。

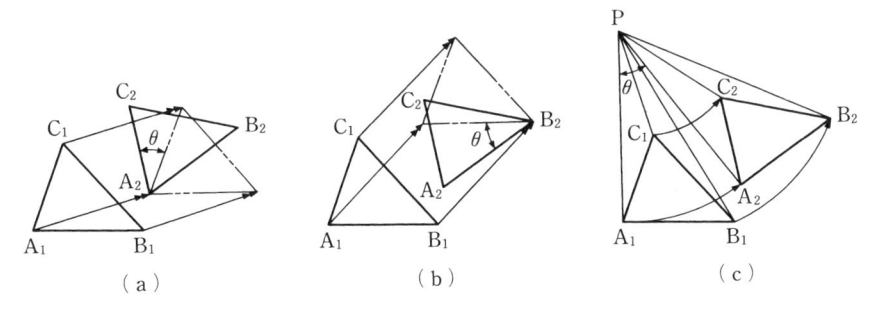

図 1.15 剛体の平面運動

図 1.15（c）で三角形 $A_1B_1C_1$ と $A_2B_2C_2$ のさらに途中の移動経路をも規定する必要がある場合，この移動経路を細かく区切り，各区間ごとの移動を回転運動で表すことが行われる。この場合，各区間ごとの回転中心を特に瞬間中心（instantaneous center of rotation）と呼ぶ。純粋な回転運動の場合を除き，瞬間中心は各区間ごとに移動するのが一般的であり，瞬間中心の移動軌跡は固定軌跡（centrode）と呼ばれる。このような表現をしたときの運動のパラメータは，瞬間中心の座標と瞬間中心回りの回転角である。

瞬間中心の座標を求めるために式(1.6)を微分して速度 v_x, v_y を求めると次式を得る。

$$\left. \begin{array}{l} v_x = v_{0x} - (Y - Y_0)\omega \\ v_y = v_{0y} + (X - X_0)\omega \end{array} \right\} \tag{1.7}$$

ここで v_{0x}, v_{0y}, ω はそれぞれ X_0, Y_0, θ の時間微分である。瞬間中心は v_x, v_y が 0 となる点であるから，この座標を (X_c, Y_c) とすると (X_c, Y_c) は次式で与え

られる。

$$\left.\begin{array}{l} X_c = X_0 - \dfrac{v_{0y}}{\omega} \\ Y_c = Y_0 + \dfrac{v_{0x}}{\omega} \end{array}\right\} \tag{1.8}$$

ところで 瞬間中心は関節運動の解析に際して重要な意味をもっている。ここで関節運動の転がりと滑りについて考えてみよう。一般に関節運動には転がりと滑りの両成分が含まれる。例えば膝関節を伸展位から屈曲していくと大腿骨と脛骨の接触点は図 1.16 のように変化する。ここで T_f, T_t は図 (a) の状態における両骨の接触点を表す。もし滑り成分がなければ，大腿骨は関節面から外れてしまうことから滑り成分の存在が理解できる。図 (a) に示すようにある時刻で T_f と T_t が接していたとして，微小時間後に T_f' と T_t' が接したとすると滑り率は次式で定義される。

$$s = \dfrac{ds_1 - ds_2}{ds_1} \tag{1.9}$$

これより $s=0$ は転がりのみの運動を，$s=1$ と $s=-\infty$ は滑りのみの運動を表すことがわかる。

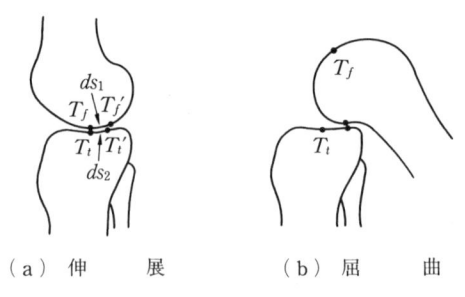

図 1.16 関節運動の例

図 1.17 のような関節面を想定し，下の骨が静止しており上の骨が運動するとする。接触点でそれぞれの関節面に接する曲率円を考え，上下の曲率円の半径をそれぞれ r, R, 中心を o, O とする。この時刻における運動物体の o および O の回りの

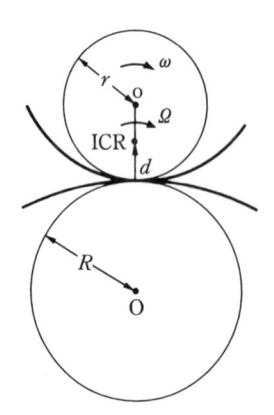

図 1.17 関節運動の瞬間中心

角速度をそれぞれ ω, Ω とすれば，$ds_1 = r\omega dt$，$ds_2 = R\Omega dt$ となり次式が成立する。

$$s = 1 - \frac{R}{r}\frac{\Omega}{\omega}$$

瞬間中心は両円の中心を結ぶ直線上に存在するが，接触点からの距離を d とし，瞬間中心が相対速度が 0 であるという条件 $(R+d)\Omega = (r-d)\omega$ を考慮すれば次式が得られる。

$$s = 1 - \frac{R}{r}\frac{r-d}{R+d}$$

上式より $d=0$ で瞬間中心が接触点に一致したときには $s=0$ となり，転がりだけの運動となる。$d=r$ のとき $s=1$，$d=-R$ のとき $s=-\infty$ となるから，これは転がりがなく滑りだけの運動となる。すなわち瞬間中心の位置は転がりと滑りの比に対応している。

瞬間中心は関節モーメントのモーメントアームを決めるためにも必要な量である。筋の走行の方向と筋力がなんらかの方法で推定できたとしても，モーメントアームが決まらなければ関節モーメントは決まらない。このように瞬間中心は生体力学では重要な意味を持つが，その計測は簡単ではない。例えば図 1.15(c) において計測間隔時間を短くしていくと，A_1A_2 と B_1B_2 の垂直二等分線は平行に近づきその交点は計測誤差の影響を大きく受けるようになる。従来瞬間中心は X 線写真を用いて計測されていたが，X 線写真を多数とることはできないのでサンプリング間隔が大きくなり精度を上げることは困難であった。これに対して光学的な方法などが使える場合には，多量のデータを取り込みデータを平滑化することにより精度を上げることが可能である。このような方法により顎関節運動の瞬間中心の軌跡を計測した例を 2 章 図 2.7 に示す[6]。図の下顎骨の位置は閉口時のものであり下顎骨前方の軌跡は下顎シーネに取り付けた LED の軌跡を示す。これからわかるように瞬間中心の軌跡は顎関節よりかなり離れた場所に位置し，開口時と閉口時ではパターンが相当に異なる。

〔3〕 空 間 モ デ ル

一般的な空間運動を表現するには並進 3 自由度，回転 3 自由度の計 6 自由度が必要となる。並面運動のときと同様にそれぞれの骨に固定された座標系を考え，一方を基準座標系 O-XYZ，他方を運動座標系 o-xyz とする。

運動体上の任意の点の座標を O-XYZ，o-xyz でそれぞれ (X, Y, Z)，(x, y, z) とし，o-xyz の原点の O-XYZ における座標を (X_0, Y_0, Z_0) とする。このとき平面運動の場合と同様の次式が成り立つ。

$$\begin{bmatrix} X \\ Y \\ Z \end{bmatrix} = \begin{bmatrix} X_0 \\ Y_0 \\ Z_0 \end{bmatrix} + \boldsymbol{R} \begin{bmatrix} x \\ y \\ z \end{bmatrix} \tag{1.10}$$

ここで $\boldsymbol{R}$ は座標の回転を表す回転行列であるが，これについては後で述べる。

X_0, Y_0, Z_0 は並進運動を表すパラメータであるが，注意すべきことはこれらの量が座標系の取り方に依存することである．簡単のために図 1.14 の平面運動を例にとって説明する．例えば運動体がその原点を中心とした回転運動をした場合，X_0, Y_0 の変化はなく θ のみ変化する．ところが同じ運動に対して，原点を別の点にとれば θ だけではなく X_0, Y_0 も変化する．したがってある関節運動において一方の骨が他方に対して前後方向に 5 mm 動いたといっても，座標系が明示されていなければそのデータはまったく意味がない．具体的な座標系の設定法については 2.1 節や 2.3 節の例を参照されたい．

（a）**オイラー角** 関節の回転量を表す臨床の用語は例えば肩関節を例にとると，内外転，内外旋，屈伸などが使われている．しかしこれらはある特定の平面内で定義された量で，3 次元の一般的な回転運動を表現するものではない．一方，運動学では剛体の回転運動を表現する方法はいろいろとあるが，臨床の用語と対応が取りやすいことや計測の容易さから，オイラー角が使いやすい．

ところでオイラー角の定義もいくつかあるが，よく知られているように三つの角度は回転の順序に依存する．これでは計測にも不便であるし結果の直観的な把握も困難なので，ここでは回転の順序に依存せず 3 次元関節角の表現が合理的なオイラー角について説明する．具体的な例として図 1.18 に示すように肩関節をとり，体幹と上腕骨の相対運動を考える．体幹が静止しているとして，これに基準座標系 O-XYZ を固定する．原点 O を肩関節の回転中心に，Z 軸を垂直上向きに，X 軸を水平側方に，Y 軸を水平前方にとる．また上腕骨に運動座標系 o-xyz を固定し，上腕骨の長軸を x 軸にとる．また上腕骨の内外側上顆を結ぶ向きに z 軸を，x 軸，z 軸と右手直交系をなすように y 軸を定める．

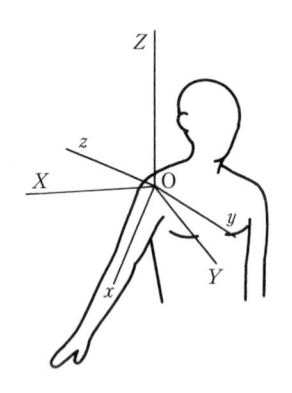

図 1.18 肩関節における座標系の設定

ここで図 1.19 に示すようなジンバル機構を想定し，体幹に固定した Z 軸と上腕骨に固定した x 軸の両方に直交する y' 軸を floating axis として定義する．この軸は定義から体幹や上腕骨に固定されたものではなく，上腕骨の運動とともに移動し，基準および運動座標系の原点を一致させて姿勢のみを考慮する場合は X-Y 平面内にある．そして O-XYZ と o-xyz の各軸が一致した初期状態から図 1.20

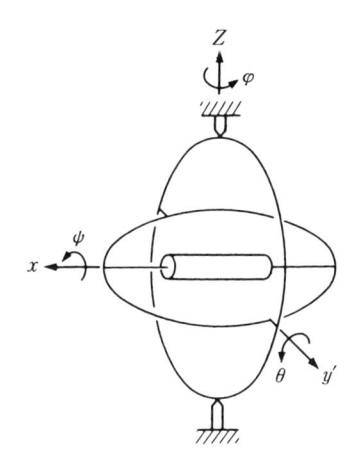

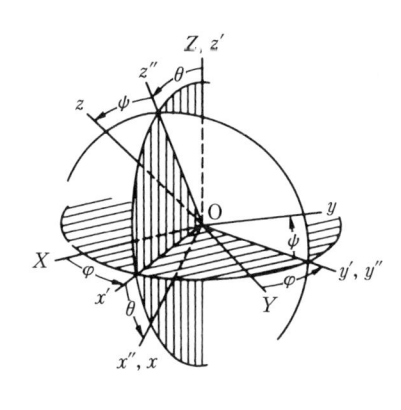

図1.19 オイラー角を表すジンバル機構 **図1.20** オイラー角

のようにまず o-xyz が Z 軸回りに φ だけ回転して o-$x'y'z'$ へ移り，つぎに y' 軸回りに θ だけ回転して o-$x''y''z''$ へ移り，最後に，x'' 軸回りに ψ だけ回転するとしよう。これらの角がオイラー角で，ここでは φ, θ, ψ の順に角度を決めたが，これらの角が回転の順序に依存しないことは図1.19 のジンバル機構の回転角と対応させて考えれば理解できるであろう。繰り返すと，基準座標系の Z 軸回りの回転角が φ, floating axis である y' 軸回りの回転角が θ, 運動座標系の x 軸回りの回転角が ψ である。またこれらのオイラー角を具体的に肩関節運動に当てはめると，θ は上腕骨の挙上に，ψ は内外旋に，φ は垂直軸回りの回転に対応する。

ここで先の回転行列 $\boldsymbol{R}$ をオイラー角を用いて表すことを考える。最初の Z 軸回りの回転を考えると，その回転行列は次式で与えられる。

$$\boldsymbol{R}_z = \begin{bmatrix} \cos\varphi & -\sin\varphi & 0 \\ \sin\varphi & \cos\varphi & 0 \\ 0 & 0 & 1 \end{bmatrix}$$

同様に y' 軸回り，x'' 軸回りの回転行列は次式で与えられる。

$$\boldsymbol{R}_{y'} = \begin{bmatrix} \cos\theta & 0 & \sin\theta \\ 0 & 1 & 0 \\ -\sin\theta & 0 & \cos\theta \end{bmatrix}$$

$$\boldsymbol{R}_{x''} = \begin{bmatrix} 1 & 0 & 0 \\ 0 & \cos\psi & -\sin\psi \\ 0 & \sin\psi & \cos\psi \end{bmatrix}$$

これらの積から $\boldsymbol{R}$ はつぎのように求まる。

$$\begin{aligned}\boldsymbol{R} &= \boldsymbol{R}_z \boldsymbol{R}_{y'} \boldsymbol{R}_{x''} \\ &= \begin{bmatrix} \mathrm{c}\varphi\mathrm{c}\theta & -\mathrm{s}\varphi\mathrm{c}\psi + \mathrm{c}\varphi\mathrm{s}\theta\mathrm{s}\psi & \mathrm{s}\varphi\mathrm{s}\psi + \mathrm{c}\varphi\mathrm{s}\theta\mathrm{c}\psi \\ \mathrm{s}\varphi\mathrm{c}\theta & \mathrm{c}\varphi\mathrm{c}\psi + \mathrm{s}\varphi\mathrm{s}\theta\mathrm{s}\psi & -\mathrm{c}\varphi\mathrm{s}\psi + \mathrm{s}\varphi\mathrm{s}\theta\mathrm{c}\psi \\ -\mathrm{s}\theta & \mathrm{c}\theta\mathrm{s}\psi & \mathrm{c}\theta\mathrm{c}\psi \end{bmatrix}\end{aligned} \quad (1.11)$$

ここでcはcosを，sはsinを表す。

このように定義されたオイラー角による関節運動についてはE. S. Groodら[7]やE. Y. S. Chao[8]の文献がある。Groodは回転のほかに並進も考慮した一般的な空間運動について理論的検討を行い，Chaoはオイラー角を計測する3軸ゴニオメータについて検討している。

 （b） ね じ 軸　平面運動における瞬間中心を空間運動に拡張したものがねじ軸（screw axis, helical axis）である。図1.21に示すように，運動体の任意の空間運動は空間に固定されたねじ軸回りの回転φと軸に沿った並進tによって表現できる。空間内にねじ軸を決めるためにはその方向に2個，位置に2個と4個のパラメータが必要であるから，先のφとtを合わせて計6個のパラメータとなる。

これ以降用いるベクトルは特に断らない限り3次元とし，ベクトルaとbの内積とベクトル積はそれぞれab，$a \times b$で，転置はa'のように表す。$a = (a_x, a_y, a_z)'$，$b = (b_x, b_y, b_z)'$とすれば $ab = a_x b_x + a_y b_y + a_z b_z$，$a \times b = (a_y b_z - a_z b_y, a_z b_x - a_x b_z, a_x b_y - a_y b_x)'$ である。

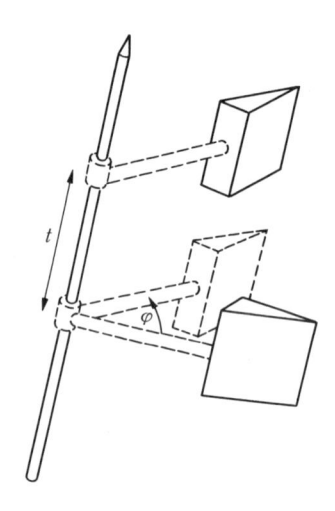

図1.21　瞬間回転軸による3次元運動の表現

空間での剛体の回転を表現するには角速度ベクトル $\boldsymbol{\omega} = (\omega_x, \omega_y, \omega_z)'$ が使われる。これはある時刻における回転軸を考え，大きさが回転角速度に等しく回転の向きに右ねじを回したとき，それが進む向きにとった回転軸上のベクトルである。回転運動をする剛体上の点Pの速度vは回転軸上の任意の点からの位置ベクトルrを用いて $v = \boldsymbol{\omega} \times r$ のようになる。

つぎに並進運動と回転運動を含む一般の剛体運動を考える。剛体につけた座標系の原点oの速度を $v_0 = (v_{0x}, v_{0y}, v_{0z})'$ とし，その瞬間のo点回りの回転の角速度ベクトルを$\boldsymbol{\omega}$，剛体上の任意の点Pの剛体座系での位置ベクトルをrとすると点Pの速度vは次式のようになる。なおこの式は平面運動の場合の式(1.7)に対応している。

$$v = v_0 + \boldsymbol{\omega} \times r \tag{1.12}$$

ねじ軸の方向は角速度ベクトルと同じであるから，これを空間に定めるためにはねじ軸上の1点の座標を決めればよい。上の点Pがねじ軸上にあったとすると，その速度ベクトル v は角速度ベクトル ω と同じ向きである。この条件を用い，かつ基準座標系で点Pと点oのZ座標は等しいとすると，ねじ軸上の点Pの基準座標系における座標 X_s, Y_s は次式で与えられる。

$$\left.\begin{array}{l}X_s = X_0 + (lmv_{0x} - (l^2+n^2)v_{0y} + mnv_{0z})/\omega_z \\ Y_s = Y_0 + ((m^2+n^2)v_{0x} - lmv_{0y} - lnv_{0z})/\omega_z\end{array}\right\} \quad (1.13)$$

ここで l, m, n は角速度ベクトル ω の方向余弦である。

上式や式(1.8)はいずれも微分形式で表現しているが，2時点での離散的な座標値から瞬間中心やねじ軸を求める問題については H. J. Woltring らの文献[9]を参照されたい。また4.3節に膝関節の実測例について述べる。

1.3.3 関節の力学

実際に関節運動を調節するのは筋が適当な大きさの収縮力を発生するからであるが，このときの力学的な関係を肘関節を例にとり説明する。なおここでは簡単のために静力学の範囲で話を進める。1.3.1項でも取り上げたように肘関節には数個の筋が関連するが，いま手で錘を持って前腕を水平に支える状態を考えると，上腕二頭筋，上腕筋，腕橈骨筋などの屈筋が収縮力を発生して釣合いが保たれる。肘関節を摩擦のない蝶番モデルで近似し，前腕を一つにまとめて模式的に描くと**図 1.22**のようになる。ここで F_1, F_2, F_3 はそれぞれ上腕二頭筋，上腕筋，腕橈骨筋の筋張力を，W_1, W_2 はそれぞれ前腕と錘の重量を，F_j は上腕骨から前腕に働く力を表す。また図中に示す距離は肘関節から力の作用点までのものである。鉛直 (y) と水平 (x) 方向の力の釣合および肘関節回りのモーメントの釣合の式はつぎのようになる。

$$\left.\begin{array}{l}F_{jx} = F_{1x} + F_{2x} + F_{3x} \\ F_{jy} = F_{1y} + F_{2y} + F_{3y} - W_1 - W_2 \\ a_1 F_1 + a_2 F_2 + a_3 F_3 = d_1 W_1 + d_2 W_2\end{array}\right\} \quad (1.14)$$

ここで添字 x, y は力の x 成分と y 成分を表し，a_1, a_2, a_3 はモーメントアームすなわち肘関節から力の作用線に下ろした垂線の長さである。筋張力と F_j 以外の量はすべて与えられたとして（筋力の作用方向も），未知数は F_1, F_2, F_3, F_{jx}, F_{jy}

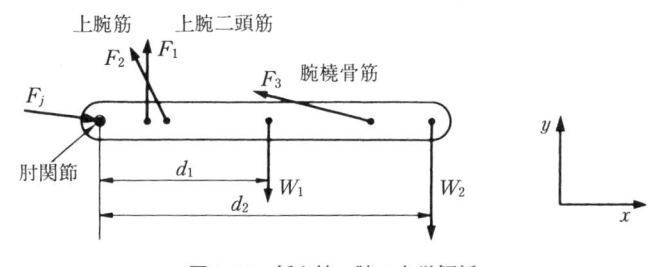

図 1.22 錘を持つ腕の力学解析

の5個であり，方程式は3個であるから解を求めることはできない．働く筋が1個だけであるような状況でのみ解を求められる．

　関節回りの筋は複数あるので，このように筋張力を直接求められないのが普通であるが，なんらかの条件を付加してこれを解こうとする試みがある．例えば筋張力は筋の断面積に比例すると仮定して，筋の断面積が与えられれば未知数は3個となり解ける．このほかにも適当な評価関数を仮定して最適化問題に帰着させる方法もある．評価関数としては種々のものが提案されているが，筋張力の和を最小化するもの，筋張力を断面積で除した筋応力の和を最小化するもの，筋応力の3乗の和を最小化するものなどがある．ただしこのように求められた筋張力は筋電図などによりその妥当性を確認して，慎重に検討する必要がある．これは運動により評価関数そのものが異なると考えられるからである．短距離走では効率よりも出力パワーを最大化するであろうし，長距離走では効率を大きくしようとするであろう．

　これまでは静力学の範囲で話を進めてきたが，最後に運動について説明する．上と同じく錘を持って肘関節の屈曲90度の位置を中心として前腕を上下に回転する場合を考える．運動の範囲があまり大きくなく，各筋のモーメントアームは一定とすれば次式が成立する．

$$I\ddot{\theta} = M - d_1 W_1 - d_2 W_2 \tag{1.15}$$

ただし，M は筋張力による関節モーメントであるが，この場合は静力学のときと異なり前腕を伸展する筋も働くので各筋による関節モーメントの代数和となる．I は前腕と錘の肘関節回りの慣性モーメントであり，θ は前腕が水平となす角度である．ここで θ の加速度を計測し，I をなんらかの方法で推定できれば上式の左辺は決まる．この量より前腕と錘の重量によるモーメントを差し引けば，筋によるモーメントがわかる．このように筋張力にによる関節モーメントを運動計測データ（$\ddot{\theta}$）と前腕の質量や慣性モーメントなどの生体物理定数および外力（W_2）から計算できるが，この方法は多関節の身体運動にも拡張できる．理論的な取扱いは次節で，また具体的な例は5章の歩行分析で紹介する．

1.4　身体運動と力学

　1.3節では1個の関節についてその運動や力学を取り扱ったが，本節では複数の関節が関与する場合を対象としてその運動や力学を説明する．

1.4.1　身体運動

　例えば上肢の運動を考えてみても，その運動には肩関節，肘関節，手関節などが含まれる．このような複数の関節が関与する運動をモデル化するには，各体節を剛体と見なしたリンクモデルがよく使われる．それぞれの関節を詳細に見れば，1.3節で述べたように6自由度のモデルを用いる必要があるが，多リンクモデルでは全

体が複雑になりすぎるので，各関節は固定された回転中心の回りに回転のみの自由度を有するような簡単化が行われる場合が多い．

そこで肩関節においては上腕骨の挙上と下降，垂直軸回りの回転，長軸回りの内旋・外旋の3自由度（臨床で用いられている肩運動の定義は3章で説明する）を，肘関節は屈曲・伸展，長軸回りの回内・回外の2自由度を，手関節は屈曲（掌屈）・伸展（背屈），内転（尺屈）・外転（橈屈）の2自由度を有するとしよう．**図1.23**に示すように基準座標系 $O\text{-}XYZ$ を体幹にとり，上腕骨上にその原点が肩関節の回転中心と一致するように $o_s\text{-}x_sy_sz_s$ をとる．前項で述べたように x_s 軸は上腕の長軸の向きに，z_s 軸は内外側上顆を結ぶ向きに，y_s 軸はこれら2軸と右手直交系をなすように決める．

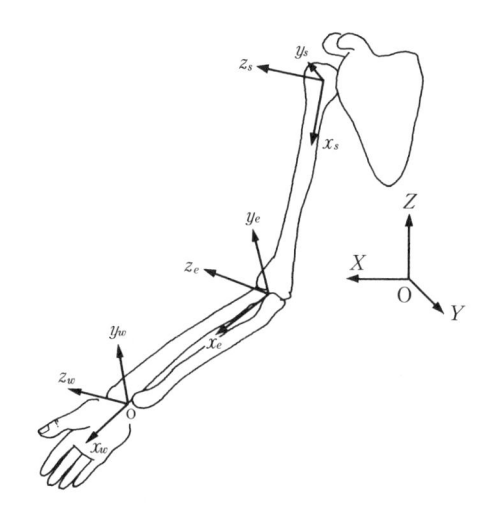

図1.23 上肢の座標系

同様に $o_e\text{-}x_ey_ez_e$ をその原点が肘関節の回転中心と一致し，x_e 軸が前腕の長軸と一致するように，また回内・回外を中立位にしたときの手の屈伸軸の向きを z_e 軸とする．$o_w\text{-}x_wy_wz_w$ はその原点が手関節の回転中心と一致し，x_w 軸が指の長軸方向と一致するようにとる．また内・外転を中立位にした状態で z_e 軸と平行に z_w 軸をとる．y_e 軸と y_w 軸はそれぞれ右手直交系をなすように決める．肩関節の運動については前節で説明したが，肘関節の回内・回外は x_e 軸回りの，屈伸は z_s 軸回りの回転となる．また手関節の内・外転は y_w 軸回りの回転となる．

運動計測においては基準座標系に対する身体各部の運動を計測する場合と，関節角度からその関節をはさむ体節間の相対運動を計測する場合がある．TVカメラを地面に固定したTVシステムによる計測は前者であり，ゴニオメータによる計測は後者である．ここではより一般的である前者，すなわち基準座標系に対する運動を計測するものとする．

通常，基準座標系における計測は体節上の特徴点や貼付したマーカの基準座標系での座標値を計測する．これらの特徴点やマーカが同一直線上にないものとして，1個の体節上に少なくとも3個あれば，これらの座標値を用いてその体節上の任意

の点の座標値を表すことができる．すなわちリンク座標系の位置と姿勢が決まるので，これを既知として話を進める．以下ではまず隣り合う2個のリンクを考え，末梢側リンクの中枢側リンクに対するオイラー角を求める．これは具体的な関節角度に対応する量である．つぎにあるリンクの基準座標系に対する姿勢を表すオイラー角を求める．これは後の力学計算の時に必要な量である．

ここで基準座標系と各運動（リンク n）座標系における x, y, z の3軸方向の単位ベクトルを I, J, K および i_n, j_n, k_n で表す．まずリンク n の中枢側に接続するリンク $n-1$ に対するオイラー角を求めてみよう．図1.24のように $\varphi_{n,n-1}$ の回転軸は k_{n-1}, $\psi_{n,n-1}$ のそれは i_n であり，$\theta_{n,n-1}$ の回転軸はこの両ベクトルに直交したベクトル l_n で，式で表現するとつぎのようになる．

$$l_n = \frac{k_{n-1} \times i_n}{|k_{n-1} \times i_n|} \tag{1.16}$$

これらのベクトルを用いるとリンク n のリンク $n-1$ に対するオイラー角はつぎのようになる．

$$\left.\begin{array}{l}\varphi_{n,n-1} = -\sin^{-1}(l_n i_{n-1}) \\ \theta_{n,n-1} = -\sin^{-1}(i_n k_{n-1}) \\ \psi_{n,n-1} = -\sin^{-1}(l_n k_n)\end{array}\right\} \tag{1.17}$$

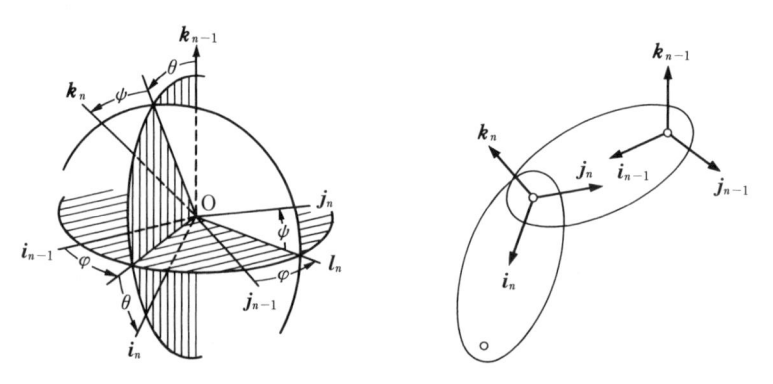

図1.24　隣接する2個のリンク（角度の添字 n, $n-1$ は省略）

先に説明した上肢システムで上腕骨を例にとり，その体幹に対するオイラー角を求めてみる．上で述べたようにその回転軸は内外旋が i_s，水平屈伸が上腕骨座標系の中枢側に接するリンク座標系の z 軸でこの場合には K となる．挙上の回転軸はこの二つのベクトルに直交したベクトル l_s となり，これらを式(1.17)に代入すればオイラー角が求まる．

つぎにリンク n の基準座標系に対するオイラー角 φ_n, θ_n, ψ_n であるが，これも同様な方法で計算できる．ただし，この場合は注目しているリンク n に中枢側で接続するリンク $n-1$ ではなく，この代わりに基準座標系を用いればよい．

1.4.2 身体運動の力学

ここでは前述のように多リンクモデルで表された身体運動の力学について考察するが，特に身体運動と外から身体に加わる力やモーメントの計測から関節モーメントを推定する問題を扱う。身体運動計測は先にも述べたように基準座標系で行うとする。

図1.23のような上肢モデルで，まず静力学の問題として手先に力 F_d が外部から加えられたときに，各関節モーメントはどのような大きさとなって釣り合うかを考察する。**図1.25**のように1個のリンクを取り出して，これに働く力とモーメントを考える。リンク $n-1$ からリンク n に働く力を $F_{n-1,n}$，リンク n からリンク $n+1$ に働く力の反作用としての力を $-F_{n,n+1}$，モーメントについても同様に $M_{n-1,n}$，$-M_{n,n+1}$ で表す。また重力加速度ベクトルを g，リンク n の質量を m_n とすると，リンク n に働く力 F_n はつぎのようになる。

$$F_n = F_{n-1,n} - F_{n,n+1} + m_n g \tag{1.18}$$

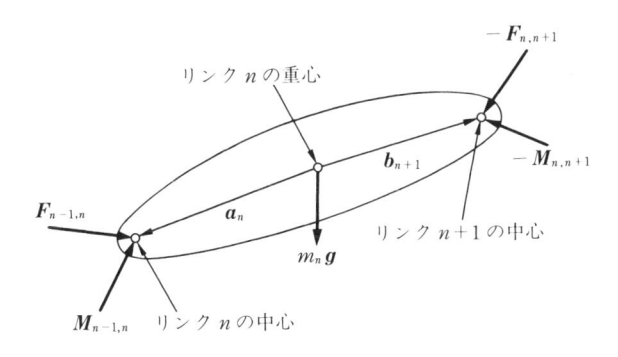

図1.25 リンクのパラメータ

リンク n の重心からリンク n の中心およびリンク $n+1$ の中心までの位置ベクトルを a_n，b_{n+1} とすると，リンクに働くモーメント M_n はつぎのようになる。

$$M_n = M_{n-1,n} - M_{n,n+1} + a_n \times F_{n-1,n} - b_{n+1} \times F_{n,n+1} \tag{1.19}$$

ここで手をリンク3とすれば $F_{3,4} = -F_d$，$M_{3,4} = 0$ であり，また運動してないことから $F_3 = 0$，$M_3 = 0$ である。各リンクの質量や形状は既知とすると，上の2式を用いて順次先端より関節モーメントを計算することができる。上の例ではリンク3について式(1.18)より $F_{2,3}$ が計算される。この $F_{2,3}$ を使って式(1.19)より $M_{2,3}$ が計算され，リンク2についての計算へ移る。ここで F_n や M_n の具体的な計算は基準座標系の各成分について計算するが，得られたベクトルとしての関節モーメント M_n をオイラー角の各回転軸方向に分解する必要があり，これを $M_{n,\varphi}$，$M_{n,\theta}$，$M_{n,\psi}$ とすれば次式から得られる。

$$\left.\begin{array}{l} M_{n,\varphi} = M_n k_{n-1} \\ M_{n,\theta} = M_n l_n \\ M_{n,\psi} = M_n i_n \end{array}\right\} \tag{1.20}$$

つぎに運動する場合の動力学を考える。各リンクに対して剛体の並進運動を表すニュートンの運動方程式は，r_n をリンク n の重心の位置ベクトルとして次式で与えられる。

$$F_n = m_n \ddot{r}_n \tag{1.21}$$

ここで r_n は基準座標系の座標値として与えられ，$\ddot{r}_n$ は数値微分により計算できるのでこれから F_n が求まる。

一方，剛体の重心回りの回転運動を表すオイラーの運動方程式はつぎのように与えられる。

$$^nM_n = I_n {}^n\dot{\omega}_n + {}^n\omega_n \times I_n {}^n\omega_n \tag{1.22}$$

ここで，I_n，${}^n\omega_n$，${}^n\dot{\omega}_n$ はそれぞれリンク n の慣性テンソル，角速度，角加速度ベクトルである。剛体の回転運動を扱うときには剛体に付けた運動座標系で考えるほうが，慣性テンソルの時間的変化がないので便利である。式(1.22)の ^nM_n と $^n\omega_n$ の左側の添字は運動座標系成分を基に計算することを表すために付けてある。また I_n は運動座標系を平行移動して原点を重心に一致させたときの座標軸について計算するが，この座標軸が慣性主軸に一致すれば I_n は対角項のみとなる。

ところで，運動を扱う場合にはオイラー角表示が便利であることは先に述べた。リンク n の基準座標系に対するオイラー角を微分した $\dot{\varphi}_n, \dot{\theta}_n, \dot{\psi}_n$ はそれぞれ Z，y_n'，x_n 軸回りの角速度を表すが，これを合成したものがリンク n の角速度ベクトルである。オイラー角の微分と角速度ベクトルの運動座標系成分との関係は図 1.26 を参照してつぎのようになる。

$$\left.\begin{array}{l} {}^n\omega_{nx} = \dot{\psi}_n - \dot{\varphi}_n \sin\theta_n \\ {}^n\omega_{ny} = \dot{\theta}_n \cos\psi_n + \dot{\varphi}_n \sin\psi_n \cos\theta_n \\ {}^n\omega_{nz} = -\dot{\theta}_n \sin\psi_n + \dot{\varphi}_n \cos\psi_n \cos\theta_n \end{array}\right\} \tag{1.23}$$

この式を微分すると角加速度が得られる

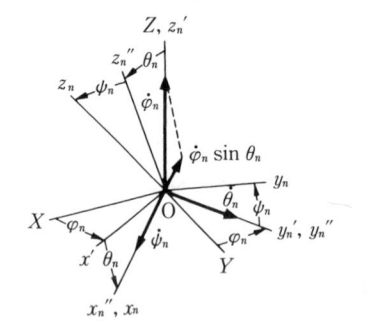

図 1.26 オイラー角の角速度ベクトル

これから ^nM_n を計算でき，そうすれば静力学の場合と同様に関節モーメントを先端側から順次計算できる。得られた ^nM_n をオイラー角の回転軸の成分に分解するのも，同様の手順である。

2 顎関節

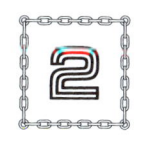

2.1 顎関節の構造と機能

　顎関節（temporomandibular joint）は，下顎頭（mandibular head, condyle）と側頭骨の下顎窩（mandibular fossa）の間に形作られる関節である。この関節には，ほかの可動関節（diathrosis）にはない，いくつかの特徴がある。一つは下顎頭の並進（translation）が比較的大きく，関節円板（articular disk）も並進すること。もう一つは左右が対となり下顎骨（mandible）で連結されていることである。

　図 2.1 は，それぞれ顎関節の中心付近の矢状断面と前額断面を模式的に表したものである。側頭骨側は凹形の関節窩とその前方の突起，関節結節（articular tubercle）からなる。上下の歯列をかみ合わせた状態（咬頭嵌合位, intercuspal position）では，下顎頭は下顎窩の中にあるが，口を開けると前方に移動し，最大開口では関節結節を乗り越えて前進する（2.2.2 項参照）。この移動は下顎頭に付着する外側翼突筋（lateral pterygoid muscle）の活動によるものである。下顎頭と下顎窩の間には，線維性の関節円板[1]（articular disk）が介在する。この円板は下顎頭の前上面を帽子のようにすっぽりと覆っており，下顎頭と下顎窩の間の空間を充たしている。その薄い中間部（中央狭窄部）は神経と血管は分布しておらず，受圧に適した構造になっている。この円板は，後方では弾性のある後部結合組織を介して下顎頭と下顎窩後壁に付着し，前方では一部が外側翼突筋に接続する〔図 2.1（a）〕。内外側では，それぞれ下顎頭の内側極と外側極に付着する〔**図 2.2**（b）〕。このような解剖学的構造から，外側翼突筋の活動により下顎頭が前進するとき，関節円板も一緒に前進する。

　関節の運動を拘束する軟部組織には，関節包と靱帯がある[2]（図 2.2）。他の可動関節と同様，関節包は内側表面を覆う滑膜と線維膜からなる。関節を補強する線維膜はおもに外側部だけに認められる[2]。関節包外側部は，さらにいくつかの線維層からなり，その一部が外側靱帯を構成する[4,5]。そのため顎関節では，関節包と外側靱帯は一つの機能単位をなすものと考えられている。

　外側靱帯の機能は，その走行からすれば，下顎頭の前方移動中において関節面間の密着性の保持にあると考えられている。また，関節包の他の線維層とともに下顎

2. 顎関節

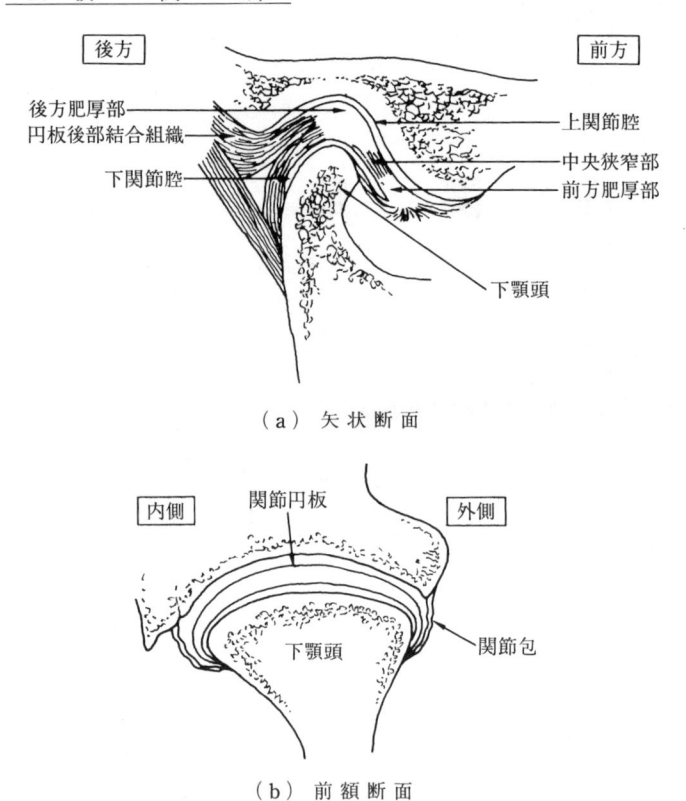

(a) 矢状断面

顎関節は、下顎頭と側頭骨の下顎窩との間に形作られる関節。両者間には線維性の関節円板が介在する。円板と下顎頭には外側翼突筋が付着し、その活動により両者は前下内方に移動。関節円板は内外側では、それぞれ下顎頭の内側極と外側極に付着するが、前後的には付着しない。

図2.1 顎関節の断面図

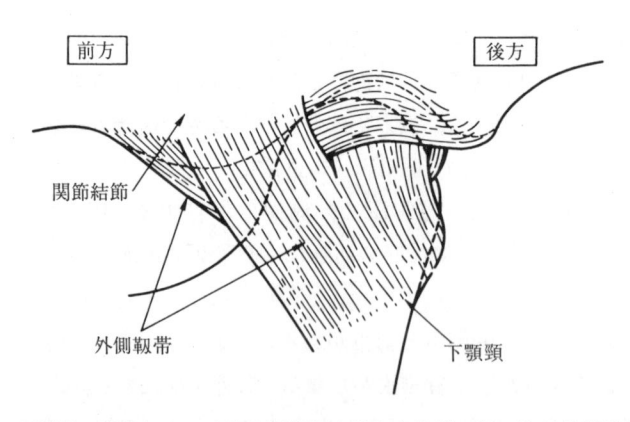

顎関節の関節包は、下顎頭/円板複合体を内外側で包み込む軟部組織である。下顎頭と側頭骨を連結する線維構造は外側部のみに認められ[2]、走行の異なるいくつかの線維層[3),4)]からなる。その中の一部が外側靱帯と呼ばれており、下顎頭の運動を拘束する。

図2.2 顎関節の関節包と外側靱帯〔大村欣章：顎関節外側壁の線維構成に関する組織学的観察，口病誌，51 (1984)〕

頭の外側への移動も拘束する。しかし，関節包全体の運動拘束はそれほど強いものではないとされている。

顎関節の側副靱帯には，蝶下顎靱帯と茎突下顎靱帯の二つがあり[2)]，両靱帯とも下顎骨を上顎骨から釣り下げている。その拘束機能は，無歯顎における過剰閉口の防止[6)]とされているが，いまだ完全には明らかにされていない。

2.2 顎関節の運動

2.2.1 顎運動に関与する筋

顎運動とは上顎骨と下顎骨の3次元相対運動のことであり，両骨間を結ぶ咀嚼筋群（masticatory muscles）と前頸筋群の活動により駆動される（図2.3）。咀嚼筋群は，咬筋（masseter muscle），側頭筋（temporalis muscle），内側翼突筋（internal pterygoid muscle），外側翼突筋（lateral pterygoid muscle）からなる。前頸筋としては，舌骨上筋群（顎二腹筋，顎舌骨筋，茎突舌骨筋），舌骨下筋群および胸鎖乳突筋（sternocleidomastoid muscle）が最も顎運動に関与する。

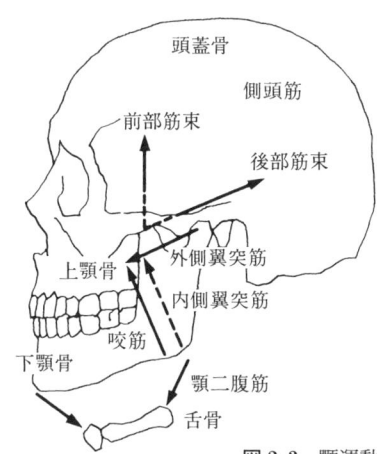

上下顎骨間を結ぶ咀嚼筋（咬筋，側頭筋，内側翼突筋，外側翼突筋）と前頸筋（舌骨上筋群，舌骨下筋群，胸鎖乳突筋，ほか）が最も関与する。咀嚼筋の中の咬筋，側頭筋，内側翼突筋は，閉口やかみしめ運動時に活動する。残りの外側翼突筋は開口時に活動するが，閉口時やかみしめ時にも活動する。前頸筋の中の舌骨上下筋群は開口運動やかみしめ時に活動する。胸鎖乳突筋は咀嚼筋と協調して活動し，顎運動中における頭部の姿勢を調節する。

図2.3 顎運動に関与する主要な筋群

上下顎間を走行する咀嚼筋は最も顎運動に関与し，それぞれ独自の機能をもつ。その中の咬筋，内側翼突筋，側頭筋は，おもに閉口運動に関与することから閉口筋と呼ばれる。残る外側翼突筋は開口筋に分類されるが，実際には開口時だけでなく，閉口時やかみしめ時にも活動する。

閉口筋である咬筋と内側翼突筋は，かみしめ時など，強いかみしめ力を発生するときにおもに活動する。もう一つの閉口筋である側頭筋は，側頭骨の広い範囲から起こり，下顎枝の筋突起に停止する扇状の幅広い筋である。機能的には，前部筋束と後部筋束に分類される。その走行から（図2.3），前部の活動は下顎を挙上し，後部の活動は下顎を後退させる働きがある。

開口筋に分類される外側翼突筋は，上顎の蝶形骨に起こり下顎頭の翼突筋窩と関

節円板に停止する筋である。扇状の幅広い筋であるため上頭と下頭に分類されることが多く，上頭の一部が顎関節円板に付着する。その活動により，下顎頭/円板複合体は前下内方向に牽引される。開口運動時に活動するが，閉口運動時やかみしめ時にも活動する[7]。閉口運動時の活動は下顎頭の位置調節と安定化にあり，かみしめ時の活動は下顎頭/円板複合体の剛性を高める働きがあると考えられている。

舌骨（hyoid bone）は舌の下部に位置する馬蹄形の小骨であり，それと下顎骨とを結ぶいくつかの筋を舌骨上筋群，前頸部とを結ぶ筋を舌骨下筋群という。ともに下顎を引き下げる働きがある。胸鎖乳突筋は後頭骨と鎖骨・胸骨を結ぶ筋であり，その活動は頭部を前後屈，回転，側屈，伸展させる。咀嚼時やかみしめ時にも咀嚼筋と協調して活動し，頭部の位置を調節する[8]。

2.2.2 顎 運 動

顎関節は下顎骨の一部であることから，その運動を理解するためには，まず下顎全体の運動を理解する必要がある。そこで本節では，1）顎運動の分類，2）下顎の運動領域（運動野），3）基本的な運動の三つについて述べる。

表 2.1 に示すように，顎頭蓋の運動は 1）下顎運動（mandibular movement），2）相補下顎運動（complementary mandibular movement），3）頭蓋運動（cranial movement）分類されている。下顎運動は上顎骨に対する下顎の相対運動をいう。同じ運動を，下顎を基準にして上顎の相対運動として表現したものを相補下顎

☕ コーヒーブレイク ☕

顎の始まり―無顎類から顎口類への進化―

脊椎動物は，魚類，両生類，爬虫類，鳥類，哺乳類の順に進化してきた。この中で両生類より上位はすべて顎（あご）をもっている。しかし，最下位にある魚類には，顎のない「無顎類」と顎のある「顎口類」がある。もちろん無顎類のほうが古く，その代表例にヤツメウナギがある。

ヤツメウナギは，丸い口と七つの鰓（えら）をもっていて，口から水といっしょに吸い込んだ食べ物を鰓で濾過して捕らえる。当然，口よりも大きいものは食べられないし，吸い込むだけだから，捕らえられずに逃がしてしまうことも多い。どうしたらもっと効率よく捕食できるだろうか。ヤツメウナギの遠い祖先にとって，それはかなり深刻な問題であった。

そのうちにおもしろい捕食の仕方をするものが現れた。鰓を支える軟骨の支柱を締めて，食物を能動的に捕らえることを始めたのである。それにより，捕食の効率は格段に改善されたようである。そこで，長い時間をかけて前方の鰓弓（さいきゅう）を支える軟骨が特殊化し，上顎骨と下顎骨が形作られた。

「顎」の開発は，脊椎動物の進化における大革命の一つであったに違いない。それは顎を獲得した種族が進化の主流となったことからも明らかである。

2.2 顎関節の運動

表 2.1 顎頭蓋運動の分類

分 類 名	定 義
下顎運動 (mandibular movement)	上顎に対する下顎の3次元相対運動
相補下顎運動 (complementary mandibular movement)	下顎に対する上顎の3次元相対運動
頭蓋運動 (cranial movement)	鉛直軸や体軸に対する頭部の3次元運動

運動[9),10)]という。頭蓋運動は，上顎・頭蓋の体軸または鉛直軸に対する相対運動のことをいう。前頸筋は咀嚼筋と協調して活動するため[8)]，頭蓋運動は下顎運動に同期した運動成分をもつ[12)]。

つぎに下顎の運動領域（運動野）について述べる。下顎運動を制限する要素には，1) 上顎歯列，2) 顎関節，3) 関節包，4) 靱帯などがある。これらの働きにより，下顎の運動はある領域内に制限される。図 2.4 は切歯点の運動領域であり，発見者の名にちなんでポッセルトの図形（Posselt's figure），ないしスウェーデンのバナナ（Swedish banana）と呼ばれている。

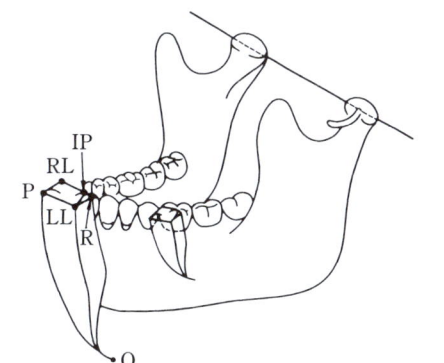

この3次元領域をポッセルトの図形（Posselt's figure）という。その端点（IP, P, R, LL, RL, O）には，つぎのような下顎位が対応する：IP：咬頭嵌合位，P：最前方位，R：下顎後退位，LL：左側最側方位，RL：右側最側方位，O：最大開口位。
切歯点がこの領域の境界に沿って動く下顎運動を限界運動（border movement）という。

図 2.4 切歯点の運動領域

最後に，基本的な下顎運動である 1) 限界運動（border movement），2) 習慣性開閉口運動（habitual open-close movement），3) 咀嚼運動（chewing movement）について述べる。

限界運動とは，図 2.4 の境界上をトレースする下顎運動をいう。その中で，切歯点がポッセルトの図形の最上面を移動する限界運動を歯牙滑走運動（tooth-gliding movement）という。その中で臨床的によく記録・分析されるものは，1) 口頭嵌合位 IP から最前方位 P までの前方滑走運動（protrusive movement），2) IP から最側方位（RL, LL）までの側方滑走運動（lateral excursion），3) IP から下顎後退位 R までの後方滑走運動（retrusive movement）の三つである。

最前方位 P から最大開口位 O までの限界運動を前方限界運動（anterior border movement），下顎後退位 R から最大開口位 O までの限界運動を後方限界運動（posterior border movement）という。後方限界運動の一部で，下顎頭がほとん

ど回転だけしかしない運動を蝶番運動（hinge movement）という。前方限界運動と後方限界運動に前方滑走運動と後方滑走運動を加えたものを矢状面内限界運動（sagittal border movement）という。最側方位（RL，LL）から最大開口Oまでの限界運動を側方限界運動（lateral border movement）という。蝶番運動以外，これらの限界運動が臨床的に用いられることは少ないが，歯のかみ合わせ（咬合）により影響を受けるという報告[13]もある。

習慣性開閉口運動は，咬頭嵌合位IPと最大開口位Oとの間の習慣的な開閉口運動をいう[14]。運動が簡単で再現性が高いことと，顎関節の運動を反映することから，臨床的に観察・記録されることが多い。咀嚼運動は咀嚼時の下顎運動のことをいい，それに続く嚥下運動（swallowing）と区別される。この運動は最も重要な機能運動の一つであることから，咬合の診査や顎口腔系機能の診査を目的として臨床的に記録・分析が行われている。

2.2.3 下顎頭の運動（顆頭運動）

下顎頭の運動（顆頭運動，condylar movement）の全体像を理解するためには，まず基本的な下顎運動（開口運動，前後方運動，側方運動）における動態を理解する必要がある。もう一つの運動要素は，顎関節に圧縮力が加わるときに生じる上前方への変位である。任意の顆頭運動は，この四つの成分に分解して理解することができる。

図2.5に，前方運動と開閉口運動における下顎運動を模式的に示す。前方運動では，下顎の回転は少なく，両側の顆頭は同時に前方に移動する。一方，開閉口運動では，咬頭嵌合位（IP）から最大開口位（O）までの間に，下顎頭は40°弱回転

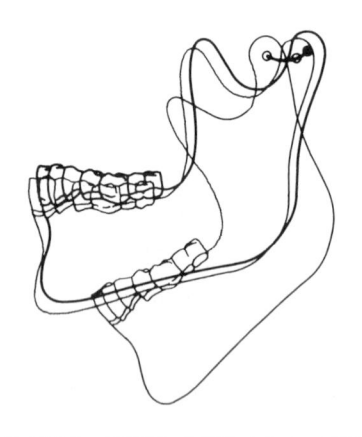

前方運動では下顎の回転は少なく，下顎頭は前下方に並進する。一方，開閉口運動では下顎頭は回転しながら前後に大きく並進する。両運動とも，顎関節円板も下顎頭と一緒に移動する。

図2.5 下顎の前方運動と開閉口運動

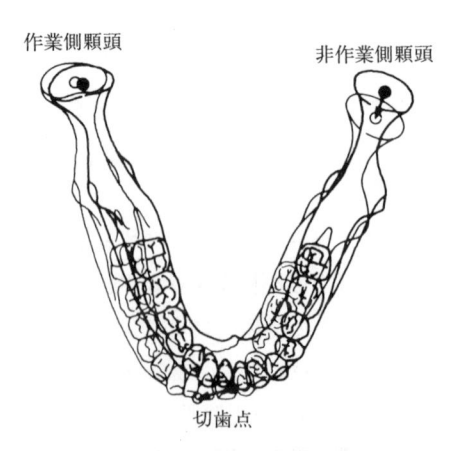

回転する方向の下顎頭（作業側顆頭）を中心とした回転運動。作業側顆頭は回転しながら外側方向を中心にわずかに並進し，反対側の非作業側顆頭は前下内方に移動する。

図2.6 下顎の側方運動

し，約 20 mm 前方に並進する[14),15)]。この並進量は下顎頭の前後径の約 2 倍に相当する。両運動ともに顎関節円板（図 2.1）も下顎頭とともに前方に回転しながら並進する。そのため，受圧に適した円板の中央部（中央狭窄部）は，運動中つねに下顎頭の上前方部に接している。

つぎに，側方運動について述べる。咬頭嵌合位（IP）から下顎を側方に変位すると，図 2.6 に示すように，変位した側（作業側）の顆頭を中心として下顎は回転し，反対側（非作業側）の顆頭は前下内方に移動する。この回転運動は非作業側の外側翼突筋（図 2.3）の活動により起こる。顆頭安定位にある下顎頭はすべての方向に対してわずかな弛み（laxity）をもっているため[16)]，側方運動時に作業側顆頭は外側方向を中心にわずかに並進する[17)~19)]。したがって下顎の側方運動は完全な回転運動にはならない。

咀嚼やかみしめ時には顎関節に圧縮力が加わる（2.4.1 項参照）。前述のように顎関節は弛みをもち，かつ関節円板は粘弾性特性をもつため，圧縮力が加わると顆頭は変位することになる。その変位方向は前上方が最も多く[20)]，その方向には受圧に適した関節円板の中央狭窄部〔図 2.1（a）〕がある。

2.3 顎関節の運動学モデル

2.3.1 顎関節の運動学的分析

下顎運動を運動学的に分析する方法には 1) 複数の解剖学的特徴点の軌道を用いた分析法（特徴点軌道法），2) 下顎上に 3 次元座標系を固定し，それにより並進と回転を評価する方法（剛体運動分析法），3) 幾何学的運動モデルを用いる方法（運動学的モデル法）の三つがある。はじめの「特徴点軌道法」は，下顎骨の解剖学的特徴点，例えば切歯点などの歯列上の点や顆頭点の軌道，速度，加速度を分析する方法である。つぎの「剛体運動分析法」は，下顎座標系の原点の運動により並進（translation）を表し，その座標軸回りの回転角で回転（rotation）を表す方法である。最後の「運動学的モデル法」は，計測した下顎運動に幾何学的な運動モデルを当てはめ，モデルのパラメータを推定する方法である。

表 2.2 に，顎運動分析に用いられる「運動学的モデル（kinematics model）」を示す。ここで運動学的モデルとは，「剛体上において運動学的に特異な性質をもつ点ないし軸を用いて，剛体運動の運動学的性質を記述するもの」と考えることにする。そのようなモデルは，対象とする運動が瞬間的なものか連続的なものかによって，二つに大別できる。前者には瞬間中心（instantaneous center of rotation, ICR）やねじ軸（helical axis, screw axis）があり，後者には蝶番軸（hinge axis model）と全運動軸（kinematic axis model）がある。

瞬間中心は，2 次元剛体運動の任意の時刻において，速度が零となる剛体上の点である。3 次元剛体運動でそれに相当するのがねじ軸（instantaneous axis of rota-

表2.2 顎運動の運動学的モデル

運動学的モデル	適用できる運動範囲
瞬間中心 (instantaneous center of rotation)	瞬間的な2次元運動（矢状面内運動）
ねじ軸（顎間軸） (helical axis (intermaxillary axis))	二つの異なる顎位
蝶番軸 (hinge axis)	蝶番運動 (hinge movement)
全運動軸 (kinematic axis)	矢状面内運動 (sagittal movement)

tion）である。

つぎに「連続した運動」の運動学的モデルについて述べる。1点を中心とした回転運動では，回転中心だけが不動であり，それ以外のすべての点は球面上を移動できる。そのため中心だけ自由度が零となり，それ以外の点は自由度が2となる。もしこの回転中心がある曲線上で自由に移動できるとすれば，その自由度は1となる。この中心のように，「他の点よりも自由度の少ない剛体上の点」を"運動学的特徴点"という[21]。この観点からすれば，顎運動に表2.2のモデルを当てはめる問題は，「顎運動の計測データから"運動学的特徴点"を抽出する」という，ある種の特徴抽出問題と考えることができる。

2.3.2 瞬間中心

瞬間中心（ICR）は，2次元運動に近い開閉口運動の分析に用いられている[22),23)]。図2.7に，開口運動と閉口運動におけるICRの軌道を示す[23)]。開口運動における瞬間中心軌道は下顎枝の後縁付近に存在し，ICRは開口に伴い下顎頭の後下方から前下方に向かって移動する。それに対して，閉口運動時の軌道はまったく異なり，弓状の弧を描いて下顎頭の後上方に復帰する。

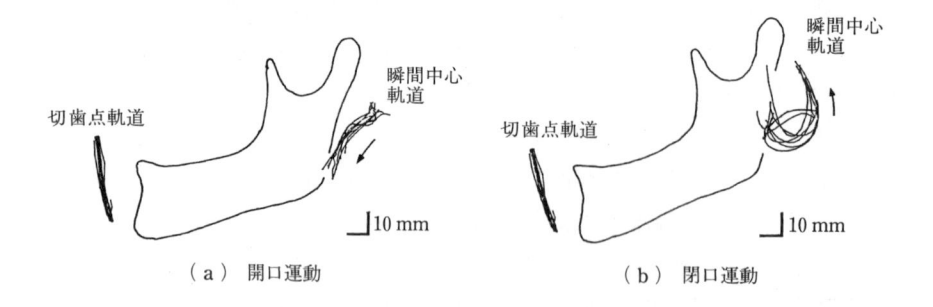

図2.7 開閉口運動における瞬間中心の軌道〔石田明允，今井祥二，ほか：関節運動における瞬間回転中心の計測，バイオメカニズム，**10**（1990）〕

ICRの推定位置は，運動の計測誤差の影響を受けやすい。誤差を小さくするためには，1) マーカ位置データの平滑化，2) 顎に装着するマーカ数の増加，3) ICR付近へのマーカの設置，4) 数値微分の利用，5) 運動のサンプリング間隔の

2.3 顎関節の運動学モデル　33

最適化，が必要とされている[23]。

2.3.3 ねじ軸（顎間軸）

ねじ軸[9),11)]は，螺旋軸とも呼ばれ，剛体の二つの異なる位置と姿勢に関して一意に定まり，「移動距離が最小になる点の集合」になっている。この軸を用いれば，二つの位置関係をねじ軸回りの回転と軸方向への並進で表すことができる。ねじ軸は，下顎運動の分析では「顎間軸」（intermaxillary axis）[24)]と呼ばれている。

下顎の側方限界運動（図2.6）をねじ軸で分析した例[24)]を図2.8に示す。この図上の直線は，咬頭嵌合位のデータと左側限界運動の各サンプルデータとの間のねじ軸である。軸の位置と姿勢は，側方滑走運動では作業側顆頭付近を通り，後下方から上前方に走行する。側方限界運動になると，しだいに水平になるとともに下方に移動する。

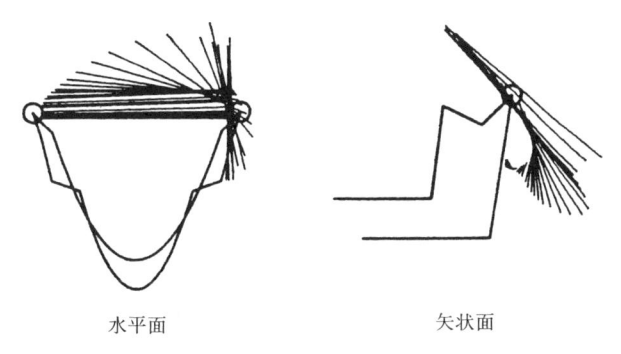

　　　　水平面　　　　　　　　矢状面

側方滑走運動では作業側顆頭付近を通り，後下方から上前方に走行する。側方限界運動に入ると，しだいに水平になりながら下方に移動する。

図2.8　咬頭嵌合位と側方限界運動中の下顎位との間で決まるねじ軸〔鈴木温：顎位，下顎運動の表現方法について，顎機能，3（1984）〕

ねじ軸の応用例の一つに，側方滑走運動における「歯の咬合面の接触と離開の分析」がある。上下顎歯列の二つの面（咬合小面）がある下顎位で接していたとする。それがもう一つの下顎位で「接触」，「干渉」，「離開」するかは，その面に対するねじ軸の位置と姿勢で決まる[26)]。

2.3.4 蝶番軸モデル

後方限界運動の前半部を蝶番運動といい（2.2.2項参照），両側顆頭を中心とした純粋な回転運動に近く，ほとんど並進を含まない。そのため顆頭を中心とする回転運動で近似できる（図2.9）。両側の回転中心を結ぶ軸を蝶番軸[27)]といい，この1自由度運動モデルを「蝶番軸モデル」という。

蝶番軸モデルの不動点，すなわち「蝶番軸点」は，つぎの方法で運動の計測データから推定する。まず下顎の任意点の軌道の「動揺」を評価する関数を定義する。

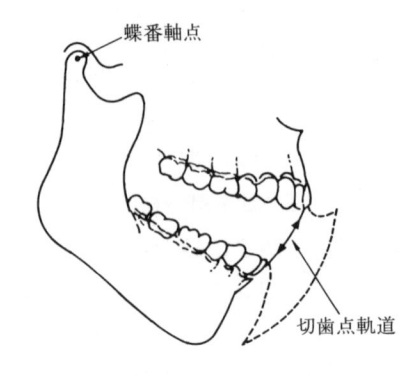

図 2.9 蝶番運動の蝶番軸モデル

具体的には軌道の分散や軌道長とする。つぎに，その関数値を最小にする顆頭点を矢状面内で 2 次元探索すれば[28]，蝶番軸点の最良近似が得られる。蝶番軸は，二つの蝶番軸点を通る直線として近似できる。

2.3.5 全運動軸モデル

下顎を意図的に側方偏位しない下顎運動を「矢状面内運動」(sagittal movement) という。習慣的開閉口運動や矢状面内限界運動はその運動に含まれる。蝶番運動モデルは，矢状面内運動の一つである「蝶番運動」だけに適用できた。このモデルを矢状面内運動の全体に適用できるように拡張したものが，本節で述べる全運動軸モデルである。図 2.10 に，矢状面内運動による顆路を矢状面投影で示す。顆頭は回転中心となるため，矢状顆路は顆頭点により大きく異なるが，ある 1 点ではほとんど曲線になる。この点を含む顆頭間軸を全運動軸[29]という。

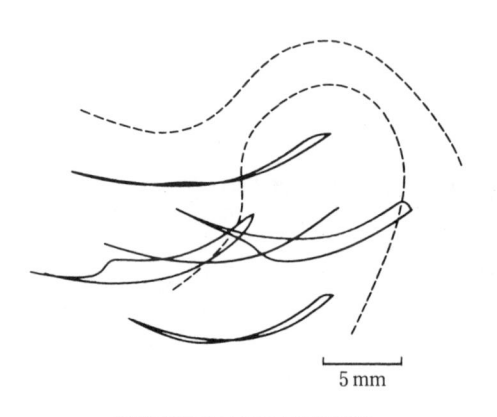

図 2.10 顆頭点による軌道の違い

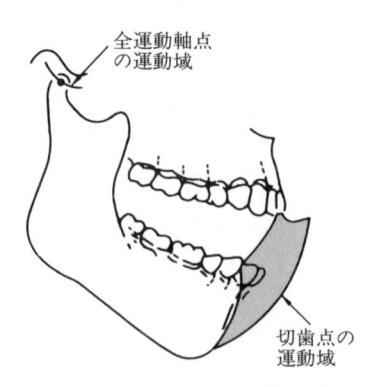

図 2.11 矢状面内運動の全運動軸モデル

矢状面内運動は，側方運動をほとんど含まないため，2 次元運動とみなすことにする。全運動軸上の点（全運動軸点）の軌道は，上下的な厚みが平均 0.5 mm 以下[19),35]となり，二つの端点をもつ曲線に近くなる。それを理想化し，「下顎頭は，矢状面内運動において同一の曲線に沿って並進し，その回りに回転する」とした 2

自由度運動モデルを考える。これを「全運動軸モデル」という。その模式図を**図2.11**に示す。

つぎに、矢状面内運動の計測データから、全運動軸点を推定する方法について述べる。運動データとしては、開閉口路の異なる周期的データが利用できる。このような運動では、全運動軸点だけが曲線上を往復運動し、それ以外の点は閉軌道を描く（図2.10）。この違いから、全運動軸点の推定点を他の点から区別できる。周期的な運動データとしては、矢状面内限界運動が推定点の再現性の観点から最適である[30]。このような周期的な運動データから往復運動（reciprocation）する点を決定する問題は、1次元探索問題に帰着できることが理論的にわかっている[31]。また、全運動軸点は往路と復路が完全に一致することから、その対応関係を利用すれば高速探索できる[32]。しかし実際には、何らかの評価関数を用いて、最良近似点を矢状面内で2次元探索する方法[33],[34] が採られている。探索の評価関数としては、1) 運動路の上下幅[29]、2) 上下的な厚み[33]、3) 運動路にあてはめた曲線との平均残差[30]、4) 運動路で囲まれた領域の面積[31],[34] などが用いられている。

図2.12に、評価関数を「運動路で囲まれた領域の面積」としたとき、顆頭付近における関数値の分布を示す。評価関数は零にはならないため、異なる評価関数を用いた最良近似点は必ずしも一致しない[33]。そのため評価関数は、分析の目的に応じて選択する必要がある。

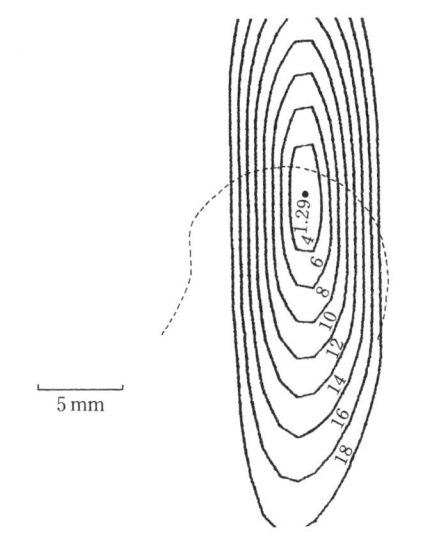

評価関数は矢状面限界運動の軌道で囲まれた領域の面積；運動データは矢状面内限界運動

図2.12 全運動軸点決定のための評価関数の分布

3次元的な全運動軸は、蝶番軸と同じように、左右側の顎関節で全運動軸点を推定し、両点を通る直線で近似できる。しかし2点の推定精度に依存する欠点があるため、それが問題となるときには、全運動軸の位置と姿勢を直接推定しなければならない。探索の評価関数としては、顆頭間軸の閉軌道で囲まれた柱状域の体積が提案されている[35]。

2.3.6 顆頭運動の3次元モデル

前述の顆頭運動のモデルは，すべて一部の運動や位置関係を精密に表現するものであった．それに対して，下顎頭の全運動域を表現するために，全運動軸モデルを拡張したいくつかのモデル[19],[36] が提案されている．

側方滑走運動および側方限界運動と矢状面内限界運動による顆路を全運動軸点で観察すれば，矢状顆路の上下幅は，矢状面内限界運動だけのときよりも一般に厚くなる．この厚みの増加は，全運動軸上の点により異なり，顆頭の形態学的な中心付近で最も小さくなる．この顆頭点を顆頭中央点[36] という．また，この厚みが最小になる点を運動学的顆頭点[19] という．図 2.13 に，顆頭中央点の全運動域データの一例[37] を示す．この顆頭点は，前後に湾曲した薄い板の中で移動しており，この板状域の厚みは 0.7 mm である．

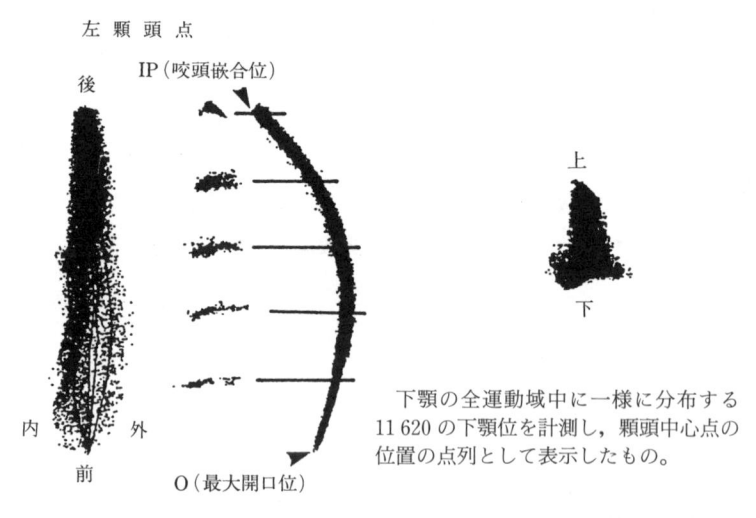

図 2.13 顆頭中心点の全運動域〔藤村哲也：下顎運動の運動学的特性，補綴誌，**37**（1993）〕

（図中注記：下顎の全運動域中に一様に分布する 11 620 の下顎位を計測し，顆頭中心点の位置の点列として表示したもの．）

塩澤[36]，鈴木[19]，藤村[37] らによる計測データを総合すれば，顆頭運動の平均像はつぎのようになる．

① 並　進
・前後的に湾曲した薄い板（厚さ 0.7 mm）内を移動．その板は前後方向には下方向に湾曲し，左右側方向には湾曲しない．
・移動範囲は，前後 20 mm，左右 3 mm，上下 5 mm．

② 回　転
開口方向 37°，水平方向 7°，前頭面方向 3°．

図 2.14 は，下顎頭の3次元並進運動域を模式的に表したものである．下顎頭は，あたかも球が湾曲する板に接触しながら動くように並進する．矢状面内運動による顆路は前後に走る1本の曲線となり，その内側・外側にそれぞれ非作業側・作業側の側方滑走運動と側方限界運動による顆路が位置する．

図 2.14 顎頭運動の 3 次元モデル

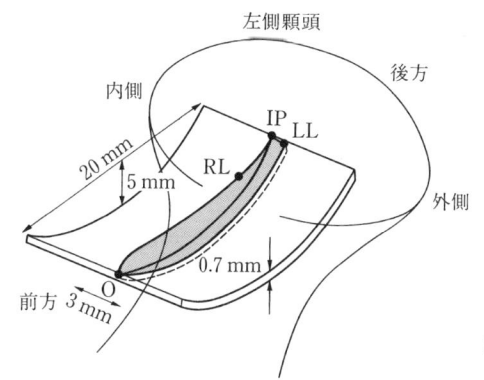

顎頭点は、厚さ 0.7 mm の薄い板状域の内部を移動する。

2.4 顎関節の力学

2.4.1 顎関節負荷

食物の咀嚼では，食片を上下顎の歯列の間に挟んで，かみちぎり，そして粉砕する。そのために，咀嚼筋の活動により食片に圧縮力が加えられるが，食片だけでなく顎関節にも圧縮力が加わる。これを「顎関節負荷」(temporomandibular loading) という。20 世紀前半まで顎関節には負荷がかからないものと考えられていたが，サルの下顎骨のひずみを測った実験 (Hylander, 1979)[39] から，実際に負荷がかかることが証明された。その後，顎の力学モデル（静力学モデル[40],[41]，有限要素モデル[42]）を使ったシミュレーション実験が行われ，つぎのような事実が明らかにされている。1) 片側でのかみしめでは，かみしめ側（作業側）よりも反対側（非作業側）の顎関節負荷のほうが大きい，2) かみしめ部位が前方ほど顎関節負荷は大きい，3) かみしめ部位が第 2 大臼歯よりも後方のときは，作業側顎関節には牽引力，すなわち下顎頭を引き下げる力が働くことがある。

顎関節負荷は，その大きさが適切であれば，顎関節の成長を促し，また正常な機能と構造を維持する働きがあるとされている。その一方で過大な顎関節負荷は，顎関節内障の原因の一つとされている。変形性の顎関節症では，下顎頭や関節円板に著しい変形や摩滅が認められ，過大な負荷の関与が推察される。必要以上の負荷がかかる場合としては，1) 事故などによる下顎の打撲，2) 咀嚼筋群の協調活動の不調和，3) 食いしばり (clenching) や歯ぎしり (bruxism) などの異常機能 (parafunctions) などがある。

2.4.2 負荷の調節性

顎関節円板の中央狭窄部は受圧に適した構造をもち (2.1 節参照)，それに接する下顎頭の上面と側頭骨下顎窩の表面は粘弾性をもつ関節軟骨で覆われている。したがって，機能運動時に，応力が円板の中央狭窄部に集中するようにすれば，顎関

節はかなりの負荷に耐えられる構造になっている。本項では，この「負荷の調節性」について説明する。

問題を簡単にするために，かみしめは両側で同時に行われるものとし，両側の同名筋の活動は等しいと仮定する。そうすれば下顎は2次元モデルで表すことができる。図 2.15 に下顎の2次元静力学モデル[43]〜[46]を示す。上下顎は剛体で近似し，顎関節は「ばね列」で表されている。このような静力学的モデルを「剛体ばねモデル[47]」という。筋力はベクトルで表す。

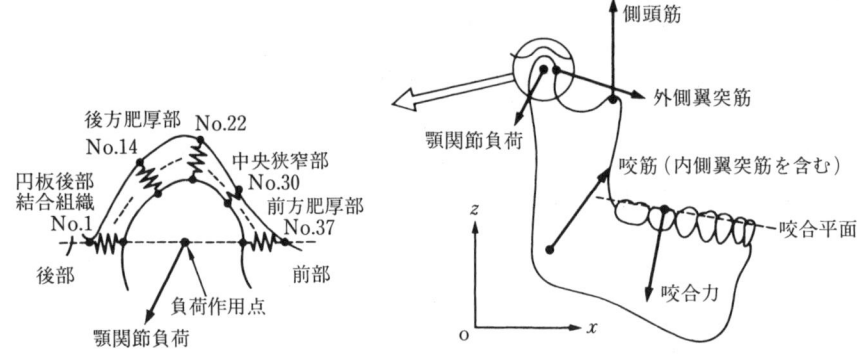

(a) 顎関節円板のばねモデル　　　(b) 下顎の剛体モデル

上下顎は剛体で近似し，筋力はベクトルで表す。咬筋と内側翼突筋は走行が同じであるから，一つのベクトルで表す。顎関節円板は複数個のばねの列で近似する。咬合点は下顎歯列上の1点とし，上顎の咬合平面上で微小に並進できるものとする。

図 2.15

☕ コーヒーブレイク ☕

古い顎関節の廃物利用―耳小骨の起源―

爬虫類では，上顎骨と下顎骨が直接関節を作らないで，両者の間に軟骨が介在する。これは，前のコーヒーブレイクで述べた鰓を支えていた軟骨の名残りである。面白いことに，その鰓より一つ後ろの鰓を支えていた軟骨の一部は，音センサである蝸牛と鼓膜をつなぐ骨，「耳小柱」に変化している。耳は顎といっしょに進化してきたのである。

哺乳類になると顎関節の構造はより簡略化され，上顎骨と下顎骨が直接関節を形作る。複数の骨からなる複雑な構造よりも，そのほうが力学的に強いからである。では，要らなくなった古い関節はどうなったのだろうか？

生物はいらなくなったからといって，けっして簡単に捨てたりはしない。なんと，不要になった古い関節は，鼓膜と蝸牛を結ぶ「耳小骨」に転用されたのである。下顎の軟骨は「槌骨」に，上顎の軟骨は「砧骨」に変化した。では爬虫類時代の耳小柱はどうなったかというと，3番目の耳小骨である「鐙骨」となり，いまだに音の伝達機能を担っている。

関節から音の伝達器官へのみごとな転身！進化の巧みさには，ほんとうに驚かされる。

2.4 顎関節の力学

このモデルに筋力を入力すれば，下顎は咬合点を中心に微小に回転・並進して静止する。そのときのばねの反力から円板内の荷重分布を推定でき，その総和から顎関節負荷を求めることができる。同時に，咬合力の方向と大きさも得られる。筋力は，1) 筋の断面積，2) かみしめ時の筋電図の実効値，3) 単位断面積当り発生する力，から推定するのが一般的である[44]。このようにして推定された筋力を「標準値」と呼ぶことにする。

モデル解析の利点の一つに，筋力を自由に変えて顎関節負荷の調節性を調べられることがある。咬合力は，おもに咬筋と側頭筋前部によって発生する。そこで，それ以外の筋力ベクトルを固定し，この二つの筋の筋力を標準値から変化させる[43]～[46]。咬合力の大きさと方向（咬合力ベクトル）も固定すれば，咬筋と側頭筋前部の筋力は独立でなくなり，一方を決めれば，もう一方は従属的に決まる。

図 2.16 に，顎関節負荷ベクトルの軌道を示す。咬合力ベクトルを一定として，咬筋と側頭筋の筋力バランスだけを変えれば，顎関節負荷ベクトルも変化し，直線の軌道を描く。そのため，大きさが最小になる負荷ベクトルが一意に定まる。このベクトルを「最小顎関節負荷ベクトル」(minimum TMJ-loading vector) と呼ぶ。問題はその方向であるが，図 2.16 からわかるように，関節円板の中央狭窄部の方向にほぼ一致し，荷重分布もその部分に集中する。

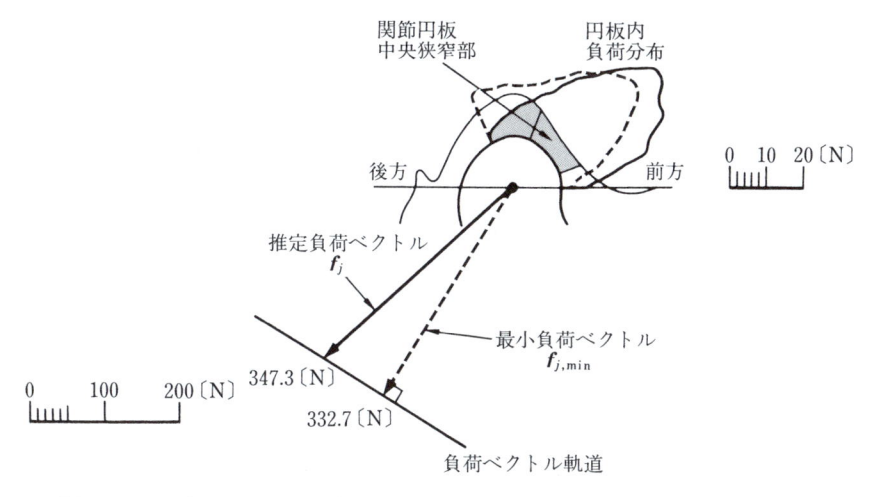

図 2.15 のモデルにおいて，咬筋と側頭筋以外の筋力ベクトルと咬合力ベクトルを固定し，咬筋筋力を標準値の前後で変化したときの顎関節負荷ベクトルの軌道を求めた。咬合点の位置は第一大臼歯部とした。この図から，大きさが最小になる負荷ベクトル（最小負荷ベクトル）が一意に定まることがわかる。そのときの円板内の負荷分布を力ベクトルの列で示す。咬合力は 747.3 N。

図 2.16 顎関節負荷ベクトルの軌道と最小負荷ベクトル

上記の結果は，「咬合点の位置や他の筋力にも依存する」と思うかもしれないが，1) 咬合点の位置，2) 咬合力ベクトルの方向，3) 外側翼突筋の筋力，4) 顎二腹筋の筋力パラメータ，にはほとんど依存しない[43],[45],[46]。つまり，これらのパラメータの値にかかわらず，「咬筋と側頭筋の筋力バランスの調整によって顎関節負荷は

最小にでき，かつ最小のときに円板への荷重は中央狭窄部を中心に分布する」ことがわかる。この最小顎関節負荷に影響する唯一のパラメータは側頭筋後部の活動であり[43),46)]，それが増加すると負荷がわずかに減少し，かつ荷重分布が後方に微小変位する。

ヒトの筋電図データと咬合力データを用いたシミュレーション実験からは，つぎのことがわかっている[44)]。1) 両側の大臼歯部でのかみしめでは，必ずしも負荷は最小化されないが，最小値に近い値をとり，荷重分布は中央狭窄部に集中する，2) 両側の小臼歯部かみしめでは，顎関節負荷がほぼ最小化される。小臼歯部かみしめで負荷が最小化される理由は，大臼歯部かみしめよりも負荷の絶対値が大きいためと思われる。

2.5　顎関節の運動計測と評価

2.5.1　計測法の分類

顎関節の運動計測は，関節の運動をエックス線を使って直接的に記録する「直接計測法」と，下顎に固定した計測機器の運動から間接的に推定する「間接法」に大別される（図2.17）[48)]。直接法には，ビデオレントゲン撮影装置（videofluorograph）が用いられている。この方法は，顎関節の運動を直接観察できるが，低サンプリングレート，3次元撮像が不能，エックス線被ばくという欠点がある。一方，間接法は，下顎と上顎ないし頭部に運動計測機器を固定し，顎運動に伴う計測器の運動データから間接的に顎関節の運動を推定する方法である。間接法は，さらに「描記法」と「6自由度計測法」に分類される。

```
┌─直接法────ビデオレントゲン撮影法（videofluorography）
│
└─間接法──┬─描記法（graphic tracing method）
          └─6自由度計測法（6-degree-of-freedom measurement method）
```

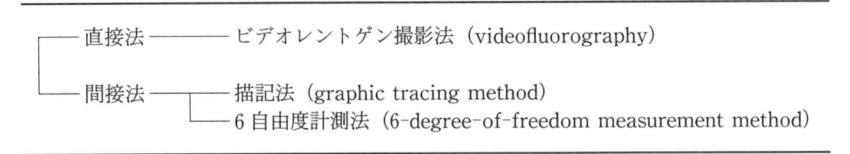

図2.17　顎関節の運動計測法の分類

描記法（graphic tracing method）は，顎関節外側の皮膚面に描記板を固定し，顎関節の軌道を下顎に固定した描記針で描記する方法である（図2.18）。両側の描記針は直線上に配置されており，その直線が顆頭間軸（2.2.3項を参照）になるように設定する。顆頭間軸としては，2.3節で述べた蝶番軸や全運動軸が用いられる。描記板の部分を電気的センサに置き換えた装置も開発されている[49)]。

6自由度計測法（6-degree-of-freedom measurement method）は，下顎を「剛体」（rigid body）とみなして，その3次元運動を計測する方法である。剛体の位置と姿勢の自由度が6であることから，6自由度計測法と呼ばれている[48)]。計測法は，さらに接触型と非接触型に大別される。

2.5 顎関節の運動計測と評価

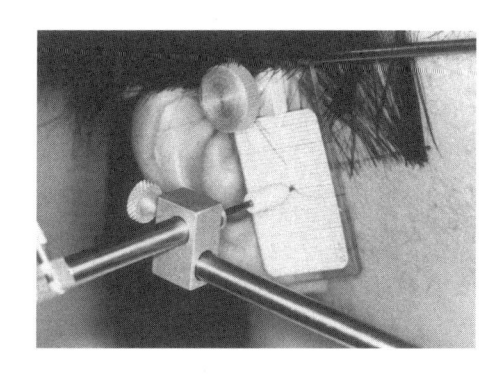

図 2.18 顎路描記装置の描記板と描記針〔林豊彦：顎運動のバイオメカニズム，バイオメカニズム学会誌，**12**, 4（1988）〕

接触型の 6 自由度計測機器には，描記法を用いたパントグラフ（pantograph）が古くから用いられている（McCollum, 1929）。この記録器は，上下顎歯列模型の位置関係を咬合器上で再現するために用いられる。電子的なセンサを用いた装置としては，インクリメント型の位置・回転センサやポテンショメータをいくつか組み合わせた ISL 型（instrumented spatial linkage）[50)~52)] が一般的である（**図 2.19**）。

非接触型の 6 自由度計測機器には，磁気センサ[53)]，超音波センサ[54)]，光センサ[14),55)~60)] が用いられているが，市販のものでは，CCD カメラ[57),58),60)] を用いた装

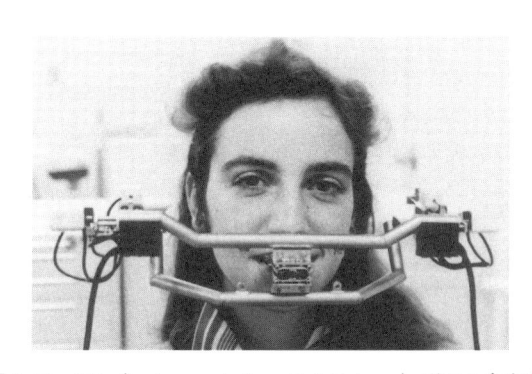

上下顎歯列にそれぞれ固定した計測用フェイスボウ間に 4 個の直線運動検出器（linear encoder）と 4 個の回転検出器（rotary encoder）が設置されている。

図 2.19 ISL（instrumented spatial linkage）型の 6 自由度顎運動計測装置（MM-JI®, 松風）〔林豊彦：顎運動のバイオメカニズム，バイオメカニズム学会誌，**12**, 4（1988）〕

置が主流となっている。この方式では，他の身体運動計測と同様に，上下顎にそれぞれ 3 個以上のマーカ（発光ダイオード[58),60)]，赤外線反射マーカ[57)]）を固定し，1 次元 CCD カメラ 3 台[58)]（**図 2.20**），ないし 2 次元 CCD カメラ 2 台[60)] で 3 次元撮影する。

間接法の最大の利点は「下顎頭の運動を高精度かつ 3 次元的に推定できる」ことである。一方，欠点は「フェイスボウの装着による生理的な顎運動の侵襲」である。総合精度に関しては，運動計測時における歯列の動揺[61)]，下顎骨の変形[62)]，フェイスボウの振動[60)] が「剛体近似」の理論的な限界を与える。

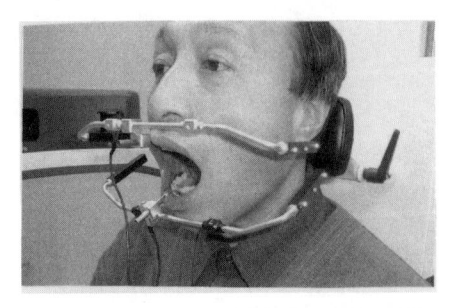

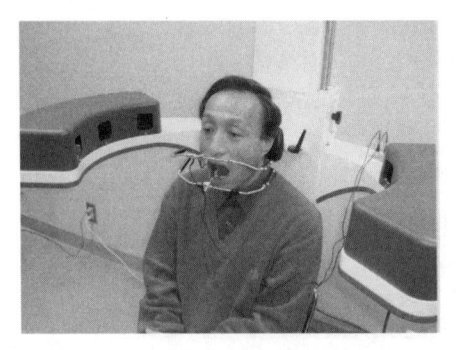

発光ダイオードのマーカは，歯列に固着した計測用フェイスボウを用いて歯列外側部に固定され，それらの運動を両側に配置された1次元CCDカメラで検出する。マーカ数は上下顎各4個。

図2.20　1次元CCDカメラを用いた6自由度顎運動計測装置（TRIMET®，東京歯材社）

2.5.2　顆頭運動の評価

顆頭運動の記録には，古くから描記法が用いられてきたため，下顎頭の軌道，すなわち「顆路」（condylar path）が分析の対象とされてきた（図2.10）。これは，顎関節が2.2.3項で述べたように前後・上限に大きく並進し，その軌道が歯の滑走運動時における上下歯列の接触状態に大きく影響するためである。

膝運動のように，顆頭間軸回りの回転角と並進との関係を分析する方法[14),63)]も提案されているが，いまだ一般化していない。それよりも，下顎頭は歯列と一体になっているため，顆頭運動を歯列の運動といっしょに論じることが多い。特に，切歯点の移動量で運動を規格化し，その範囲内における顆頭の移動量，回転量が分析に用いられている[14),15),63)]。

もう一つの顆頭運動の評価法に，2.3節で述べた運動学的モデルを用いる方法がある。特に全運動軸モデル（2.3.5項を参照）[29)〜35)]は，適用できる運動範囲が矢状面内運動全体と広いため，臨床での応用性が高い。全運動軸点の軌道（図2.10）は，顆頭の前後・上下的な並進の表現に適している。そのパラメータとしては，「全運動軸点の位置」，「軌道の上下幅」，「軌道の形状」，「移動速度」などが用いられている[14),30),38),63)〜65)]。

最後に，顎関節内障の診査・診断のための顆頭運動分析について述べる。顎関節内障（internal derangement of the TMJ）は，「顎関節円板の位置異常およびそれによって引き起こされる一連の機能的・器質的障害」[66)]である。その症状には，関節雑音，関節部疼痛，開口障害，違和感や耳鳴りなどがある。

顎関節円板の典型的な位置異常に「復位性円板前方転移」がある。正常な関節円板は下顎頭をすっぽりと覆っているが（図2.1），前方転移症例では，それが下顎頭の前下内方に移動する。しかし口を開ければ，下顎頭が回転しながら前進するため，再び下顎頭と円板は正常な位置関係に復帰する。そのとき，下顎頭は円板の後方肥厚部を乗り越えるため，クリッキング（clicking）と呼ばれる急速な運動が生

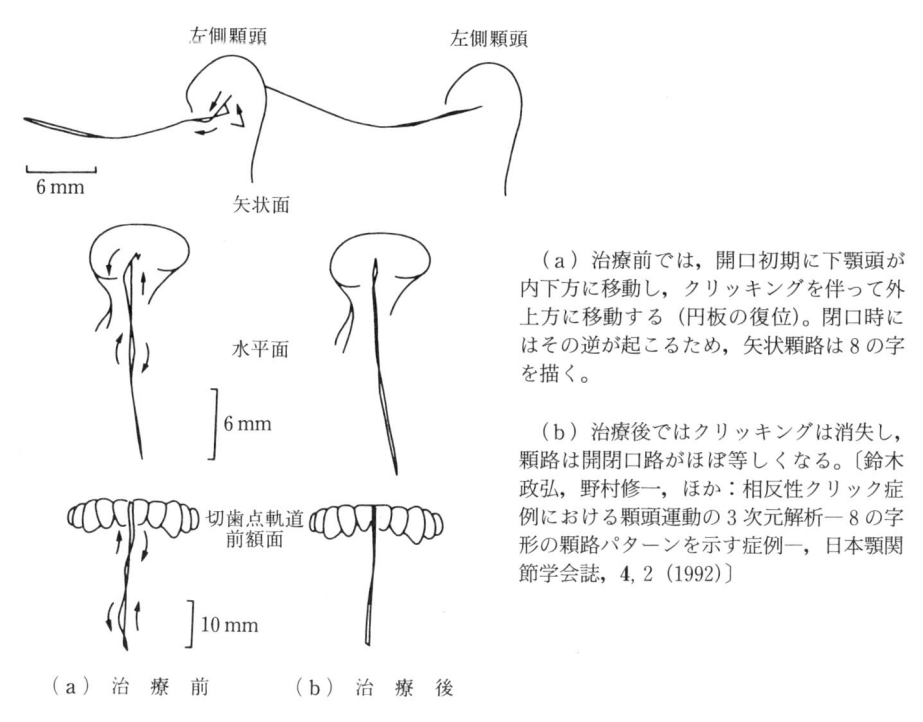

図2.21 復位性円板前方転移症例の顆路（下顎頭の軌道）と切歯路〔花田晃治，伊藤学而編：成人の歯科治療と矯正，クインテッセンス出版（1990）〕

（a）治療前では，開口初期に下顎頭が内下方に移動し，クリッキングを伴って外上方に移動する（円板の復位）。閉口時にはその逆が起こるため，矢状顆路は8の字を描く。

（b）治療後ではクリッキングは消失し，顆路は開閉口路がほぼ等しくなる。〔鈴木政弘，野村修一，ほか：相反性クリック症例における顆頭運動の3次元解析—8の字形の顆路パターンを示す症例—，日本顎関節学会誌，4, 2（1992）〕

じ，顎関節音（temporomandibular sound）[67),68)]が発生する。

図2.21に，開口初期に円板の復位が起こる症例の顆路を示す[69)]。治療前〔図2.21(a)〕では，クリッキングに伴い顆路は屈曲し，開口と閉口ではクリッキングの下顎位が異なるため，矢状顆路は8の字形を示す。クリッキングが生じる顆頭位は円板の前方転移の程度に関係し，クリッキング時の顆路の屈曲（方向，大きさ）は，円板の転移方向，円板靱帯の下顎頭内外側極における弛緩の程度，円板後方肥厚部の形状などに関係するとされている[38)]。治療後〔図2.21(b)〕では，クリッキングが完全に消失し，円板と下顎頭との位置関係は運動中つねに正常に保たれていることがわかる。

このような下顎頭の3次元動態は，触診では十分には検出できず，切歯点の軌道だけでは間接的に推察するしかない。上で述べた細かな診査は，顎運動の6自由度計測によってはじめて可能になった。

3 肩関節

　人体は多くの関節を有するが，それらの中でも最も可動範囲の大きい部位が肩関節である．本章ではこの肩関節を対象にして，まずその筋骨格系を簡単に説明する．3.2節では肩関節の運動の一般的な表現法を述べて，これをいくつかの動作に適用する．3.3節では肩関節の不安定性や脱臼と関連する力学的な考察を紹介する．最後の3.4節では肩関節運動の計測法を説明する．

3.1 肩関節の構造と機能[1)~3)]

〔1〕 肩関節の運動と可動域

　肩関節は3次元的な運動が可能であり数学的な定義は1.2.2項でも述べたが，ここでは臨床で用いられている用語を説明する．

　まず基準となる体幹に固定された運動面は，前後方向が矢状面，左右方向が前額面，水平方向が水平面である．**図3.1**は日本整形外科学会による測定基準である．

　この図に示すように挙上運動（elevation）でも，その運動が行われる面により

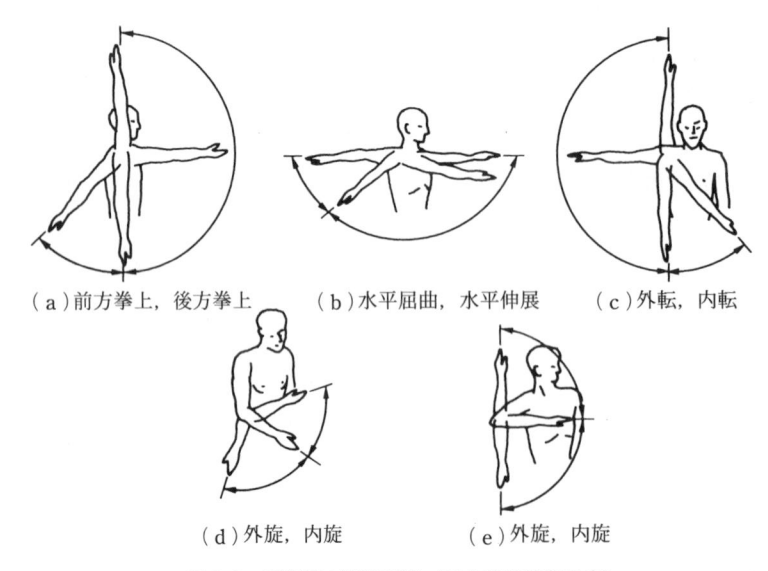

(a) 前方挙上，後方挙上　　(b) 水平屈曲，水平伸展　　(c) 外転，内転

(d) 外旋，内旋　　(e) 外旋，内旋

図3.1　肩関節の測定基準（日本整形外科学会）

用語が異なる．矢状面内で上肢を下垂位から前方に挙上するのは前方挙上（flexion）で可動域は 0〜180°，後方への挙上は後方挙上（extension）で可動域は 0〜50°である．前額面内で下垂位から外側方に挙上するのは外転（abduction）で可動域は 0〜180°である．

内側へ挙上するのは内転（adduction）であるが，純粋な内転だけという運動は身体内部への運動を意味するから存在せず，屈曲との組合せによる身体前面に沿った挙上では可動域は 0〜45°である．外転 90°の肢位から水平面内で前方への運動は水平屈曲（horizontal flexion）で可動域は 0〜135°，後方への運動は水平伸展（horizontal extension）で可動域は 0〜30°である．さらに上腕を体幹に付けた状態で肘関節を 90°屈曲した肢位から，前腕を外側へ回す運動は外旋（external rotation）で可動域は 0〜90°，内側へ回すのは内旋（internal rotation）で可動域は 0〜90°である．図に示すように回旋は肩関節外転 90°で肘関節屈曲 90°の肢位から前腕を矢状面内で回転させて計ることもある．

〔2〕骨　格　系

肩の運動は鎖骨（clavicle），肩甲骨（scapula）および上腕骨（humerus）がたがいに協調して動くことにより達成される．これらの三つの骨と胸郭は肩複合体を構成しつぎのような関節を有している（図 3.2）．すなわち肩甲骨の関節窩と上腕骨頭からなる肩甲上腕関節（glenohumeral joint），肩甲骨の肩峰と鎖骨末梢端部の肩鎖関節（acromioclavicular joint）および胸骨と鎖骨部分の胸鎖関節（sternoclavicular joint）である．機能的にはさらに三つの関節様関係が存在する．すなわち，肩甲骨の烏口肩峰靱帯と上腕骨頭間のメカニズム，肩甲骨の烏口突起と鎖骨間のメカニズムおよび肩甲骨が胸郭上を滑動する部分である．肩関節は肩甲上腕関節の意味で用いられることもあるが，本書では肩複合体をまとめて肩関節と呼ぶことにする．

肩複合体の関節の中で最も重要なのは肩甲上腕関節であるが，この関節は球状の上腕骨頭とこれに対する肩甲骨の関節窩からなる．特徴的なことは関節窩の面積が

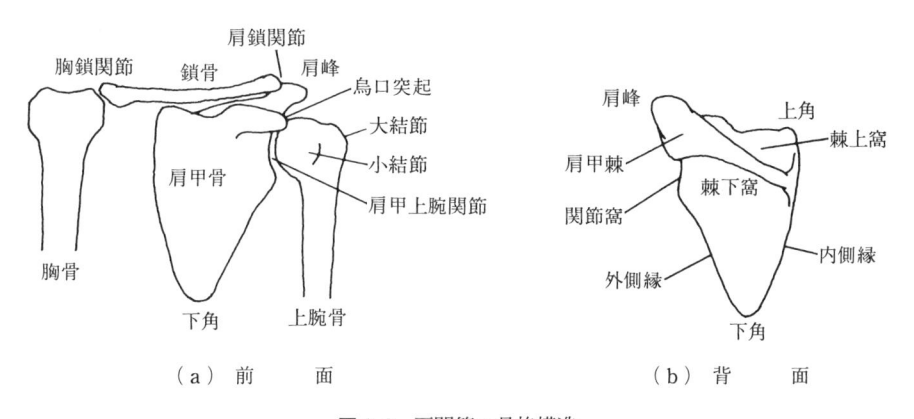

図 3.2　肩関節の骨格構造

骨頭に比べて小さく，わずかに骨頭の 25〜30% が覆われているにすぎない。これはこの関節の可動範囲を大きくするのに役立っているが，逆に関節の安定性という点では不利な条件となる。従来上腕骨頭と関節窩の曲率半径は異なりこれが不安定性の一因ではないかと言われていたが，最近の研究では両者の曲率半径はほぼ等しいという。いずれにしても肩は安定性と可動性という相反する条件を，微妙なバランスの上で達成している。

肩甲骨関節窩の周囲には線維軟骨性の関節唇があり，ちょうど土手のように盛り上がって関節の安定性に寄与している。また上腕骨頭と関節窩の全体は靭帯により補強された関節包により覆われている。関節包の上方は腱板と呼ばれる線維性の構造と結合しているが，腱板は肩甲下筋，棘下筋，棘上筋，小円筋の腱で構成されている。腱板は平均 6〜7 mm の厚さをもつ非常に強い組織であるが，外傷や変性などで損傷を受けると痛みが出て上肢の挙上が困難となる。

肩甲上腕関節に劣らず重要なのが肩甲骨と胸郭の間の機構である。ここには靭帯も関節面も存在せず解剖学的には関節ではないが，機能的には関節と同等の作用があり胸郭上を肩甲骨が動くことにより肩の運動に大きく寄与している。

〔3〕 肩の運動に関連する筋群

肩の運動に関与する筋はその骨格構造の複雑さに対応して多数あるが，おもな筋を上腕骨と肩甲骨の運動に分類して述べる。

（a） 上腕骨の運動に関与する筋群　広背筋（latissimus dorsi）：体幹背側の下部の広い範囲から起きて上腕骨の小結節稜に着く。内転，内旋，伸展作用がある。肩甲下筋，大円筋と類似の働きをする。

大胸筋（pectoralis major）：鎖骨の内半分と胸骨から起きて上腕骨の大結節稜に着く。内転，内旋，屈曲作用がある。

三角筋（deltoid）：鎖骨の外 3 分の 1（鎖骨線維束），肩峰（肩峰線維束），肩甲骨外 3 分の 1（肩甲棘線維束）から起きて上腕骨三角結節に着く。作用はそれぞれ異なるが外転にはすべてが関与する。肩甲棘線維束はこのほかに伸展，外旋作用が，鎖骨線維束は屈曲，内旋作用がある。

棘上筋（supraspinatus）：肩甲骨棘上窩から起きて上腕骨の大結節に着く。僧帽筋，三角筋に覆われている。棘上筋は外転作用があるが，このほかにも上腕骨頭を関節窩に引き付けて安定化させる働きが重要である。

棘下筋（infraspinatus）：棘上筋の下にあり，棘下窩から始まり上腕骨の大結節に着く。小円筋とは関節包の部分で癒合して共に外旋作用がある。

小円筋（teres minor）：肩甲骨外縁から起きて大結節の後下面に着く。

肩甲下筋（subscapularis）：肩甲骨肋骨面から起きて小結節に着き，内旋作用がある。

大円筋（teres major）：肩甲骨の下角から起きて小結節および小結節稜に走り，内旋，伸展作用がある。

上腕骨の運動におけるこれらの筋の働きを図3.3～図3.5にまとめて示す。なおここではおもな筋のみを図示したが，このほかにも複数の筋が補助的に働く。

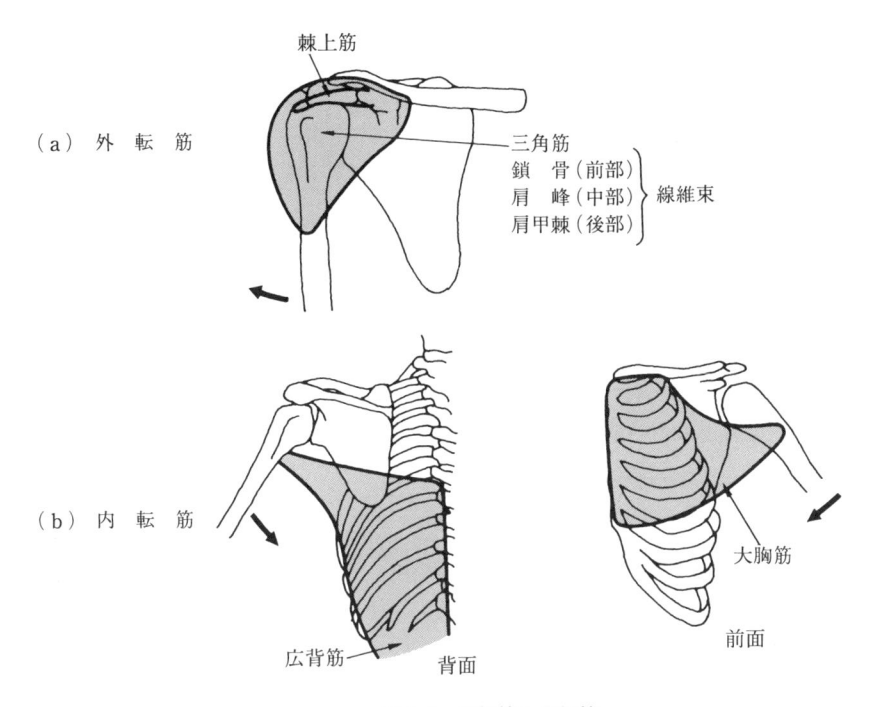

(a) 外転筋
棘上筋
三角筋
鎖骨（前部）
肩峰（中部）｝線維束
肩甲棘（後部）

(b) 内転筋
広背筋　背面
大胸筋　前面

図3.3　外転筋と内転筋

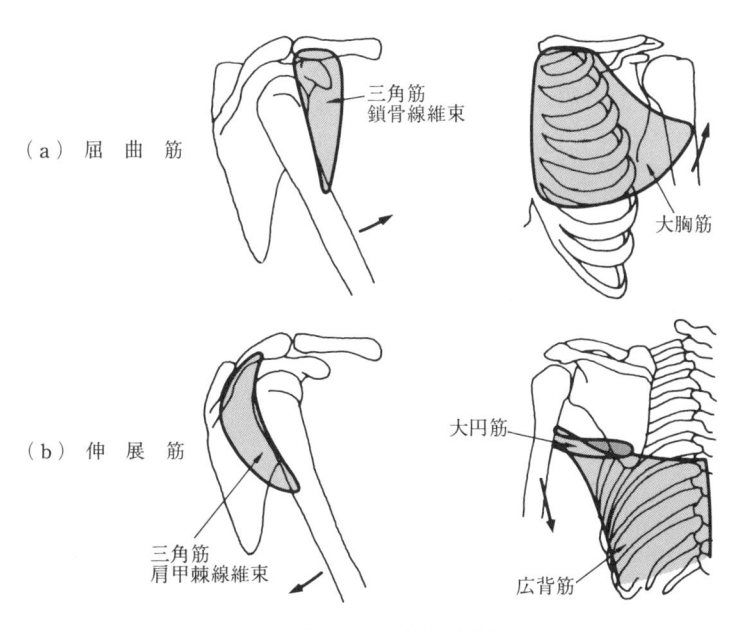

(a) 屈曲筋
三角筋
鎖骨線維束
大胸筋

(b) 伸展筋
三角筋
肩甲棘線維束
大円筋
広背筋

図3.4　屈曲筋と伸展筋

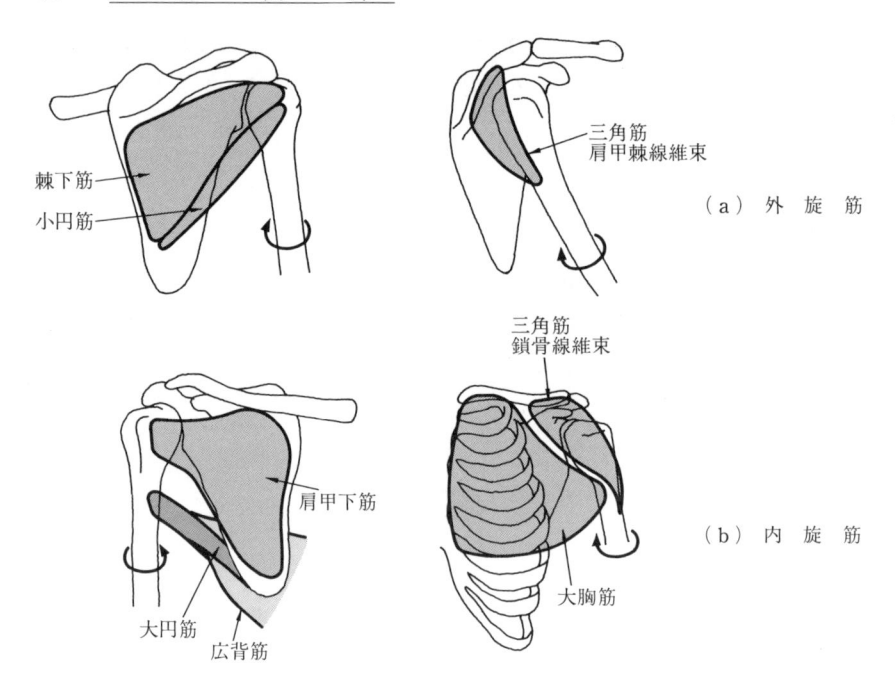

図3.5 外旋筋と内旋筋

（b） 肩甲骨の運動に関与する筋群　肩甲骨は胸郭上で上下方向に挙上・降下，前外方への外転と後内方への内転および肩甲棘中央のやや下方を通り，胸郭に垂直な軸回りの回転運動が可能である。

僧帽筋（trapezius）：起始は後頭部から最下部胸椎に至る広い範囲で上部線維は鎖骨の外3分の1，肩峰上，肩甲棘外側に，中部線維は肩甲棘内上縁に，下部線維は肩甲棘の内下縁に着く。上部線維は肩甲骨を上内方に上げ，中部線維は内転させ，下部線維は内下方に引き下げるとともに下角を外側に回す。

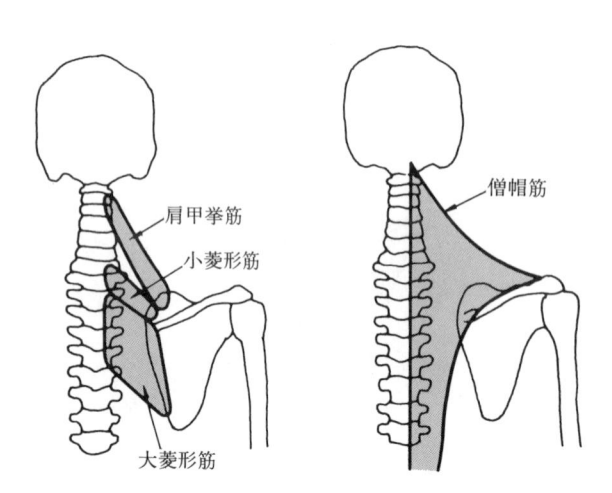

図3.6 肩甲骨に作用する筋

大・小菱形筋（rhomboids）：僧帽筋の下にあり，第5頸椎～第5胸椎から始まり肩甲骨内縁に着く．肩甲骨を内上方に引く．

肩甲挙筋（levator scapulae）：第1～4頸椎から起きて肩甲骨の上角に着き，肩甲骨を引き上げる作用がある．

小胸筋（pectoraris minor）：大胸筋の下にあり，第2～5の肋骨から始まり烏口突起に着く．肩甲骨を内下方に引く作用がある．

前鋸筋（serratus anterior）：第1～8の肋骨から起きて上部は肩甲骨の上角と内縁に，下部は下角に着く．肩甲骨を外側に動かす外転作用があるとともに，肩甲骨を胸郭上に押し付けて維持する重要な働きがある．

図3.6に肩甲骨の運動に関与するおもな筋を図示する．

〔4〕 **動物による比較**

ここまでヒトの肩の構造と機能の概略を説明したが，動物によってこれがどのように違うであろうか．ヒトは直立することにより上肢を解放し，これが道具の発明へとつながり著しい進化を促した．この上肢の解放は当然ながら肩関節の形態変化と密接な関連があると考えられる．

Inman ら[4]はいくつかの動物について肩関節の形態比較を行った．図3.7に示すのはいずれもサルであるがインドリは跳躍して移動し，マカクとクロザルは地上で生活していて四足歩行をし，クモザル，ゴリラ，ホエザルは樹上で生活しており上肢をよく使う．

インドリ　マカク　クロザル　クモザル　ゴリラ　ホエザル　ヒト

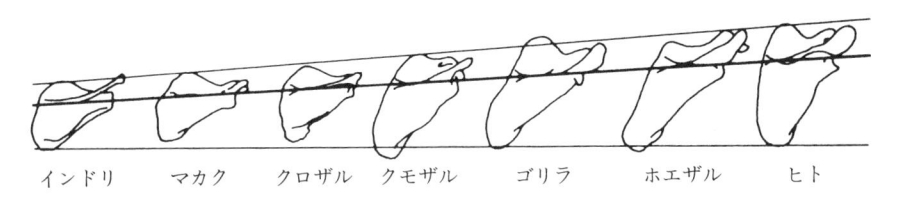

図3.7 肩甲骨形状の動物による差〔V. T. Inman et al.: Observations on the function of the shoulder joint, J. Bone Joint Surg.（1944）〕

まず肩甲骨の長さと幅の関係を調べると，四足歩行の動物では肩甲骨は長くて細いが二足歩行に近づくと幅が広くなる．このとき肩甲棘の上部の棘上窩はほとんど変化しないが下部の棘下窩が拡張し，この部分から始まる筋の発達に寄与し，ひいては上腕骨の運動性を高めている．また肩峰も原始的な形では上腕骨頭をほんの少ししか覆っていないが，ヒトでは大きく骨頭を覆っている．これも三角筋の起始部としての重要な意味がある．

上腕骨の動物による変化を図3.8に示す．ここで特徴的なことは三角筋の付着部が遠位へと変化していることである．これは先の肩峰の発達と相まって三角筋の効率的な作用を可能にしている．もう一つの変化は骨軸のねじれである．四足歩行の動物では骨頭の関節面は後方を向いており，肘の内外側上顆を結ぶ直線は前額面内にあって関節面の方向とほぼ直交する．ところがヒトでは肩甲骨が後方へ移動した

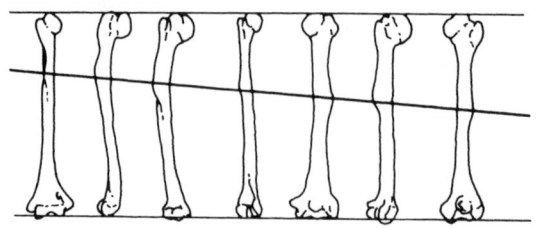

インドリ　マカク　クロザル　クモザル　ゴリラ　ホエザル　ヒト

図 3.8 上腕骨形状の動物による差〔V. T. Inman et al.: Observations on the function of the shoulder joint, J. Bone Joint Surg. (1944)〕

ため，骨頭の関節面もこれにつれて向きを変え内外側上顆を結ぶ直線と約 164° の角をなすねじれが生じた。

彼らは筋の比較をするために先に述べた筋群の分類に従って，各群の中での各筋の質量比の変化を調べた。特徴的な変化は肩甲骨と上腕骨を結ぶ筋群の中で，棘上筋の質量比は四足歩行動物からヒトに近づくにつれて減少しているが，三角筋のそれは顕著に増加しており，フクロネズミでは 20% に過ぎないのにヒトでは 41% にも達する。また小円筋は三角筋から分離したもので，フクロネズミでは見られないがヒトでは 5% になる。

3.2 肩関節の運動

3.2.1 座標系の設定と運動

肩関節の運動は先にも述べたように上腕骨，肩甲骨，鎖骨，体幹からなる肩複合体の協調運動により達成されるから，これを正確に記述するためにはこれらの骨にそれぞれ座標系を設定しなければならない。種々のデータの比較を容易にするためには，座標系は明確な骨上の特徴点を目印にして設定するのが望ましい。しかしながら現在のところ，統一された座標系の設定法はまだないようである。ただし体幹と上腕骨については 1.3.2 項で定義した座標系が多く使われている。筆者らが用いた肩甲骨の座標系は**図 3.9** に示すように，肩甲関節窩の長軸を z_g 軸，これと直交した短軸を y_g 軸，これら両軸と直交して右手系をなすように x_g 軸を設定した。

1.3.2 項では上腕骨の体幹に対する運動をオイラー角で定義し，図 3.1 では日本整形外科学会による測定基準を示した。ここでこの両者の関係を説明しておく。挙上運動は挙上する面によらずオイラー角 θ の変化に対応するが，臨床では挙上する面により異なる用語が使われることは先に述べたとおりである。水平屈曲・水平伸展はオイラー角の φ に相当し，内旋・外旋は ψ に相当する。このほかに肩の 3 次元的な運動を表す circumduction という用語があり，円転，周転，循環運動などと訳されているが統一された訳語はない。これはある初期肢位から出発して 3 次

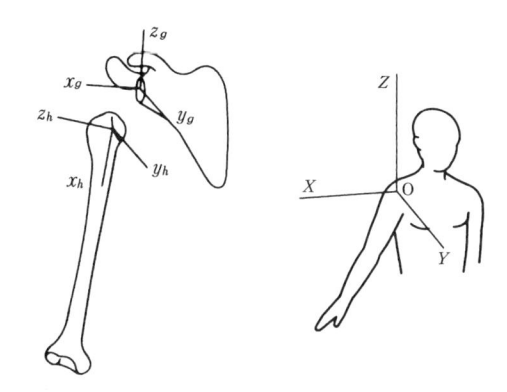

図 3.9 座標系の設定

元的な肩の運動を行い，初期肢位に戻る運動を表す。

3.2.2 挙 上 運 動

ここでは上肢の挙上運動を例にして，このような単純な運動でも肩複合体の各部が複雑に協調して達成されることを，筆者らのグループ[5),6)]が行った実験に基づいて説明する。

〔1〕 計 測 法

運動計測用センサとしては3.4節で説明する磁気センサ（3 SPACE）を用いた。これは1個のソースコイルと複数のセンサコイルからなり，ソースコイルに対するセンサコイルの位置と姿勢（オイラー角）を計測できる。そこでソースコイルを胸骨上に固定し，2個のセンサコイルを上腕骨外側上顆部と肩甲棘に装着した。肩甲棘への装着はセンサコイルを固定した装具を作成し，これを験者が手に装着した状態で肩甲棘を把持しながら肩甲骨の運動を追跡した（**図3.10**）。

座標系の設定は先に述べた通りであるが，肩甲骨関節窩の位置を皮膚上から知ることは不可能である。そこで皮膚上より触知可能な肩甲骨上の3点を選び，この3

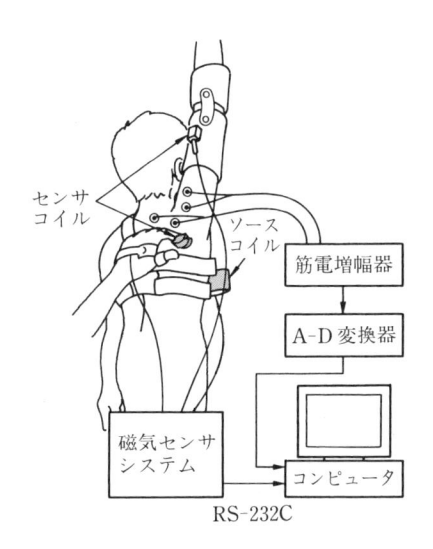

図 3.10 挙上運動の実験

点が構成する座標系と関節窩により構成される肩甲骨座標系との関係をあらかじめ晒骨を用いて計測した。そしてこの平均データを用いて3点計測による座標系を肩甲骨座標系に変換した。ここで選んだ3点は肩甲棘と肩甲骨内側縁の交点，肩甲骨の下角，肩鎖関節部肩峰前縁である。

〔2〕 計 測 結 果

実験は健常男性（平均年齢29歳）15名の右肩を対象に，矢状面，肩甲骨面，前額面において上肢自然下垂位から最大挙上位までの挙上運動を行わせた。肩甲骨面は関節窩の法線方向で，この面での挙上が最も無理がなく容易とされている。しかしその定義は一定ではなく前額面に対して30°から45°の角をなす面が提案されている。この実験ではおおよそ45°のあたりで最も無理のない挙上を行わせた。

図3.11に典型的な例を水平面，矢状面，前額面への投影図の形で示す。図において横並びの3枚が一つの運動を表し，上から前方挙上，肩甲骨面での挙上，外転となっている。破線は上腕骨座標系のx_h軸を，実線は肩甲骨座標系を表し矢状面投影図ではz_g軸を他の投影図ではx_g軸を表す。また実線と点線の交点は先に述べた3点の内の肩鎖関節部肩峰前縁を表す。基準座標系のX, Y, Z軸の正方向はそれぞれ右方，前方，上方である。

矢状面への投影図を見ると，上腕骨が挙上するに従って肩甲骨は後方へと移動しているのがわかる。また前額面への投影図から肩甲骨が脊柱の方向へと移動し（内

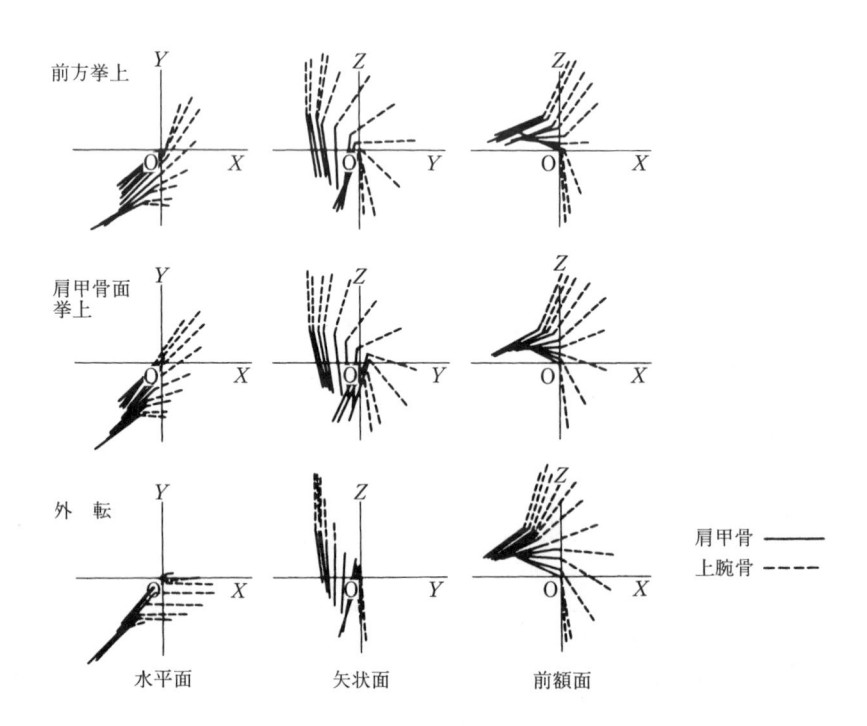

図3.11 挙上運動の3平面への投影〔前川清之，森脇正之，田中誠，石田明允：肩複合体の運動解析，バイオメカニズム，**10** (1992)〕

転），かつ反時計方向に回転（挙上）していることがわかる。

挙上運動は肩甲骨の胸郭に対する運動と肩甲上腕関節の運動との協調により行われる。この両者がどのような割合になるかについては従来いくつかの報告がある。例えばInmanら[4]は上肢挙上角に対する肩甲骨の挙上角の割合は，前方挙上においては上肢挙上角60°から最大挙上の区間で1：0.33であり，外転でも上肢挙上角30°から最大挙上の区間で1：0.33としている。

図3.12に体幹に対する上肢の挙上角と肩甲骨の挙上角の増分の比を示す。ここで前方挙上を1と2に分けているのは，前方挙上時に内旋する群と外旋する群があるためで，1が内旋群，2が外旋群である。これからわかるようにこの比は最大挙上の少し前まではおおよそ単調に増加し続け，一定ではない。Inmanらとの差異の一つの理由は彼らが2次元的なX線写真で計測していることにあると思われる。ここで挙上の初期に比が小さいのは，肩甲骨の動きよりも肩甲上腕関節の動きのほうが優勢であることを示しており，従来より定性的に観察されていた結果と符合する。

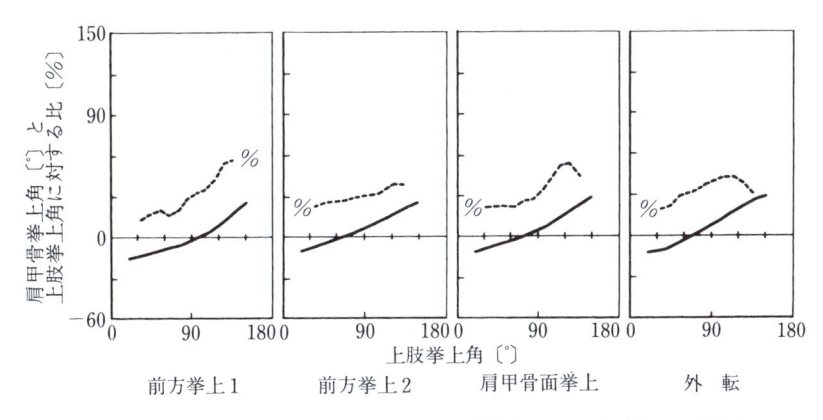

図3.12 肩甲骨挙上角と上肢挙上角に対する比〔森脇正之：肩甲骨および肩甲上腕関節の三次元運動の分析，日本整形外科学会誌，**66**（1992）〕

図3.13に肩甲上腕関節の特性すなわち肩甲骨座標系に対する上腕骨座標系の相対的な角度変化を示す。挙上面ごとの差を特徴づけるのは方位角のパターンである。挙上面が矢状面から前額面へと変わるにつれて方位角が減少する。すなわち上腕骨が関節窩に対し後方を向くのがよくわかる。また各挙上面において上腕骨の挙上に従い方位角が減少する傾向があるのは関節窩が前額面に対して前傾しているためである。

回旋角は外転において特徴的なパターンを示し，挙上角がある程度以上になると増加を始める。すなわち上腕骨が関節窩に対して外旋することを示している。このような外旋が生じる一つの理由は，関節包や靱帯の緊張と関節形状の関係による。肩甲上腕関節の関節包は下垂位において前下方に余裕があり後下方は余裕が少ない。このため外転時には上腕骨頭は前下方に向かい外旋が生じる。この外旋の結

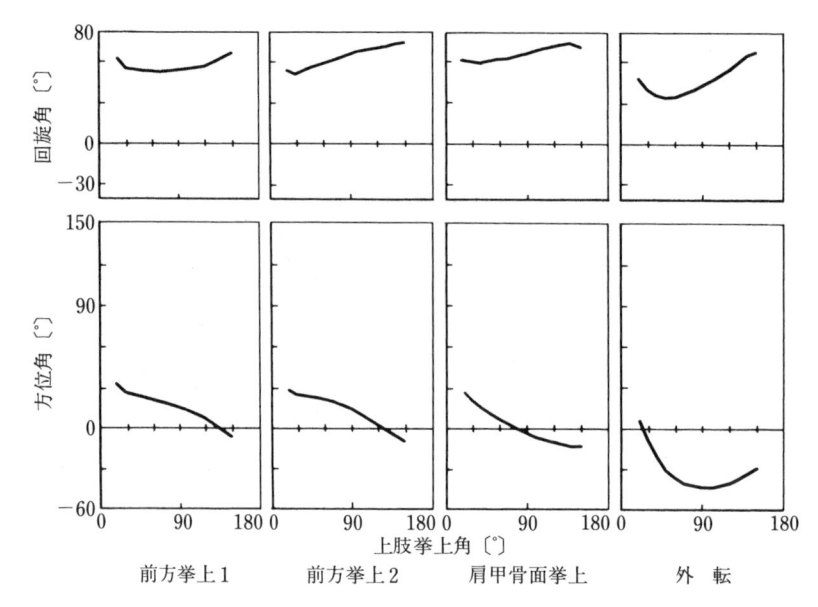

図 3.13 肩甲上腕関節における方位角と回旋角〔森脇正之：肩甲骨および肩甲上腕関節の三次元運動の分析，日本整形外科学会誌，**66**（1992）〕

果，大結節が肩峰に衝突することなく滑らかな挙上が可能になると考えられる。

PoppenとWalker[7]はX線写真により，肩甲骨面における挙上運動時の上腕骨頭と関節窩の位置関係を調べた。それによると健常肩では挙上0〜30°で骨頭が関節窩に対して平均3mm上方に移動したが，60°以上の挙上ではほとんど移動しなかった。Howellら[8]は同様にX線で水平面内での運動時における挙動を調べ，健常肩では骨頭の関節窩に対する前後方向の移動は後述の場合を除いてなかったと報告している。前後方向の移動があったのは，投球動作におけるコッキングポジション（3.4節参照）といわれる上肢を後方へ引いて大きく外旋した場合で，骨頭は関節窩に対して後方へ4mm移動した。

3.2.3 回 旋 運 動

本項では上腕骨と体幹との相対運動の中で特に上腕骨の長軸回りの回旋運動を取り上げて説明する。それは肩関節運動の中でも重要な意味をもつ回旋運動が，これまで十分に考慮されてこなかったという理由による。そこで筆者らによる回旋運動の定義をその考え方を基に説明し，実際の計測例と回旋運動の意義を考察する。またCodmannのパラドックスとして知られている現象がこの回旋の定義により説明できることを示す。

〔1〕 回旋量の計算

上腕骨の体幹に対する運動を考えて，ある時刻 t_1 でオイラー角が $(\varphi_1, \theta_1, \psi_1)$ であったとし，時刻 t_2 で $(\varphi_2, \theta_2, \psi_2)$ に変化したとする（次ページのオイラー角を参照）。ψ_1 や ψ_2 は上腕骨の長軸である x_h 軸回りの回転すなわち回旋を表す量である。

では時刻 t_1 から t_2 の間の回旋量は $\psi_2-\psi_1$ としてよいであろうか。ここでは姿勢角だけを扱うので，体幹の基準座標系 O-XYZ と上腕骨座標系 o_h-$x_hy_hz_h$ の原点は一致しているとして話を進める。x_h 軸の運動が Z 軸を含む面内（矢状面や前額面など）や XY 面内（水平面）に限られている場合にはこれは正しそうに見える。

実際に Chao が提案した膝関節の3軸ゴニオメータでは，基準座標系を大腿骨に固定して屈伸軸を Z 軸にとっている。このとき脛骨の運動はほぼ XY 面内に限られるので回旋量を $\psi_2-\psi_1$ で定義している。

しかしつぎのような3次元的な運動の例では回旋量を $\psi_2-\psi_1$ とすると不都合が生じる。図 3.14 に示すような剛体を考えて，その長軸を x 軸にとる。θ と ψ を一定に保ちながら，Z 軸の回りに回転させる。ここで θ を $-\pi/2$ に近づけた極限を考えると，この運動には明らかに回旋が生じているにもかかわらず ψ に変化はない。

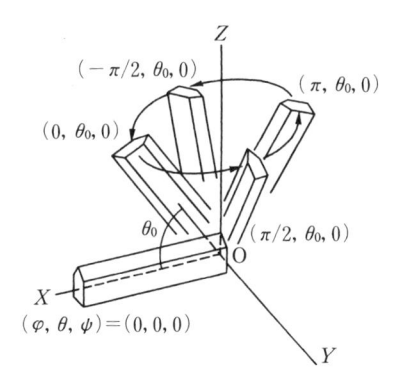

図 3.14　ψ の変化がなくても回旋が生じる例

このような不都合を除くために，筆者らはオイラー角の角速度に戻り，これを積分して回旋量を求める方法を提案した[9,10]。よく知られているようにオイラー角はベクトル量ではないが，その角速度はベクトル量となる。すなわち回転軸上で大きさは回転の速さに，向きは回転方向に右ねじを回したときに進む向きのベクトルとして定義される。したがって角速度ベクトル $\dot{\varphi}, \dot{\theta}, \dot{\psi}$ は図 3.15 のように表される。これを用いれば上腕骨の長軸（x_h 軸）回り，すなわち回旋の角速度 ω_x はベクトル合成により次式で与えられる。ここで ω_x なる表記を用いたのは，この量が 1.3.2 項で説明した角速度ベクトル ω の x_h 軸成分となっているからである。

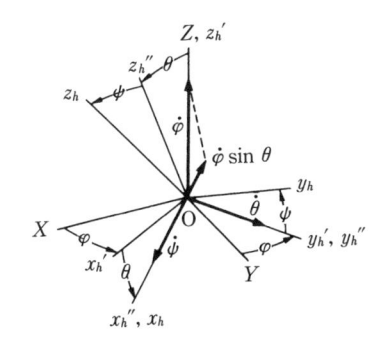

図 3.15　オイラー角の角速度ベクトル

$$\omega_x = -\dot{\varphi}\sin\theta + \dot{\psi} \tag{3.1}$$

上式を積分すれば回旋量が得られるが，特別な場合として Z 軸を含む面内では $\dot{\varphi}=0$，XY 面内では $\theta=0$ となり，いずれの場合も $\omega_x=\dot{\psi}$ すなわち回旋量は $\psi_2-\psi_1$ となる。また上腕骨の向きを一定にした状態で回旋運動を行う場合も $\dot{\varphi}=0$ であるから回旋量は $\psi_2-\psi_1$ となる。なお図 3.8 の例については回旋量は $-2\pi\sin\theta_0$ $(\theta_0<0)$ である。

この定義を体節が複数個ある場合に一般化してつぎのような問題を考える。基準座標系に対する各体節のオイラー角が計測されているときに，体節 j の体節 i に対する相対的な回旋量はどのように表されるか。具体的な例をあげると，体幹に対する上腕と前腕のオイラー角が既知のときに，前腕の上腕に対する回旋量すなわち肘関節の回旋量を計算する問題である。ここでは結果だけを示すが，式の導出は文献 10) を参照されたい。

$$\omega_i = \dot{\psi}_j - (c\theta_i c\theta_j c(\phi_j-\phi_i) + s\theta_i s\theta_j)\dot{\psi}_i - c\theta_j s(\phi_j-\phi_i)\dot{\theta}_i - s\theta_j(\dot{\varphi}_j-\dot{\varphi}_i) \tag{3.2}$$

ここで s と c はそれぞれ sin と cos を，添字の i と j は体節 i と体節 j の角度を表す。

これまで例えば，膝関節の運動では先にも述べたように脛骨の長軸回りの回旋量は $\psi_2-\psi_1$ で定義されている。この定義で不都合が生じないように見えていたのは，膝関節の内外反角が小さくて運動が近似的に 2 次元と見なせたためと思われる。肩関節運動のように真に 3 次元の場合には式(3.1)の定義が必要となる。

〔2〕 **最大循環運動における回旋運動**

上で定義した回旋量を用いて中川[11]は以下のような実験を行った。対象は健常群の 16 歳から 69 歳の 42 名 45 肩と軽度から重度の拘縮がある 37 歳から 80 歳の 35 名 42 肩である。上肢の下垂位で母指が前方を向く肢位から運動を開始し，肩関

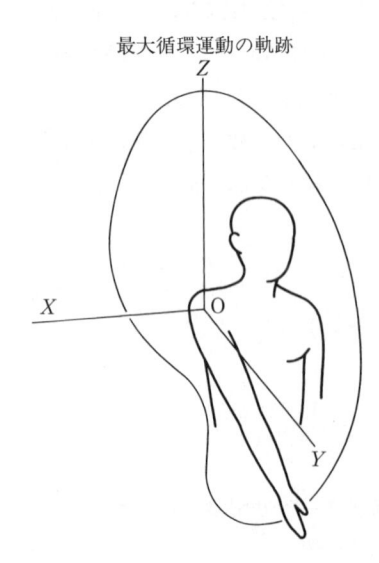

図 3.16 肩の循環運動

節を内前方から後方に向けて可能な限り大きく回転運動させ再び初期肢位に戻る。これを最大循環運動と呼ぶことにする。この運動では上肢の先端は肩関節を中心として上肢長を半径とする球上に閉曲線を描く（**図 3.16**）。

計測装置は2自由度のジンバル機構とこれに取り付けた伸縮可能なアームから構成され，計3自由度となるのでアーム先端は空間の任意の点に到達可能である。被験者は体幹を固定した状態でアーム先端部を把持して肩関節運動を行う。

そこでこの閉曲線に囲まれた部分の表面積と全球表面積の比を3次元可動率と定義すると，健常肩45肩の3次元可動率は平均 44.2±5.1%，拘縮肩42肩では平均 25.5±7.8% であった。**図 3.17** は上記の被験者を対象に3次元可動率と同時に計測した回旋量を示す。この図からわかるように3次元可動率と回旋量は強い相関があり，大きな3次元可動率を得るためには内旋量も大きい必要がある。

最大循環運動に見られる大きな内旋運動を**図 3.18** の簡単なモデルで考えてみる。

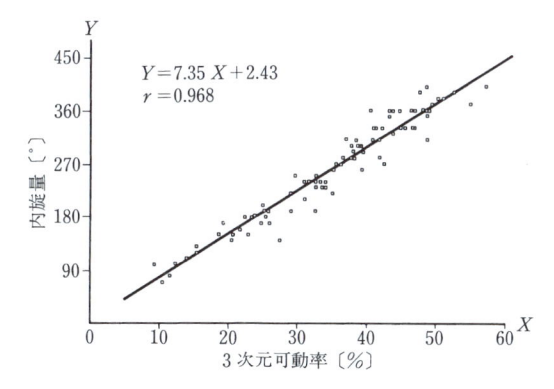

図 3.17 3次元可動域と回旋量の関係〔中川照彦：肩関節の3次元運動における回旋運動の分析，日本整形外科学会誌，**64**（1990）〕

肩甲上腕関節に関節窩の上縁と大結節を結ぶ靭帯を考え，上腕骨を前方から後方へ 360° 回転させるとする。このとき図(a)のように回旋運動をまったく伴わないとすると，靭帯は上腕骨頸部を取り巻くようにねじれてしまう。しかし図(b)のように 90° 挙上および 90° 下降するごとに 90° ずつ内旋し，合計 360° の内旋運動を行えば靭帯はねじれたりせずに元の状態に戻ることができる。

〔3〕 **挙上に伴う回旋運動**

回旋運動のもう一つの例として挙上運動時に生じる回旋について説明する。単純な挙上運動も肩複合体の緊密な協調により達成されており，外転時に外旋が生じることは先にも述べた。

中川ら[12] は挙上に伴って生じる回旋運動を挙上面を変えて計測した。計測法は 3.2.2 項で説明したものと同じである。健常者20名（平均31歳）20肩を対象にして，垂直面内で自然下垂位から最大挙上位までの挙上運動を行わせ，この間の回旋量を計測した。挙上面は前額面を 0° の基準面としてその後方 −30° から 15° ごとに

3. 肩関節

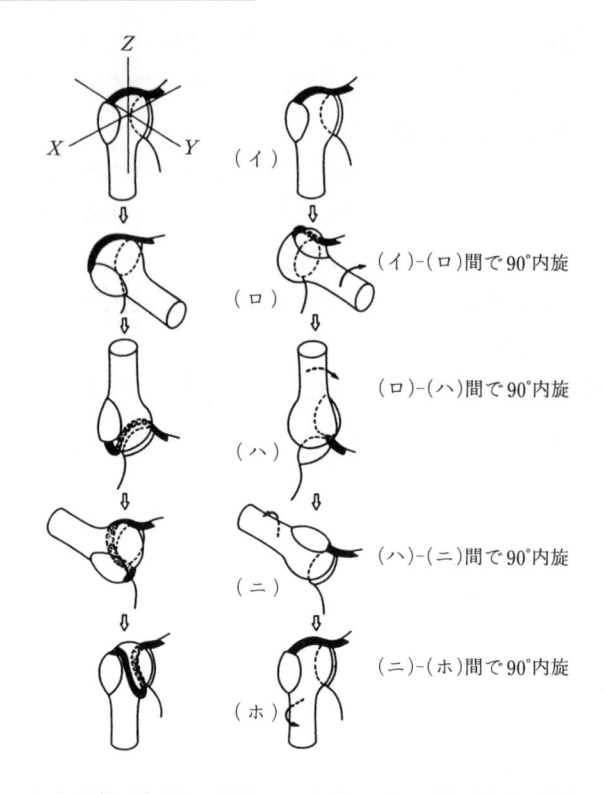

(a) 回旋が生じない場合　　(b) 360°の回旋が生じる場合

図 3.18 回旋運動の必要な理由〔中川照彦：肩関節の3次元運動における回旋運動の分析，日本整形外科学会誌，**64** (1990)〕

135°まで合計12面を設定した。

　回旋量の平均値は**図 3.19**のようになった。これからわかるように−30°面で外旋量が最大で142°に達し，挙上面が前方に移るに従い回旋量は減少して60°と75°面の間で0となる。さらに前方へ移ると内旋に転じている。

　彼らは別の実験で肩関節周囲炎などで肩関節に拘縮のある場合の挙上運動における回旋量を調べているが，それによると前方挙上では健常者との差はほとんどないが，外転時の回旋量は健常者に比べて減少し最大挙上角も少ない。大きな外旋を必要とする外転時において，拘縮による回旋制限は挙上角の減少をもたらすものと思われる。

　彼らはさらに屍体標本を用いて同様の計測を行った。骨は肩甲骨および上腕骨のみとし，腱板は関節包から剝離し付着部で切除，靭帯を含む関節包および烏口肩峰靭帯を残した6個の標本を用いた。肩甲骨をソースコイルと共に台に固定し，上腕骨の骨幹部遠位にセンサコイルを取り付けた。肩甲骨面を0°の基準面としその後方−30°から15°ごとに90°まで合計9面を設定した。ここでは用手的に上腕骨の自然下垂位から最大挙上位までの運動を行わせ，その間の回旋量を計測した。

3.2 肩関節の運動

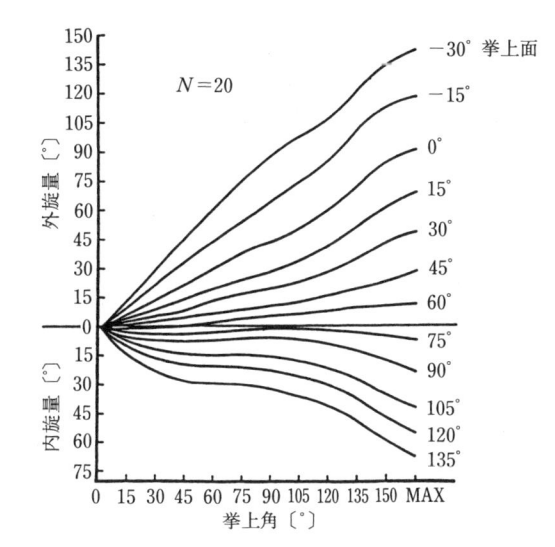

図 3.19 挙上面と回旋量の関係（生体）〔中川照彦ほか：肩の挙上と回旋―健常肩と屍体肩での計測，肩関節，**17**（1993）〕

肩甲上腕関節標本では挙上に伴い水平分回し運動が生じ，どの垂直面から始めても一定の最大挙上肢位に収束しこの肢位は肩甲骨面より平均 34° 前方であった。また運動開始の垂直面と回旋量の関係は**図 3.20** のようであり，肩甲骨面での挙上時には平均 51° 外旋した。

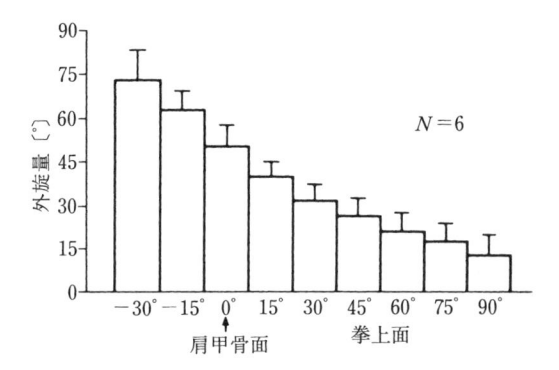

図 3.20 挙上面と回旋量の関係（屍体標本）〔中川照彦，ほか：肩の挙上と回旋―健常肩と屍体肩での計測，肩関節，**17**（1993）〕

健常肩では前額面より前方 60° から 75° の面で回旋量が 0 であった。一方，屍体肩での最大挙上位における上腕骨の肢位は肩甲骨面より 34° 前方であり，肩甲骨は前額面より約 30° 前方に傾いていることを考慮すると先の上腕骨の肢位は 64° 前額面より前方となって，回旋を生じない挙上面とほぼ一致する。おそらくこのあたりが靱帯を含む関節包に負担をかけないで，もっとも楽に挙上できる面と考えられる。

健常肩の前額面より 30° 前方面での挙上では平均 49° 外旋した。一方，屍体肩の肩甲骨面での挙上では平均 51° の外旋であり，両者は予想されるようにほぼ一致し

た。上腕骨の回旋運動は主として肩甲骨との相対関係で決まる。しかし肩甲骨面より前方面での挙上では肩甲骨は胸郭上を前外側に移動し，後方面での挙上では肩甲骨は後内側に移動する。したがって挙上面が肩甲骨面から離れるほど，健常肩と屍体肩での回旋量に差がでてくる。

☕ コーヒーブレイク ☕

Codman のパラドックス

Codman のパラドックスとして知られている肩関節運動に関する現象がある。これを簡単なモデルで示すと図 3.21(a)のようになる。すなわち，初期肢位として上肢が下垂位で母指が前方を向く肢位から運動を開始し，前額面内で上肢が垂直になるまで挙上する（0→1→2）。つぎに矢状面内で前方に降ろして下垂位に達する（2→3→4）。ところでこの最終肢位では母指は後方を向き初期肢位と比べてϕには$180°$の変化が生じている。しかしながらこの剛体モデルの運動中に回旋は生じていないので，Codman のパラドックスと呼ばれている。

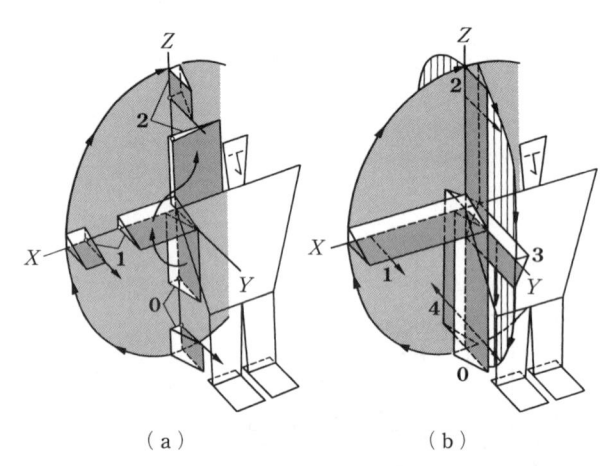

図 3.21 Codman のパラドックス〔S. Miyazaki and A. Ishida : New mathematical definition and calculation of axial rotation of anatomical joints, ASME J. Biomech. Eng., **113** (1991)〕

ところが上で定義した式(3.1)を用いてこの剛体モデルの運動中の回旋量を計算すると$0°$となり，この例からもϕの変化で回旋量を定義することの不都合さがわかる。

上の剛体モデルでは本節で説明した挙上時の回旋運動をまったく無視しているので現実的でないかもしれない。そこで図(b)のように前額面内の挙上時に上腕骨に$90°$の外旋が生じ，続く矢状面内での下降では回旋は生じないモデルを考えてみよう。そうすると下垂位に戻った状態では上腕骨は初期状態に比べて$90°$内旋している。実際には$90°$の外旋があったのだから，ここでも$180°$のずれがある。しかしこの場合も式(3.1)に基づいて計算すれば正しい結果が得られる。

3.3 肩関節の力学

先にも述べたように肩関節はほかの関節に比べて大きな可動性がある代わりに，不安定性ひいては亜脱臼（subluxation）や脱臼（dislocation）の危険も大きい。関節周囲の筋群により上腕骨頭が関節窩に十分大きな力で引き付けられていれば，たとえ外力が働いてもその合力の向きが関節窩に向かう限り安定である。しかし相対的に外力のほうが大きく，合力の向きが関節窩の外側を向くと亜脱臼や脱臼が生じる危険がある。このような筋の能動的な収縮力のほかに，靭帯や関節包などの受動的な抵抗も安定性の確保に大きく寄与している。本節では最初に亜脱臼や脱臼に抵抗する筋や靭帯のバイオメカニクスを説明し，ついで肩甲上腕関節における上腕骨頭と関節窩の接触動態について述べる。

3.3.1 脱臼のバイオメカニクス

肩甲上腕関節の脱臼は大きな問題であるため種々の治療法が考案されているが，その妥当性を裏付ける基礎としての生体力学的な研究は多くない。以下では前方脱臼を対象として説明するが，前方脱臼は外転した状態で外旋力が働く場合に生じやすいことが知られている。そして多くの場合，前方脱臼は外傷により引き起こされる。

Turkelら[13]は屍体肩標本を用いて前方脱臼を阻止する機能を持つ肩甲下筋と関節上腕靭帯の上部，中部，下部（図3.22）の役割を解剖学的な観察，各部に付けた多数のマーカのX線写真，各組織の逐次切除の効果などで調べた。このうち前二者は種々の肢位における各組織の緩みや緊張の度合を観察してその役割を推定するものである。なお図3.22は模式的に描いたものであるが，下部関節上腕靭帯は前方から後方にわたって広い範囲を占めている。

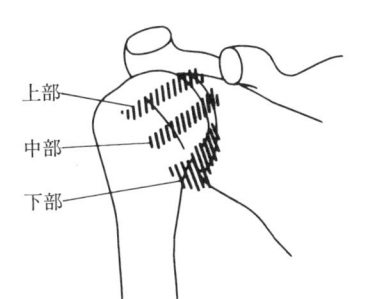

図3.22 関節上腕靭帯各部の模式図

各組織を逐次切除する場合はその順序が問題となるので二通りの順序を用いた。1群はまず肩甲下筋を切除し，ついで靭帯の各部を順に切除し，他の群ではこれと逆の順序で切除した。そして用手的に外旋モーメントを上腕骨に加えて，切除に従い外旋角がどれだけ増えるかを上腕骨の外転0°，45°，90°の肢位で計測した。ある組織の切除により外旋角が大きく増加したとすれば，その組織が外旋に抵抗してい

たと解釈できる．すなわち脱臼に抵抗することになる．この結果として外転0°では肩甲下筋が，外転45°では肩甲下筋，中部関節上腕靱帯，下部関節上腕靱帯の前上部が，外転90°では下部関節上腕靱帯が重要であると結論している．ただし，ここでは与えた外旋モーメントを計測していないので，データは半定量的と考えるべきであろう．

組織の逐次切除法は切除の順序依存性や各組織の相互作用を考慮できないなどの欠点がある．そこでなるべく自然な状態での各組織の役割を調べるために，O'connellら[14]はホール効果を用いた変位センサを直接靱帯に植え込む実験を行った．このセンサは小さな管の中を磁性コアが動けるようになっており，その変位をホール効果により検出するが，コアの動きは自由なため靱帯への計測擾乱は小さい．変位センサは関節上腕靱帯の上部，中部，下部の前上部に取り付けた．

肩甲骨を固定して外転0°，45°，90°の3肢位で48 inch-lbs($=5.4$ Nm)の外旋モーメントを加えたときの靱帯の伸びを計測した．6個の標本の伸びの平均値を図3.23に示す．下部関節上腕靱帯の伸びは外転角の増加に伴い増加しており，この差は$P<0.02$で有意であった．図の結果から外転0°では上部および中部関節上腕靱帯が，外転45°では3個がともに，外転90°では下部次いで中部関節上腕靱帯が大きな伸びを生じているのがわかる．これらの結果は先のTurkelらの結果と矛盾するものではない．

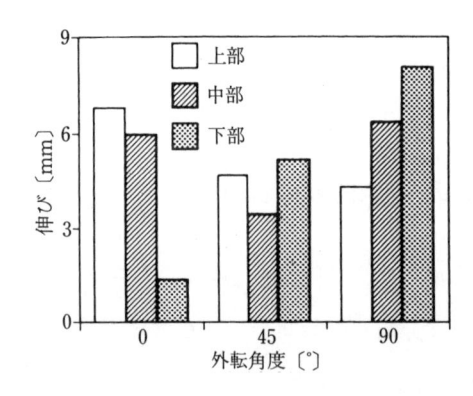

図3.23 関節上腕靱帯各部の伸び〔P.W. O'Connell et al.: The contribution of the glenohumeral ligaments to anterior stability of the shoulder joint, Am. J. Sports Med., **18** (1990)〕

また計測終了後に関節包を破壊する大きな外旋モーメントを加えて，破壊後の様子を観察した結果によれば，6個の標本のうち2個では下部関節上腕靱帯の関節窩への付着部で破壊が生じ，他の2個では中部関節上腕靱帯の実質部で断裂が生じていた．

この方法で注意すべき点は彼らも述べているように，センサの取付けに細心の注意を払う必要があり，靱帯の方向とセンサの方向が一致しないと大きな誤差を生じる可能性がある．

これまでは主として靱帯の受動的で静的な抵抗性について述べたが，先にも述べたように実際の肩関節運動では筋群が活動して脱臼に対する抵抗に大きな動的効果

を及ぼす．Cain ら[15] は腱板を構成する筋群の能動的な安定化作用を調べた．**図 3.24** に示すように肩関節標本の肩甲下筋，棘上筋の腱，棘下筋と小円筋をまとめた腱に鋼線を取り付け，これらをそれぞれの筋の方向にプーリを介した重りにより筋力を模擬した．上腕骨には試験機から外旋モーメントを加えるようにしておき，水銀を注入したひずみゲージを関節上腕靱帯の中部，下部，下部の下部くぼみに付けた．各筋力を 5 から 20 lbs まで 5 lbs（1 lbs＝4.45 N）おきに 4 通りに変化させ，外旋モーメントを 10 から 50 lbs まで 10 lbs おきに 5 通りに変化させた（モーメントの単位は記載なし）．そしてこのときの外旋角とひずみを計測した．

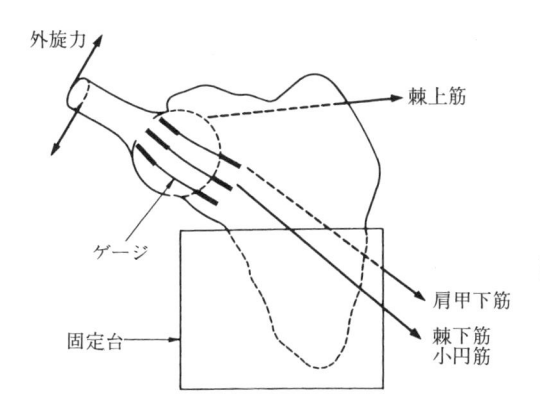

図 3.24 関節上腕靱帯のひずみ計測実験〔P. R. Cain et al.: Anterior stability of the glenohumeral joint, Am. J. Sports Med., **15**（1987）〕

得られたデータを統計的に検討した結果，外旋モーメントが 30 lbs 以上の範囲では外旋角に有意の影響を及ぼすのは棘下筋と小円筋のみであった．同様に下部関節上腕靱帯の下部くぼみのひずみに有意の影響を及ぼすのも棘下筋と小円筋のみであった．**図 3.25** に示すように，外旋モーメントが増加するにつれて外旋角もひずみも増加する．しかし棘下筋と小円筋の筋力が増加すると，外旋角もひずみも減少している．すなわち脱臼への抵抗を示している．

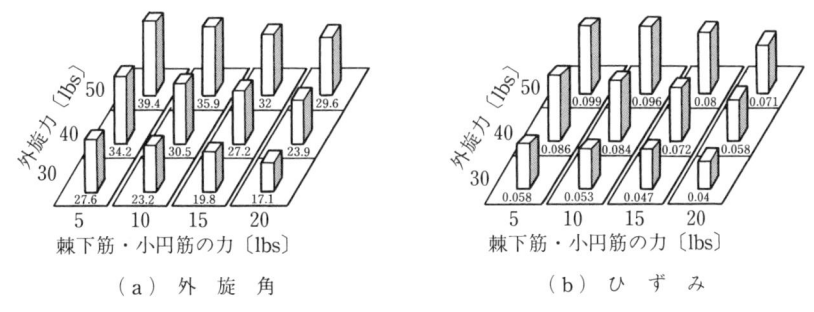

（a）外旋角　　　　　　　　　　　（b）ひずみ

図 3.25 外旋角とひずみ〔P. R. Cain et al.: Anterior stability of the glenohumeral joint, Am. J. Sports Med., **15**（1987）〕

これは棘下筋と小円筋が上腕骨頭を後方へ引く作用をもち，その結果として前方脱臼を阻止するためと考えられる．したがって棘下筋と小円筋の強化訓練は前方脱臼を予防するのに効果があるであろう．

3.3.2 肩甲上腕関節における接触動態

肩関節の運動時に肩甲上腕関節で上腕骨頭と関節窩がどのように接触するかという問題は，基本的な問題であるにもかかわらず計測の困難さから定量的な分析はほとんど行われてこなかった。健常肩における運動時の接触部位や接触面積の変化のデータは，肩の運動メカニズムを理解するために必要であるが力の要素を加えて応力解析へ進むためにも必須である。さらに疾患肩において接触動態が健常肩からどのようにずれるかという知見は臨床にとって欠かせない情報である。

Soslowskyら[16]は屍体標本を用いて挙上運動時の上腕骨頭と関節窩の接触の様子を調べた。標本は上腕骨，肩甲骨，腱板の腱，上腕肩甲関節の関節包，烏口肩峰靱帯，烏口上腕靱帯からなる。筋の働きを模擬するために，鋼線を腱板のそれぞれの筋腱部と三角筋の前部，中部，後部の付着部に付けたねじに取り付け，それぞれの筋の起始部に付けたねじを通して負荷をかけた（図3.26）。鋼線の張力を調節することにより上腕の位置をいろいろと変化させ，それぞれの位置で2枚の写真をとった。このとき上腕骨，関節窩，肩峰には標的を付けてあるので，2枚の写真よりそれぞれの3次元的な位置と姿勢を正確に求めることができる。

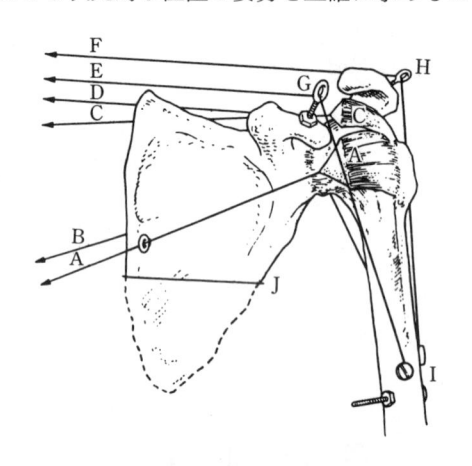

図3.26 肩甲上腕関節の接触面積計測系〔L.J.Soslowsky et al.: Quantitation of in situ contact areas at the glenohumeral joint, J. Orthop. Res., **10** (1992)〕

A：肩甲下筋
B：棘下筋・小円筋
C：棘上筋
D：三角筋肩甲棘線維束
E：三角筋鎖骨線維束
F：三角筋肩峰線維束

この後で関節を切り離し，関節軟骨を含む上腕骨頭と関節窩の表面形状を3次元的に計測した。このとき関節表面と標的の3次元的な位置関係も計測しておく。このようにすれば，最初に求めた上腕骨のいろいろの位置における骨頭表面と関節窩表面の相対位置関係を計算できる。接触部位の判定には計算された骨頭表面と関節窩表面が重なる，つまり関節軟骨が変形する状態を接触したと判定した。この方法は間接的ではあるが，直接関節面に感圧フィルムや感圧センサを挿入して計測擾乱を加えることがない点が優れている。

上腕骨の挙上に伴う接触面積の変化を9個の標本の平均値として**表3.1**に示す。挙上は肩甲骨面で行われ，回旋角を最大挙上が得られるように選んだ初期肢位とこ

表3.1 肩甲上腕関節の接触面積

挙上角〔°〕	接触面積〔cm²〕初期肢位（本文参照）	接触面積〔cm²〕初期肢位より20°内旋
0	0.87 ± 1.01	1.70 ± 1.68
30	2.09 ± 1.54	2.44 ± 2.15
60	3.48 ± 1.69	4.56 ± 1.84
90	4.95 ± 2.15	3.92 ± 2.10
120	5.07 ± 2.35	4.84 ± 1.84
150	3.52 ± 2.29	2.33 ± 1.47
180	2.59 ± 2.90	2.51 ± NA

データは平均値±標準偏差

れより20°内旋した場合の二通りである。これからわかるように接触面積は中間の挙上角で大きくなって負荷の分散が生じている。図3.27は挙上に伴う骨頭と関節窩の接触頻度をすべての標本について平均して図示したものである。骨頭の接触部位は下部から始まり挙上に従って上後方部へと移動している。これに対して，関節窩での接触部位は挙上に従って後方へと移動している。骨頭の接触面積は全体に比して小さいが，関節窩の接触面積は全体のより大きな部分を占めている。

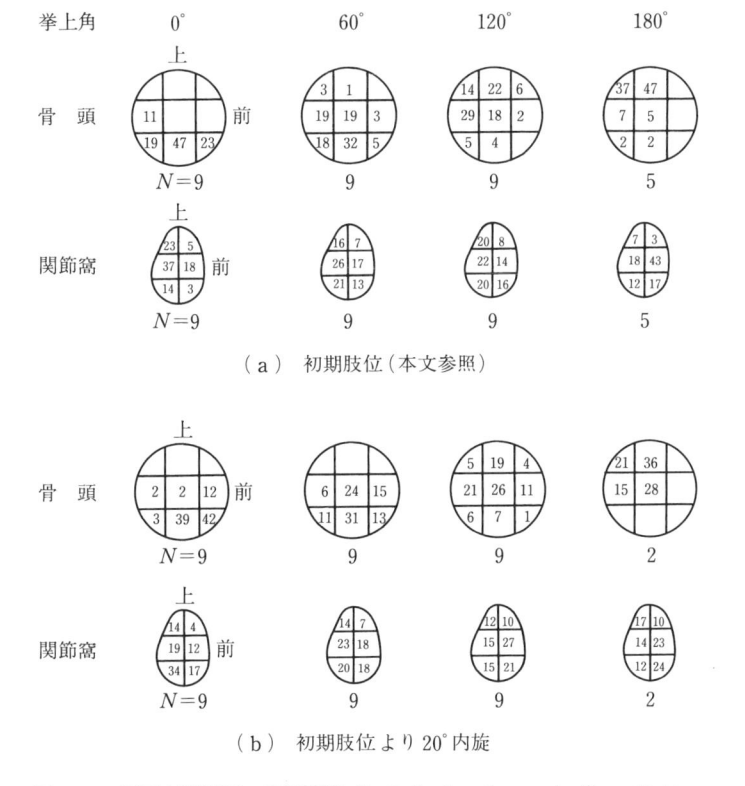

図3.27 肩甲上腕関節の接触面積〔L. J. Soslowsky et al.: Quantitation of in situ contact areas at the glenohumeral joint, J. Orthop. Res., **10** (1992)〕

3.3.3 シミュレーションによる筋力推定

肩関節の運動には多数の筋が関与するが，表面筋電図では浅層の筋活動しか計測できないという制限がある。六馬[17]は肩関節の複雑なメカニズムを検討する目的でモデルを構成してシミュレーションを行った。モデルは肩複合体の骨格，筋肉，靭帯や関節包などの軟部組織からなる。骨格系は体幹，鎖骨，肩甲骨および上腕骨からなり，形状データはCT画像より求めている。肩甲上腕関節は6自由度を有するが，肩鎖関節と胸鎖関節は定点回りの回転3自由度を有すると仮定する。筋は22個の筋を含むが，三角筋や僧帽筋などの大きな筋は走行方向により最大4個に分割して最終的には37筋の作用を考える。各筋力は付着部の走行方向に作用する

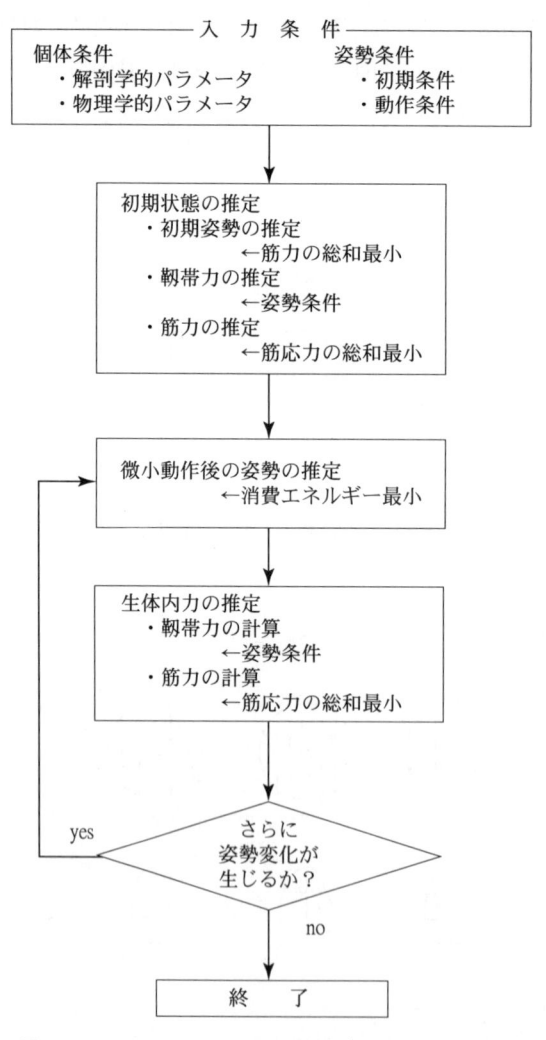

図3.28 シミュレーションの手順〔六馬信之：肩関節挙動のメカニズム，バイオメカニズム，**11**（1992）〕

3.3 肩関節の力学

とし,最大筋力はその筋の生理断面積に比例すると仮定する。軟部組織については筋と同様に大きなものは分割して合計19個の靱帯と2個の関節包を考える。靱帯の特性は2次関数で表した非線形弾性要素で近似する。力学的条件としては筋力,靱帯力と関節包力,関節反力,肩甲上腕関節における摩擦力,上肢の重量および慣性力だけを考える。

　ここでは日常生活動作を想定し,肩関節の挙動は各時刻における消費エネルギーが最小となるように行われると仮定する。関節挙動が決まれば,そのとき肩関節周囲に作用する筋力などの生体内力は未知数の数が少なければ力とモーメントの釣合式から推定できる。しかしこのモデルでは多数の筋力が未知数であるため,各筋の筋応力すなわち筋力をその断面積で除した値の2乗和が最小となるような基準で筋力を求めた。

　シミュレーションの手順は図3.28に示すとおりである。動作開始時には上肢の肢位だけを与えるので,他の骨格の姿勢は決まらない。そこで筋力の総和が最小となるように初期姿勢を決める。ここで筋力は各関節における力とモーメントの釣合条件を満たし,筋応力の2乗和が最小となるように求めている。つぎに動作条件を満たし,動作に要するエネルギーが最小となるような肩関節挙動を微小変化ごとに推定する。姿勢が決まれば筋力を筋応力の総和最小の条件下で求める。これを最大筋力や骨格の制約により動作不能となるまで繰り返す。

　シミュレーションの結果得られた上肢の挙上動作はほぼ肩甲骨面内にあり,そのときの筋力の変化は図3.29に示すようになった。これは筋電図計測から推定された筋力と定性的に一致するパターンであった。

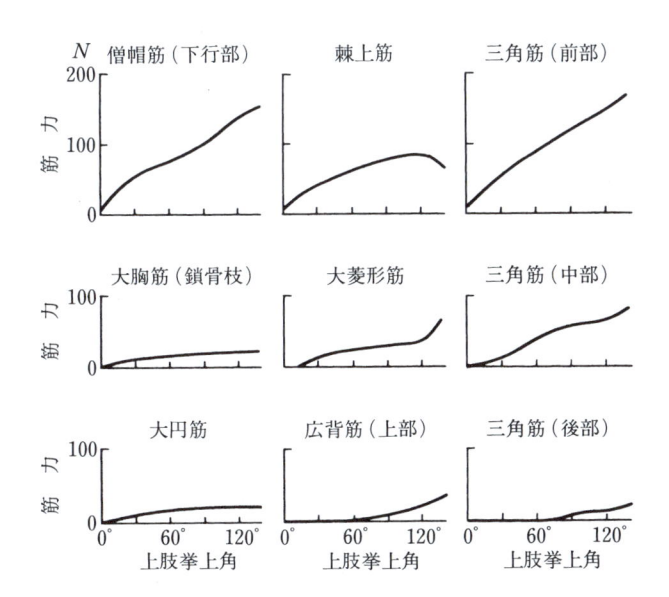

図3.29　シミュレーションにより得られた筋力〔六馬信之:肩関節挙動のメカニズム,バイオメカニズム,**11**(1992)〕

このほかに腱板結合部の長さを仮想的に変化させたときの，関節反力と挙上に要するエネルギーの変化を調べた。関節反力の大きさは筋力により上腕骨頭を関節窩に押し付けた結果であるから，関節の安定化作用の目安と考えられる。それによると関節反力が最大となる挙上 90° では，腱板長を 10% 程度増加させたときに関節反力が最大となる。一方，挙上に要するエネルギーは，腱板長を 10% 程度減少させたときに最小となる。

シミュレーションでは仮想的な形状変化や筋および靭帯の付着部の変化などを容易にシミュレーションできるから，臨床における筋や靭帯の移行術，骨切り術の効果を予測する手段としても有効である。

3.4 計測と評価

3.4.1 動きの計測と評価

肩関節の動きを臨床的に評価するには関節の可動域（range of motion，略して ROM）が用いられる。これには図 3.1 に示したような角度を角度計で計る。このほかに種々の日常動作，例えば起き上がり，衣服の脱着，整髪などができるかどうかで全体的な評価も行われる。肩関節の診断，治療結果のより正確な検査や研究目的には X 線写真が使われている。X 線写真は骨の形状を直接に観察できるという特長がある反面，X 線被ばくの問題がある。

肩関節の動作分析を目的とする場合には，TV 方式が使われるが，これについては歩行やスポーツの章を参照されたい。ここでは TV 方式に比べて簡便で安価な磁気センサ方式（3 SPACE, Polhemus Inc.）について説明する。そして磁気センサを実際に投球動作の分析評価に使用した例について述べる。

〔1〕 磁気センサ

図 3.30 に示すようにこれは 1 個のソースコイルと複数のセンサコイルから構成される。ソースコイルはたがいに直交する 3 個のコイルよりなり，これを時分割で励磁して周囲の空間に電磁界を作る。一方，センサコイルも 3 個の直交するコイルからなり，これに誘起する電圧はソースコイルに対するセンサコイルの位置と姿勢

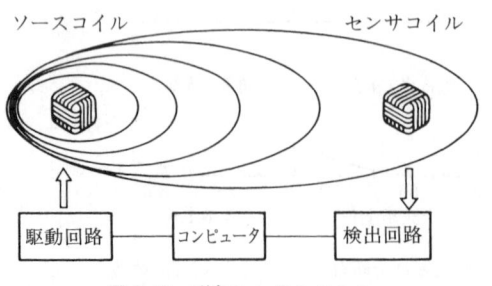

図 3.30 磁気センサシステム

の関数となる。したがってコイルの誘起電圧を計測して方程式を解くことにより，ソースコイルに対するセンサコイルの位置と姿勢の6個のパラメータを求めることができる。

ソースコイルとセンサコイルの大きさと重さはそれぞれ 53×53×58 mm で 270 g と 23×28×15 mm で 17 g である。また公称精度は FASTRAK と呼ばれるシステムの場合，半径 750 mm の球状の計測範囲で角度で 0.15°(rms)，位置で 0.8 mm(rms) である。また最高サンプリング時間は1センサにつき 1/120 s でセンサ数に比例して増加する。このように小型軽量で使いやすいが，欠点はケーブルを引きずることである。

〔2〕 投球動作の分析評価

中川ら[18]は上述した磁気センサを用いて投球動作の分析評価を行った。ソースコイルを胸骨部にベルトで取り付け，センサコイルを上腕遠位部にやはりベルトで取り付けて，上腕の体幹に対するオイラー角を計測した。同時に表面電極を用いて大胸筋，広背筋，三角筋（外側），僧帽筋（上部），上腕二頭筋，上腕三頭筋から筋活動電位を導出して整流し，その包絡線を求めた。

図 3.31 に実際の動作の 10 回の加算平均をとった結果を示す。ここで例1は36歳男性で子供のころキャッチボールをした程度，例2は24歳男性で特に野球はしてないがスポーツマン，例3は25歳男性で草野球のピッチャーである。挙上角は下垂位を0°にとり，オイラー角 θ を使って表すと $90°-\theta$ となる。方位角 φ は前額面を0°として，前方が正で後方が負である。回旋量は運動開始時を0°として式(3.1)により計算したもので，外旋が正で内旋が負となる。

投球動作の相の分類は定性的に行われているが，ここでは角度情報を基に分類を

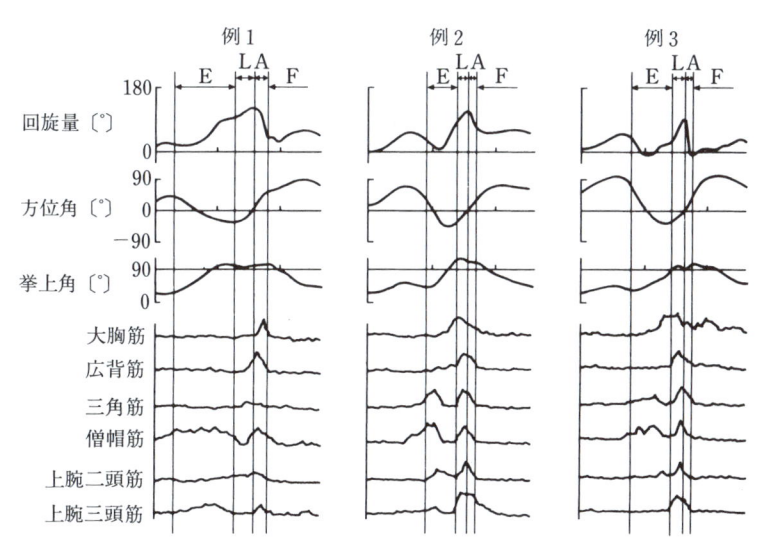

図 3.31 投球動作の肩関節角度と筋電図〔中川照彦，ほか：投球動作における肩関節運動の分析，肩関節，15（1991）〕

試み，図中に縦線で区切りを示した。

　early cocking，図中E：外旋，後方回し，挙上運動で始まり，バックスイングが終了するまで。

　late cocking，図中L：トップから肘は前方に動き，さらに外旋運動が生じる。内旋運動が起きるまで。

　acceleration，図中A：急激な内旋運動が生じている部分。

　follow through，図中F：急激な内旋運動した後の部分。

　各例についてもう少し詳しく検討してみる。例1ではE，L，Aの時間が他の2例に比べて長く，Aでは90°の内旋がありその時間は0.27sであった。また筋電図の活動性は全体的に低く，活動のピークはAの時期に見られた。

　例2ではEとLの時期を通じて滑らかな外旋があり，Aにおける内旋量は51°であった。筋電図の活動のピークはLの時期にあり，三角筋と僧帽筋は挙上運動初期にもピークがある二峰性のパターンを示した。例3ではLの時期に著しい外旋があり外旋量は81°であった。Aでは急激な内旋があり0.13sで122°内旋した。筋電図の活動パターンは例2に似ており，Lでピークとなり三角筋と僧帽筋は二峰性のパターンを示した。しかし大胸筋がFollow throughで再び活動する点は例2と異なっていた。

　このように熟練者と非熟練者では角度パターン（特に回旋）も筋電図パターンも異なることから，以上の分析法が投球動作の優劣や訓練の評価に使えるものと思われる。

3.4.2　筋力の計測と評価

　臨床的な筋力テストは特別な器具や装置を使わずに，種々の動作が重力や徒手的に与えた抵抗に打ち勝って可能かどうかで評価する（**表3.2**）。例えば前方挙上では座位で重力に抗して挙上可能であれば3，さらに抵抗に抗して挙上可能であれば4か5，重力の影響のない側臥位で挙上可能であれば（実際の運動は水平面）2というように評価する。

表3.2　筋力評価法

評価	判 定 基 準
5	強い抵抗に抗して動かせる
4	いくらかの抵抗に抗して動かせる
3	抵抗がなければ重力に抗して動かせる
2	重力の影響を除けば（水平面内で）動かせる
1	筋収縮がわずかにある
0	筋収縮がない

　筋力を関節モーメントとして定量的に評価するための装置がいくつか市販されている。これは被験者がいかに努力しても越えられない速度を任意に設定することができ，これを利用して等速性（isokinetic）の筋力を計測するが，特別な場合とし

て速度が0であれば等尺性（isometric）の筋力を計測することになる。

Otisら[19]はサイベックスIIを36名の健常男性被験者（平均26歳）の肩関節に適用して，角速度，肢位，利き側と非利き側の関係を調べた。屈曲動作は仰臥位で屈曲角0°，45°，90°の3肢位，外転は座位で外転角0°，45°，90°の3肢位，内外旋は仰臥位で外転90°で肘関節を屈曲90°にして外旋角0°，45°の2肢位である。また角速度は0，48〔°/s〕の2種類である。

得られた結果によると関節モーメントは屈曲，外転，内旋，外旋の順に小さくなっている。利き側と非利き側の差は屈曲角0°と90°で等尺性の時のみ有意となっており，他の場合には有意差はない。そしてすべての場合で等尺性のほうが等速性関節モーメントより大きい。

3.4.3 不安定性の評価

正常な肩甲上腕関節でもある範囲の緩み（laxity）はあるが，これがある程度を越すと異常で不安定と見なされる。日常的な臨床での不安定性評価にはapprehension testと呼ばれる徒手的に力を加えた場合の患者の不安感で判定するものや，下垂位での不安定性テストなどが用いられる。しかしこれらの方法は簡便ではあるが，定量性に欠けるという問題がある。

田中ら[20]は不安定性を定量的に評価する目的で，荷重を掛けたときのX線写真から骨頭の関節窩に対する前後および下方向の移動量を計測した。前方移動量は腹臥位で外転90°，水平屈曲30°，内外旋は中間位の肢位で7kgの重りを骨頭に負荷して撮影した。後方移動量は仰臥位で他の条件は前方移動量の計測と同様である。また下方移動量は座位または立位で上肢を下垂位にした状態で荷重をかける。前後方向の移動量の評価は図3.32に示すように，無負荷時と負荷時の骨頭中心の移動距離の肩甲骨関節窩の前後方向径に対する比を骨頭変位率とした。下方向の場合は前後径の代わりに上下方向径を用いる。対象はプロ野球選手27名で平均27.9歳，内訳は投手14名で野手13名であった。

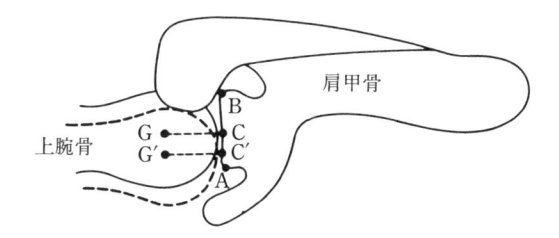

骨頭変位率 $= \dfrac{CC'}{AB} \times 100$ 〔%〕

A：肩甲関節窩の前縁
B：肩甲関節窩の後縁
G：無負荷時の骨頭中心
G'：負荷時の骨頭中心

図3.32 骨頭変位率

正常範囲を決めるために非投球側の肩について調べた結果，骨頭変位率は前方2.7±3.1%，後方6.3±3.9%，下方4.8±6.6%であった。これらの分布はほぼ正規分布であり，標準偏差の2倍までを正常範囲とすると前方では9%，後方では14%，下方では18%までとなる。投球側と非投球側を比較すると，投球側では前方8.6%，下方9.1%であり，非投球側に比べて有意に大きかった。しかし後方に

ついては投球側 7.6% で有意差はなかった。またプロ入り後肩痛を 2 度以上経験したものは 7 名で前方骨頭変位率は 13.3% であり，それ以外の群の 7.0% に対して有意に大きかった。ただし，後方および下方については有意差はなかった。

この結果から特に前方不安定性が問題であるように見える。投球動作においては 3.3.1 項でも述べたように初期の cocking 期に肩関節が外転外旋の肢位になり肩甲上腕関節の前方に過大な負荷がかかる。肩関節構成体に加わる反復する過大なストレスや生理的限界を超えるような動きが不安定性を引き起こし，ひいては投球障害肩となって関節唇損傷，亜脱臼障害などを呈すると考えられる。

4 膝関節

　膝関節は人体中，最長レバーである大腿骨リンクと下腿リンクの間に介在し，下肢にかかる荷重を伝達し，下肢運動を作り出している関節である。膝関節は人体関節の中で最大であり，最も過大な負荷を受けている関節でもある。膝関節はさらに大腿・脛骨関節部と膝蓋・大腿関節部の2関節部に分けられる。両関節部の関節面は圧縮応力にさらされつつ，大きな相対運動を行っている。膝関節を取り巻く靱帯などの軟組織も非常に大きな伸びや変形を余儀なくされている。

　可動性と支持性というたがいに相反する要求仕様を同時に満たしている膝関節は，それだけに，脱臼，変形性関節症，靱帯損傷などの疾患を生じやすい関節でもある。さまざまな膝関節疾患の病理を解明し，これに対する治療法や術式を確立することは重要な臨床課題である。しかしながら，膝関節を構成する要素の機械的性質，膝関節の3次元運動形態，関節に伝わる荷重特性などに関しては不明の点が多く残されている。

4.1 膝関節の構造と機能

4.1.1 膝関節運動の定義と可動域

　解剖学では，膝関節の運動方向を**図4.1**(a)に示すような固有の用語で表している。下肢が垂直状態にあるか水平状態にあるかで"上下方向"の意味は異なるから，心臓に近いほうを基肢部，心臓から遠いほうを遠位部と呼び，上下方向の代わりに基肢方向，遠位方向という表現が用いられている。左右の膝はたがいに鏡面構造となっており，左右いずれの膝を対象とするかで方向を逆に解釈される恐れがある。このため，"左右方向"の代わりに"内外方向"という表現が用いられている。さらには，脛骨の大腿骨に対する"前方移動"と，大腿骨の脛骨に対する"後方移動"とは，まったく同じ運動を意味し，紛らわしい。このため，大腿骨を固定し，脛骨の運動（方向）で大腿・脛骨の相対運動を表すのが一般的である。また，膝関節の3次元運動を表すための基準3面を図4.1(b)のように定義し，それぞれ矢状面，前額面，水平面と呼んでいる。

　膝の回転運動の基本は，屈曲，伸展であり，大腿骨と脛骨が成す角度（膝屈曲角度）は膝伸展位で約0°，最大屈曲位で約120°である。大腿骨に対して脛骨をねじ

74 4. 膝関節

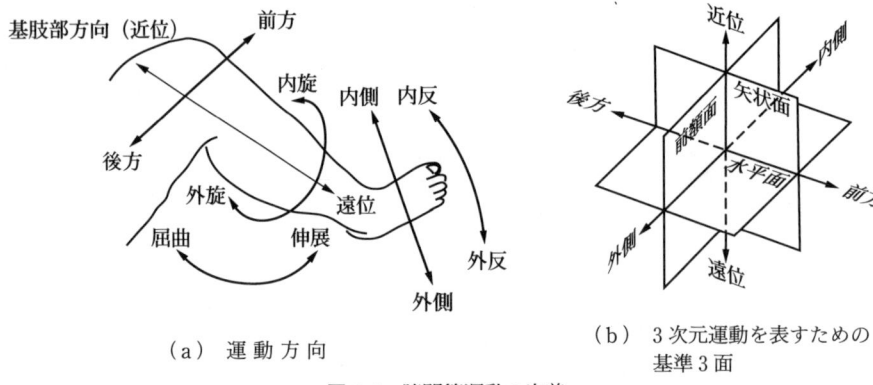

図 4.1 膝関節運動の定義
(a) 運動方向
(b) 3次元運動を表すための基準3面

る運動で，足のつま先を内側に向ける方向の運動を内旋，外側に向ける運動を外旋と呼ぶ。膝が 90°屈曲している場合には，内旋は 30°ほど，外旋は 40°ほどの可動域を有する。膝関節を正面から見て，X 脚状態を示す膝を内反膝，O 脚状態を示す膝を外反膝という。X 脚，O 脚状態を作り出す方向の運動がそれぞれ，内反，外反運動である。内・外反運動の可動域は微小であり，その具体的角度は文献上でも明記されていない。

正常膝での並進移動は一般に小さい。おもに問題とされるのは矢状面での脛骨前後移動のみであるが，その値は数 mm 程度である。例えば，脛骨を他動的に押し引きし，その前後移動量から十字靭帯損傷の徴候を診断する臨床試験でも，正常膝での脛骨前方移動量はたかだか 3 mm 以下といわれている。

4.1.2 骨成要素と関連筋・靭帯

図 4.2 は膝関節を構成する主要解剖要素を示したものである。これらのうち骨要素は，大腿骨，脛骨および膝蓋骨の三者である。大腿骨は左右に内・外側顆，中央に顆間窩と呼ばれるくぼみを有する。脛骨を正面から見ると，大腿骨顆と接触する面が屋根状になっており，中央で顆間隆起部を形成している。膝蓋骨の表面形状はかなり複雑であるが，概略，凹状の外側面と凸状の内側面で成り立っている。

膝関節運動に関与している筋群には膝伸展筋としての大腿四頭筋，膝屈筋としてのハムストリングス（大腿二頭筋，半腱様筋，半膜様筋）などがある。大腿四頭筋は，遠位部では1本の共通腱（膝蓋腱）として脛骨粗面に付着している。膝蓋骨を包み込んだのち，基肢部へ向かって，名前のとおり4本の筋（外側広筋，中間広筋，内側広筋，大腿直筋）に分かれ，大腿骨に付着している。大腿直筋のみは骨盤に付着しており，膝関節と股関節の2関節をまたぐ形で付着していることから二関節筋と呼ばれる。大腿二頭筋も2筋（長頭，短頭）に分離している。大腿二頭筋短頭を除き，ハムストリングスの構成筋はすべて二関節筋である。

膝関節を取り巻く軟組織には，靭帯，半月板，関節包などがある。靭帯の代表的なものは，前・後十字靭帯と内・外側側副靭帯である。膝関節を側面から見ると前

H₁：半膜様筋
H₂：半腱様筋
H₃：大腿二頭筋（長頭）
H₄：大腿二頭筋（短頭）
Q₁：大腿直筋
Q₂：外側広筋
Q₃：中間広筋
Q₄：内側広筋

外側半月板　大腿骨
外側側副靱帯　膝蓋骨
　　　　　内側側副靱帯
　　　　　前十字靱帯
腓骨　脛骨

右膝を前方から見た図

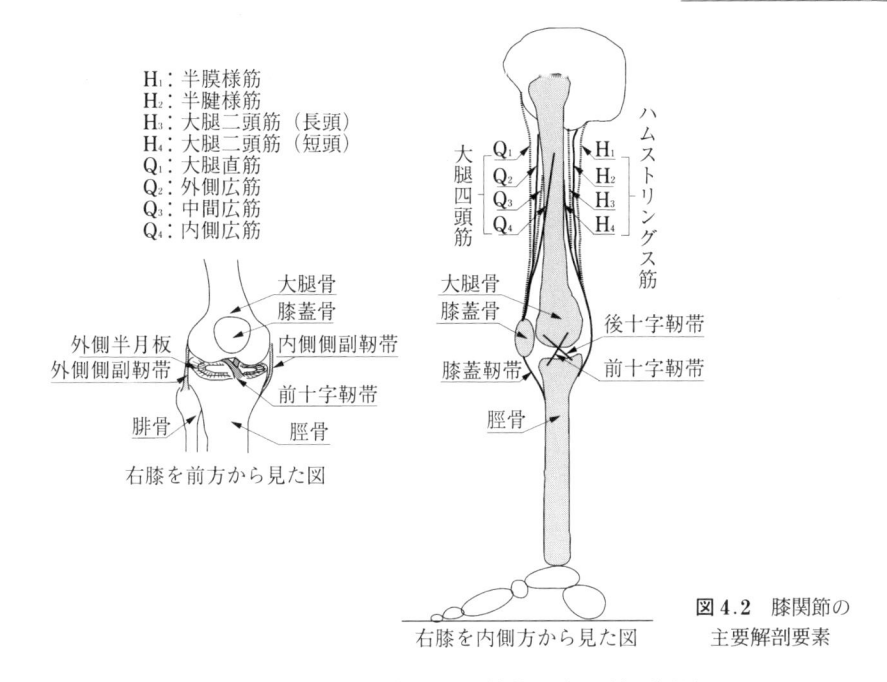

大腿四頭筋 Q₁ Q₂ Q₃ Q₄　H₁ H₂ H₃ H₄ ハムストリングス筋

大腿骨
膝蓋骨　　後十字靱帯
膝蓋靱帯　前十字靱帯
脛骨

右膝を内側方から見た図

図 4.2　膝関節の主要解剖要素

十字靱帯と後十字靱帯はたがいに交叉した状態で大腿骨と脛骨につながっている。大腿骨後方から脛骨前方へとつながっている前十字靱帯は，脛骨が大腿骨に対し前方へ移動するのを抑制する。逆に，大腿骨前方から脛骨後方へとつながっている後十字靱帯は，脛骨が大腿骨に対し後方へ移動するのを抑制する。内側側副靱帯は膝関節の内側側面で大腿骨と脛骨に，また，外側側副靱帯は外側側面で大腿骨と腓骨にそれぞれつながっている。内側側副靱帯は膝関節の外反を抑制し，外側側副靱帯は膝関節の内反を抑制する。半月板は，適合性の良くない大腿骨と脛骨の関節面間の隙間を埋めるスペーサの役割を有する。大腿骨を取り除いた状態で脛骨面上にある半月板を見ると∞の形状をしており，断面では三角形状のプリズム型薄板の形をしている。関節包は，中の関節液を漏らさないよう膝関節全体を包み込んでいる滑膜である。

図 4.3 は膝関節の断面構造を用いて骨成組織を示したものである。膝関節接触面

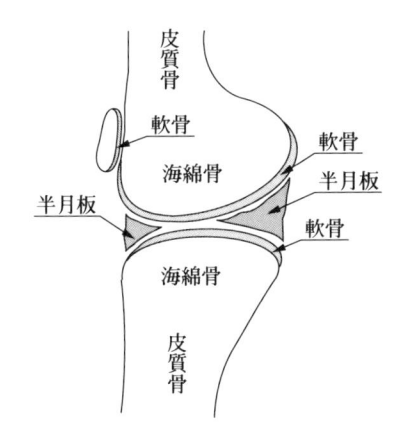

皮質骨
軟骨　軟骨
海綿骨
半月板　半月板
　　　　軟骨
海綿骨
皮質骨

図 4.3　膝関節の骨成組織

での相対運動や力学問題を論ずる場合に直接対象となる部分はいうまでもなく関節軟骨である。この軟骨は，関節面に伝わる荷重の分散，関節面間の摩擦軽減などに優れた機能を有する。軟骨下骨組織（海綿骨）も関節の荷重支持に関与している。

4.2 膝関節の運動と負荷

4.2.1 大腿・脛骨関節

〔1〕 大腿・脛骨関節の形態と運動

図4.4は右下肢骨格を正面から見た図を示す。膝が伸展位にあるときは，前額面では，大腿骨頭中心（CF），大腿脛骨関節裂隙中央（G），距骨滑車中心（A）の各点は同一線上にあり，これをMikuliczの荷重線[1]という。大腿骨軸（解剖軸）はこのMikulicz荷重線に対し，5～10°外側に傾いている。また，Mikulicz荷重線自体も両脚起立時に，垂直軸に対し約3°外側に傾いている。

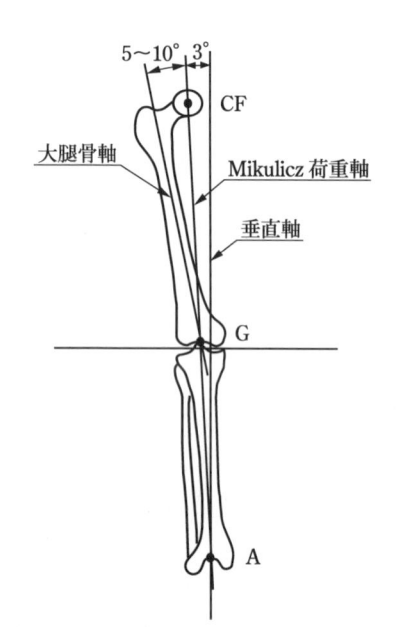

図4.4 右下肢骨格の正面図

なお，大腿骨の内側・外側顆は，対称的ではなく，内側顆は外側顆に比べ，より外側に開き，幅も狭い。内側・外側顆の矢状面断面はいずれも前方と後方で2種類の渦線を大腿骨軸を中心に対称的に配置したような形状を有する。脛骨の内・外側顆は前額面では共に凹面状であるが，矢状面では内側面は平坦もしくは凹面状であるのに対して，外側面は凸面状である。

屈曲・伸展時における脛骨と大腿骨の相対運動は，純粋転がりでもなければ，純粋滑りでもない。このことは，脛骨上の大腿骨の運動を模式的に表した**図4.5**を見れば明らかである。（a）は純粋転がりの場合を表し，この場合，120°屈曲までの間に大腿骨顆は脛骨顆面上を外れてしまう。逆に，図（b）のような純粋滑りの場合

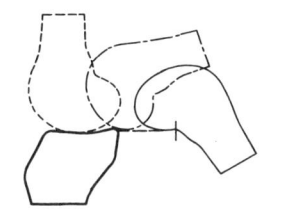

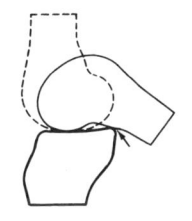

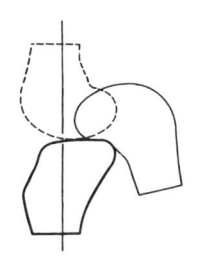

図 4.5 膝屈伸時における脛骨顆面上の大腿骨顆の運動形態

には大腿骨軸が脛骨顆辺縁に当たってしまうため，120°までの屈曲が保証されない。結局，図（c）に示したように，転がりと滑りが混在した運動が行われていることになる。なお，膝伸展位から約 20°屈曲までの間は主として転がり運動，それ以降の膝屈曲では主として滑り運動が行われている。

屈曲時，大腿骨外側顆は内側顆より多く後退する。このことは，屈曲時に大腿骨は脛骨に対し外旋運動を伴うことを意味する。言い換えると，下腿は膝伸展位から屈曲にかけて付随的に内旋し，逆に，膝屈曲位から伸展にかけて外旋する。このような下腿の自動的内外旋現象を screw home movement という。screw home movement は，例えば，膝 90°屈曲位では足の爪先は前方を向くが，膝伸展位では爪先は約 20°外方を向くことで確かめられる。

大腿・脛骨関節接触面での相対運動は関節接触面圧と共に，関節軟骨の摩損や変成などと深く関連している。

〔2〕 **膝関節の安定性と靭帯の役割**

大腿骨と脛骨の関節接触面の適合性は悪く，関節面間の接近，離反を除いた 5 自由度の運動のほとんどが可能である。このことは，膝関節が可動性に優れている反面，余分な"遊び"を生じ，ひいては（亜）脱臼を生じやすいことを意味する。このような遊びや（亜）脱臼を抑制し，膝運動の自由度をある程度まで制限しているのが，膝関節を取り巻く筋，靭帯などの軟組織である。一種のばね要素である靭帯がその張力を失えば，膝関節には必要以上の遊びが生じることになる。

臨床的にいわれている"安定な膝"とは，一方で，滑らかで自由な動きが可能であり，他方で，靭帯などの軟組織の張力によって一定の拘束運動が維持され，余分な遊びが少ない膝のことである。逆に，靭帯損傷などで上記の意味での安定性を失った膝を"不安定な膝"という。膝の安定性を定量的に評価するには，**図 4.6** に示したような，外力と変位，あるいはモーメントと回転角度の関係曲線が用いられる。図 4.6 で，曲線の傾きを膝関節の「剛性（stiffness）」といい，外力（モーメント）を加える際に生じる初期変位量（回転量），すなわちガタや遊びに相当する変量を膝関節の「緩み（laxity）」という。

以上のことから明らかなように，靭帯損傷膝では，脛骨の（大腿骨に対する）前後，回旋，内外反などの並進・回転量が，健常膝のそれよりも大きくなる。したが

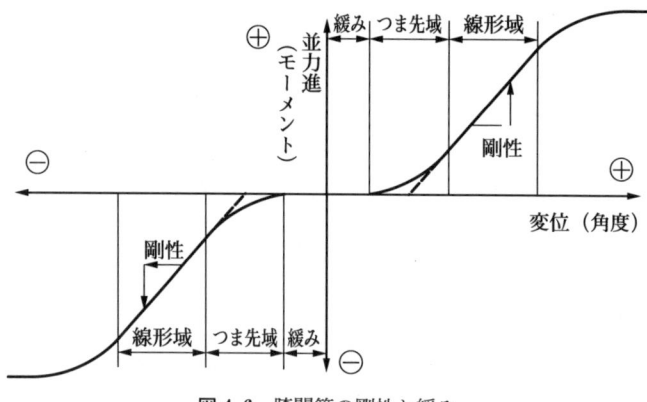

図4.6 膝関節の剛性と緩み

って，例えば大腿骨を固定し，脛骨に一定外力（モーメント）を加えた時の大腿骨に対する脛骨の移動（回転）量の大小を基に靭帯の損傷具合を間接的に診断することができる。ただし，大腿骨，脛骨間の相対移動量といっても，加える外力の大きさだけでなく，膝屈曲角度にも依存する。臨床分野では，脛骨を他動的に押し引きし，その前後移動量から十字靭帯の損傷を診断することが行われているが，何度の膝屈曲角度でこの臨床検査を行うべきかについては意見が分かれており，膝90°屈曲位で検査する「前（後）方引出し試験」と，膝30°屈曲位で検査する「Lachman試験」の双方が採用されている。

正常膝や靭帯損傷膝の剛性や緩みを測定した結果は多数報告されている。また，各靭帯が膝関節の安定性に関与している割合を調べるために，切断膝を対象に，各靭帯を切断する前と切断後の剛性，緩みを比較した研究も多い。以下にその数例を紹介する。

Butler ら[2]は，種々の靭帯が脛骨の前後移動の抑制にどの程度関与しているかを測定し，前十字靭帯が脛骨の前方移動抑制力の 86% を受け持っていると報告している。また，脛骨の内外旋運動を拘束した場合には，脛骨の前後移動に要する力は非常に大きくなることを求めている。Fukubayashi ら[3]は，前・後十字靭帯を切断した膝では，脛骨の前後移動に付随的に生じていた脛骨内外旋が消失してしまうという実験結果を求めており，十字靭帯が脛骨の内外旋にも関与していることを見いだした。Markolf ら[4]は，前十字靭帯の損傷患者と健常人の膝での脛骨前後移動量を測定し，0°（伸展位），20°，90°の膝屈曲位の中では，20°屈曲位の時に，靭帯損傷膝，健常膝ともに脛骨前後移動が最大となり，また，靭帯損傷膝と健常膝との脛骨前後移動量に関する分離度も最大となることを求めている。

〔3〕 接触力・面積・応力の推定

大腿・脛骨関節は，生体内でも最も大きな荷重を受けている関節の一つであり，変形性関節症を生じやすい関節でもある。大腿・脛骨関節面にかかる異常な荷重が，変形性関節症を引き起こす原因になりやすいことは知られており，関節面で荷

重がどのように分布しているかを知ることは重要な臨床課題である。大腿・脛骨関節部の荷重負担で重要な役割を果たしているのが半月板である。かつては半月板は無用のものであると考えられ，損傷した半月板はただちに切除されていた。しかし，最近の臨床的事実によれば，半月板切除後に大腿・脛骨関節面の軟骨変成が生じやすくなることがわかっている。よって，半月板が関節面での荷重支持にどの程度寄与しているかを知る必要がある。

Fukubayashiら[5]は，感圧フィルムを一部併用しつつ，関節隙間を石膏で型採りする方法（鋳型法）で，膝伸展位での大腿・脛骨関節部の接触面積と圧力分布を測定している。その結果によれば，1 000 Nの荷重を大腿・脛骨軸方向にかけたとき，半月板は全接触面積の70%を占め，半月板の有無でのピーク圧力はそれぞれ3 MPaと6 MPaであった。半月板切除後の膝では，切除前の膝と比較して接触面積は半分に減少し，接触圧力は著しく増加している。これらの事実は半月板が荷重支持と荷重分散の機能を有していることを意味する。

Ahmedら[6]は，感圧フィルムを用い，半月板の有無だけでなく，膝角度や荷重の大きさを変えた場合や，脛骨の内外旋や前後動を与えた場合など，種々の条件下での大腿・脛骨関節面の接触圧力分布を測定している。彼らの実験結果によれば，膝屈曲0〜90°で，半月板が少なくとも圧縮力の50%を受け持っており，この結果は，脛骨が内外旋したり，前方移動した場合でも変わらなかった。半月板の荷重負担率は外側のほうが内側よりも高く，また，膝屈曲角の増加に伴って半月板の荷重負担率は内・外側とも増加する傾向を示した。

大腿・脛骨関節接触面の圧力分布と関連して，接触部での相対曲率や軟骨厚さの測定なども行われているが，ほとんどは，静的な圧力測定・評価を基本としている。静的な圧力値のみでは，実際の生体関節面での圧力問題を検討するには不十分である。変形性関節症は圧力値の大きさではなく，むしろ，動的な圧力変動に起因しているとの説[7]もある。半月板の主たる機能は，荷重分散よりも，むしろ衝撃吸収にあるともいわれている。よって，動的荷重下での応力分布の測定が今後の課題となろう。

4.2.2 大腿・膝蓋骨関節

Heegaard[8]によると，大腿・膝蓋関節部のバイオメカニクスは以下の4項目に要約される。

（1） 膝蓋骨運動学（トラッキング）
（2） 伸展筋力
（3） 大腿・膝蓋接触圧
（4） 膝蓋骨内応力

（1）については，膝蓋骨の習慣性脱臼，大腿・膝蓋骨相互の異常接触とそれに伴う膝蓋軟骨変成，などに関する要因を明らかにするために，膝屈伸時における膝蓋

骨運動形態の計測が行われている。(2)について説明を補足すると，膝蓋骨は大腿四頭筋収縮による膝伸展モーメントの効率を高める重要な要素であり，軟骨変成を生じた膝蓋骨を切除してしまうと大腿四頭筋の萎縮を引き起こすことが知られている。膝蓋骨は，膝の安定性にも寄与しており，膝の前部の保護作用も有している。(3)，(4)は大腿・膝蓋関節部のバイオメカニクスに関する最も重要な研究課題であり，膝蓋軟骨変成は，大腿・膝蓋関節における異常接触圧分布と関連していることが知られている。大腿・膝蓋関節面には非常に高い応力が生じているため，膝蓋骨は人間の体の中では最も厚い軟骨層を有しているが，変成頻度は最も高い。大腿・膝蓋関節接触圧は一般に，力の計算値と接触面積の実測値とから算出されているが，感圧フィルムやトランスデューサ類を使用して，接触力や接触圧力を直接計測した例もある。最近では，膝蓋軟骨や海綿骨での応力解析と関節変成の発病要因とを関連付けた研究も行われている。

〔1〕 膝蓋骨の3次元運動と膝蓋骨脱臼

Kampenら[9]は，脛骨に±3 Nmの回旋モーメントを加えながら膝屈曲を行わせた場合の膝蓋骨の3次元運動を測定している。膝蓋骨運動の測定には，後述するステレオ写真計測法を用いている。脛骨に内・外旋モーメントを与えながら測定を行った理由は，膝屈曲に伴う脛骨の自動回旋（screw-home movement）の影響を除去するためと，脛骨回旋が膝蓋骨の運動に及ぼす影響を定量的に求めるためである。Kampenらの実験結果によれば，膝蓋骨屈曲角は膝屈曲角にほぼ比例して増大するが，脛骨の内・外旋にはあまり影響されない。膝蓋骨傾斜角は，膝屈曲に伴って波打ち状態で変化し，脛骨の内・外旋に非常に影響される。膝蓋骨回転角は膝屈曲角40°まではあまり変化しないが，それ以上膝屈曲が進むと内転方向に増加する。膝蓋骨の内・外移動に関しては，膝屈曲に伴って外側方向への移動が認められる。

以上で示した膝蓋骨の3次元運動形態は，膝蓋靭帯の張力方向と，大腿骨顆間窩の幾何学的形状によってほぼ説明できるが，Heegaardら[10]は，このことをさらに詳しく調べるため，膝関節周辺の軟組織を部分的に切除した後の膝蓋骨の3次元運動を切除前のそれと比較している。その結果によれば，膝伸展位では，主として軟組織類の内外側方向の張力で膝蓋骨の位置，姿勢が保たれ，膝屈曲位では，ほとんど大腿・膝蓋関節双方の接触面の幾何学形状に従って，膝蓋骨の位置，姿勢が決まってしまう。

膝蓋骨運動形態異常の極端な場合が膝蓋骨脱臼である。症例的には外側脱臼がほとんどで，内側脱臼はまれである。膝蓋骨脱臼に関与しているパラメータとしては，大腿・膝蓋関節接触部の形状，膝蓋骨の位置，正面から見たときの大腿四頭筋の作用線と大腿骨軸とのなす角度（Q角：quadriceps angle）などがあげられる。大腿・膝蓋関節接触部の形状パラメータについては，図4.7に示すように膝軽度（約20～30°）屈曲位でのレントゲン軸射像を基に，同図に付記した各指標が用い

4.2 膝関節の運動と負荷　81

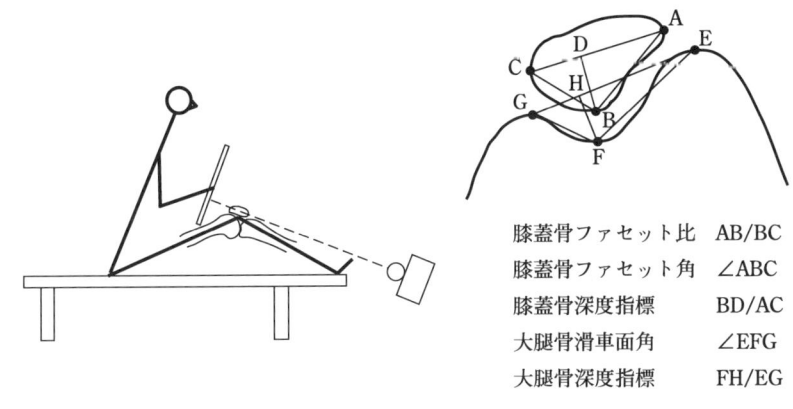

膝蓋骨ファセット比　　AB/BC
膝蓋骨ファセット角　　∠ABC
膝蓋骨深度指標　　　　BD/AC
大腿骨滑車面角　　　　∠EFG
大腿骨深度指標　　　　FH/EG

図 4.7　大腿・膝蓋関節接触部の形状パラメータ

られている。ただし，図 4.7 の評価指標は，膝蓋骨が脱臼しやすいかどうかの判定基準に用いるには定性的なものに過ぎない。脱臼膝の膝蓋骨を対象として，その 3 次元運動形態を直接計測しないと脱臼のメカニズムは解明できない。Hirokawa[11] は大腿・膝蓋関節部の 3 次元モデル解析により，膝蓋骨の位置が正常より高い（膝蓋高位症）膝では膝蓋骨が非常に不安定な運動形態を示し，膝蓋骨脱臼の要因となりやすいことを求めている。

〔2〕　接触力・面積・応力の推定

膝屈曲に伴う大腿・膝蓋骨関節面の接触形態を実測した結果も多数報告されている。典型的な接触形態の例を図 4.8 に示すが，他の多くの測定結果もほぼこれと同様であると見なしてよい。まず，膝屈曲 0°では，大腿四頭筋力の大きさのいかんにかかわらず，膝蓋骨は大腿骨の膝蓋骨接触面より完全に上に位置している。膝屈曲 30°では，膝蓋骨の最下位部が，大腿骨顆の最上部と接触する。接触は最初に大腿骨の外側と膝蓋骨の外側から始まるが，30°屈曲までには，内外両側が均等に接触するようになる。膝屈曲 60°では，膝蓋骨の上位半分と大腿骨顆間窩（中央部の溝）とが接触し，その位置はやや内側寄りである。60°屈曲時の接触面積は 30°屈曲時のそれよりも大きい。膝屈曲 90°では，やはり膝蓋骨の上位半分と大腿骨顆間窩とが接触し，接触面積は 60°屈曲時のそれよりもさらに大きくなる。膝屈曲 120°

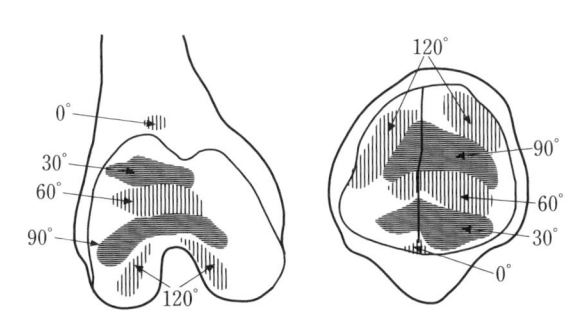

図 4.8　膝屈曲に伴う大腿・膝蓋骨関節面の接触形態

では，膝蓋骨の上位半分と大腿骨顆間窩の凹部周辺とが接触し，大腿骨側接触部はちょうど腎臓のような形状を示す。大腿四頭筋力を増しても接触面積自体はそれほど増加しない。

かつては，大腿・膝蓋関節接触力，ひいては接触応力の算定には，**図4.9(a)**に示すように，2次元モデルを基にした膝蓋骨の"プーリー"モデルが用いられてきたが，単純化し過ぎたモデルであるうえ，仮定に一部誤りがあるため，現在ではあまり用いられていない。また，図(a)でのA-A断面図において，大腿骨顆間窩中央部と膝蓋骨中央突起稜とは必ずしも接触せず，この場合，力 F_T を分解した値 F_l と F_m を大腿・膝蓋関節の（内・外）接触力に見積もらなければならない。図(a)の2次元プーリモデルで，大腿四頭筋力 F_Q と膝蓋靭帯張力 F_L を等しいと置いた仮定が正しくないことは，Van Eidjinらのモデル[12]を簡略化した図(b)で説明できる。膝蓋靭帯張力 F_L のモーメントアームを a，大腿四頭筋力 F_Q のモーメントアームを b とする。膝蓋骨の大腿骨との接触点が●から○に移行すると，a，b の大小関係は，$a<b$ から，$a>b$ へと逆転する。このように，a，b の大小関係，すなわち，b/a の値が変化する一方で，接触点回りのモーメントの釣り合い，$F_L \times a = F_Q \times b$ がつねに成り立つためには，F_L/F_Q の値も変化しなければならず，$F_L = F_Q$ は成り立たない。

その後，Hubertiら[13]が行った測定実験でも，F_L/F_Q の値は膝30°屈曲時の1.27から膝90°屈曲時の0.7まで変化することが確かめられている。

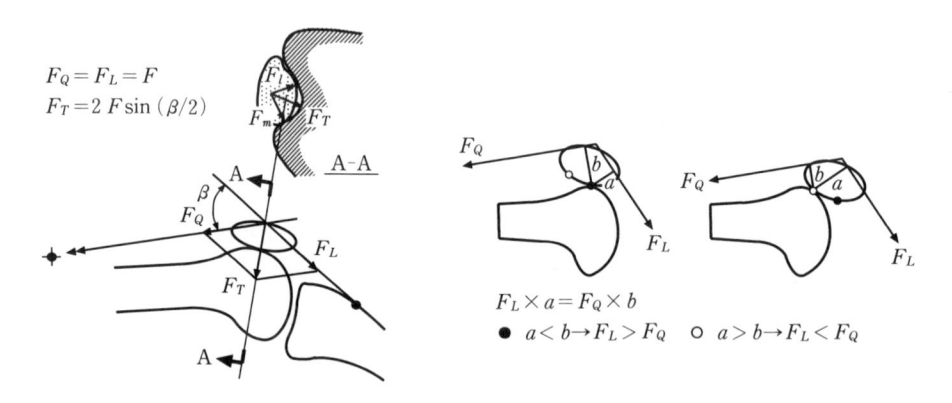

(a) 大腿・膝蓋接触力を計算するためのプーリーモデル

(b) 膝蓋靭帯張力と大腿四頭筋力とは等しくならないことを説明した図

図4.9 大腿・膝蓋関節の2次元モデル

大腿・膝蓋関節接触圧軽減を目的とした脛骨粗面前方移行術（Mackey術）[14]は臨床分野でよく知られているが，この術式の根拠はあくまで**図4.10**に示したような2次元ベクトル線図に基づくものにすぎず，実際の効果は臨床の場で確認してみないとわからない。Nakamuraら[15]は，脛骨粗面の前方移行量の大小が大腿・膝蓋関節接触圧に及ぼす影響について調べている。その結果，大腿・膝蓋関節接触圧

☕ コーヒーブレイク ☕

生体関節と人工関節

　損傷・変性が進行し修復が困難となった関節に対しては，人工関節が適用される。人工関節適用例のほとんどは股関節に対してであり，膝関節への適用例は相対的に少ない。現在までに，各部の材料の選定，摩擦面の形状設計，人工関節と生体骨との固定法などに対してさまざまな試みが行われ，人工股・膝関節ともに著しい改良がなされてきているが，それでも生体関節には及ばない。

　なぜかというと，生体には適応能力といったものが本質的に備わっており，軟骨自体は自己修復性に乏しいものの，関節骨は全般的に成長や使用条件に合わせて，長さや太さ，骨梁の構造を変える。

　しかし人工関節の場合，機能的，構造的にいかに優れたものであっても，自己補修能力をもたないから，長期間の使用とともに関節面の磨耗は進行していき，やがて使用不能に陥ってしまう。人工関節においては，長期間の使用に耐えることがきわめて重要であり，磨耗や損壊をしにくい材料の選定や，新素材の開発に努力が払われてきている。生体内挿入による異物反応にも注意が払われなければならない。

　ところで，関節面の磨耗は，関節面の潤滑や摩擦と深くかかわっている。固体どうしが直接接触しているときの摩擦は非常に大きいが，固体間が流体で完全に分離されている場合，摩擦力は流体のせん断力のみであるから小さくてすむ。後者のような状態を流体潤滑といい，人工関節面でこの状態が実現できれば，その寿命は半永久的となろう。人工関節の改良・開発に関する研究の大半は，関節面での潤滑状態を流体潤滑に近づけることを目指したものであるといっても過言ではなく，素材の選定はもとより，関節面にかかる荷重と相対運動との関係，関節面での形状適合性，関節面と潤滑液相互の高分子的振舞い，などに関する検討が行われている。

　生体関節面表層は軟骨で覆われているが，この軟骨は，弾性変形によって液体を閉じ込め軟骨どうしの直接接触を防ぐこと，内部からの水分のしみ出しで潤滑効果を持たせていること，潤滑に有利な高分子類が表面に吸着しやすい組織であること，などの特長を備えている。人工関節磨耗粉と違って軟骨片が生体内で異物反応を生ずるとも思えない。

　人工関節の設計・開発を進めていく過程で問題に突き当たるたびに再認識されることは生体関節の優れた機能である。残念ながら，その生体関節でさえも損傷・変性を生ずる。だからこそ人工関節が必要になるわけであるが，人工関節の開発研究は，生体関節に取って代わる物を作るだけでなく，その成果を逆に生体関節の病理究明に活用することもできるのではないだろうか。

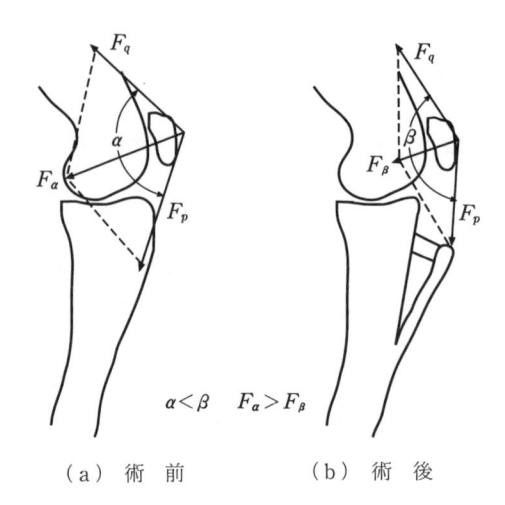

$\alpha < \beta \quad F_\alpha > F_\beta$

(a) 術　前　　　（b) 術　後

図 4.10　脛骨粗面前方移行術による大腿・膝蓋関節接触圧の軽減

は接触力と接触面積との兼ね合いで決まり，1 cm の脛骨粗面前方移行が接触圧減少には最適であったと結論している．Ahmed ら[16)] は感圧フィルムを用い，大腿四頭筋群の4筋の張力と作用線方向とが，大腿・膝蓋関節接触圧に及ぼす影響を調べ，内側広筋と外側広筋の作用線方向と大きさが大腿・膝蓋関節接触面位置に大きく影響するという結果を求めている．さらには，各標本ごとの接触面積のばらつきは低い圧力値での接触面積のばらつきがおもな原因であること，膝蓋骨の2次元プーリーモデルでは大腿・膝蓋接触力が過大評価されてしまうこと，などの結果も求めている．このほかにも，Fujikawa ら[17)] は下腿の内外反が大腿・膝蓋骨関節部の接触と適合性，膝蓋骨の運動に及ぼす影響について調べており，Huberti ら[18)] は前述した Q 角の大小が 大腿・膝蓋関節接触圧に及ぼす影響について調べている．

4.3　膝関節の計測と評価

4.3.1　膝関節運動の計測と評価

〔1〕　膝関節運動の2次元的計測と評価

膝関節運動の基本は，2次元の屈曲・伸展を主とした回転運動であり，したがって膝の動きは，矢状面において，瞬間中心回りの小刻みな回転運動が連続して起こっていると見なせる．瞬間中心に関しては，1.2.2項を参照されたい．膝運動における瞬間回転中心の測定には，主として**図 4.11**に示した3手法が用いられている[19)]．

Reuleaux の方法〔図(a)〕は，変位 A_1-A_2 と B_1-B_2 の垂直二等分線が回転の瞬間中心で交わるという前提を基に瞬間中心位置を決定する方法である．tangent 法〔図(b)〕は，移動する2点が描く軌跡を基にしている．点の動きの速度は，ある瞬間にその点を通る軌跡の接線で示される．回転の瞬間中心は速度が0の点であ

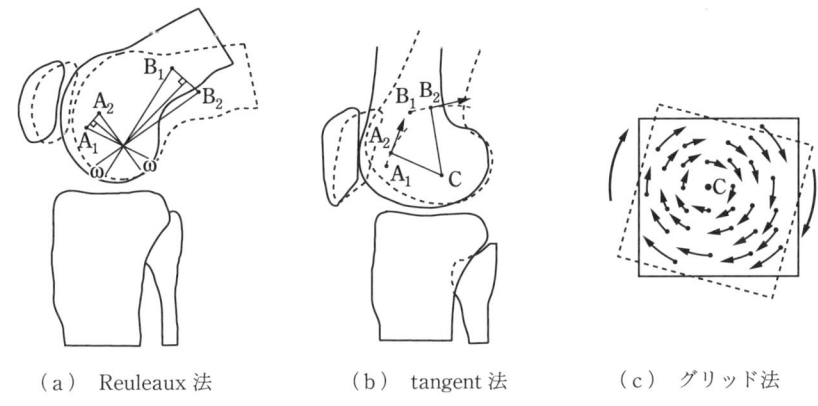

(a) Reuleaux 法　　　(b) tangent 法　　　(c) グリッド法

図 4.11　平面運動における瞬間回転中心の求め方

り，接線に垂直な線はこの瞬間回転中心位置を通る。よって，二つの移動点の軌跡を基に，2 垂線の交点として瞬間回転中心位置が求まる。グリッド法〔図(c)〕は，物体が移動する間，動かない点を探し出すのに多数の格子点（グリッド）を利用する方法である。グリッドをもったプレートを移動する物体に取り付け，グリッドの動きを写真撮影することにより，グリッドの動きが最も小さい場所を瞬間回転中心として決定できる。その他の点は瞬間中心からの距離に比例して長い円弧を描く。

変形性関節症や靭帯損傷を有する膝では，膝屈曲動作時における瞬間中心の軌跡が滑らかな曲線とならないことが多く，Frankel ら[20]は，この現象を膝の"不整合拘束（derangement interne）"と名付けた。

膝運動における瞬間回転中心は，その移動軌跡（セントロイド）が正常膝と疾患膝とでどのように違うかを比較する程度の目的で測定されていたにすぎなかったが，Menschik[21] は膝の瞬間回転中心位置を前・後十字靭帯の交差位置と結び付け，大腿骨-前十字靭帯-脛骨-後十字靭帯で構成される 4 棒リンクモデルを提唱した。図 4.12 は膝関節と十字靭帯で構成される 4 棒リンクを示したものである。瞬間回転中心位置が，矢状面に投影された前・後十字靭帯の交差域（厳密には前十字

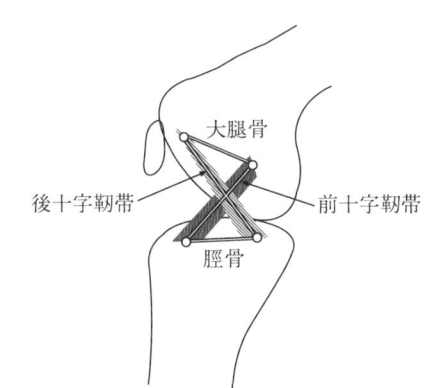

図 4.12　十字靭帯と 4 棒リンクの関係

靭帯の前部内側と後十字靭帯の中央側)に位置するらしいことは他の研究者[19]によっても求められている。もし，Menschik の 4 棒リンクメカニズムが正しければ，大腿・脛骨接触点と十字靭帯交差点との距離を測ることにより，膝運動中の大腿・脛骨相互のすべり量を定量的に求めることが可能となる。事実，十字靭帯が膝運動中の大腿・脛骨相互の転がりとすべりの割合を調整する働きをすることは古くから知られていた。4 棒リンクモデルを用いて，大腿骨，脛骨の矢状面断面形状の合理性を幾何学的に証明しようとする試みもなされた。4 棒リンクモデルは，十字靭帯の外科的手術を行う際，靭帯長さを一定に保つような付着位置を見いだすことにも使えそうである。こうしたことから，Menschik の 4 棒リンクモデルは一時注目を集め，整形外科のテキストにしばしば引用されてきた。

しかしながら，膝関節の解剖学的構造や運動は明らかに 3 次元的であるし，一定の太さをもった前・後十字靭帯の交差領域を 1 点で代表させることには無理がある。膝運動中，十字靭帯の長さが不変であるいう仮定も受け入れ難い。よって，単純化しすぎた Menschik の 4 棒リンクモデルは，膝の運動学と十字靭帯の機能との綿密な相互関係を考察するには適していないといえる。

〔2〕 **関節運動の測定方法**

関節の運動を計測するおもな手法には，外骨格リンク機構を用いた計測法とステレオ計測法がある。外骨格リンク機構を用いた計測法は，リンク機構を体分節に取り付けることにより，当該関節部の角度や直線変位をポテンショメータなどで計測するものであり，種々の電気・機械的手法を用いた計測装置が開発されている。

ステレオ計測法とは測定対象を複数のマーカで代表させ，それらのマーカの 3 次元位置を複数の 2 次元投影座標での計測データから再構成する手法であり，関節運動の測定のみならず，関節曲面の形状測定などにも広く用いられている。体分節に固定され同一直線上には位置しない少なくとも 3 個のマーカの時々刻々の 3 次元位置が求まれば，この分節の位置ベクトルと回転行列は簡単なベクトル計算で導出でき，したがって関節運動を数学的に表すことができる。関節運動を測定するためのマーカ位置には，通常，解剖学的な目印，またはそこから剛体的に延長した点が選ばれる。測定誤差や計算誤差を最小にするためには，軟部組織の変形などでマーカとその下にある骨との相対的移動が生じないこと，各マーカ間の距離を十分大きく取ること，などの注意が必要である。

ステレオ計測法の中でも，マーカの 2 次元投影座標計測に写真もしくは X 線像を用いる X 線ステレオ写真計測法は，高精度測定が可能であるため，バイオメカニクスの領域では最も広く用いられている。このステレオ写真計測法は後述する関節曲面形状の測定でも採用されており，ここでその原理を要約しておこう。

図 4.13 で，実在の点 x およびその写真像 X のほかに，実験室座標系 (o-x,y,z)の基準面(x-y面)上に投影された虚像 x' を考える。写真像，$X(X,Y)$ と虚像，$x'(x',y')$ との関係は，Selvik[22] によれば

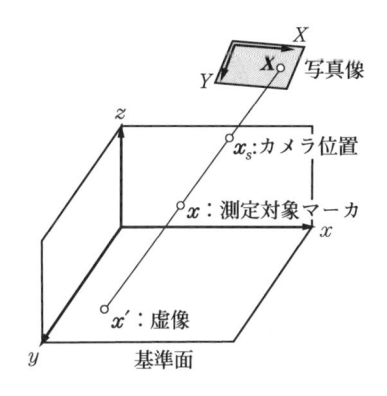

図 4.13 実在点 x,写真像 X,虚像 x' の関係を示す説明図

$$\left.\begin{aligned} x' &= \frac{a_1 X + a_2 Y + a_3}{a_7 X + a_8 Y + 1} \\ y' &= \frac{a_4 X + a_5 Y + a_6}{a_7 X + a_8 Y + 1} \end{aligned}\right\} \quad (4.1)$$

で与えられる。式(4.1)は,写真座標系と実験室座標系とのアフィン変換を表し,$a_1 \sim a_8$ はカメラの位置,姿勢,レンズ焦点距離などによって決まる定数である。

実在点 x_i が最初から基準面上に存在し($z=0$),しかも x_i, y_i 座標値が既知であるとすれば,この基準マーカ $x'(x', y')$ と写真像 $X_i(X_i, Y_i)$ との間にも式(4.1)と同様に

$$\left.\begin{aligned} x_i &= \frac{a_1 X_i + a_2 Y_i + a_3}{a_7 X_i + a_8 Y_i + 1} \\ y_i &= \frac{a_4 X_i + a_5 Y_i + a_6}{a_7 X_i + a_8 Y_i + 1} \quad i=1,2,\ldots,n(\geq 4) \end{aligned}\right\} \quad (4.2)$$

なる関係が成り立つ。4個以上の基準マーカについて式(4.2)を適用し,連立方程式を解けば,未知定数 $a_1 \sim a_8$ が求まる。

つぎに,図 4.14 で,今度は基準面から離れた位置にあり,その座標が既知の 2 点,x_{c1}, x_{c2} を考える。先の基準マーカと区別するためこれら 2 点を制御マーカと呼ぶことにする。制御マーカの虚像,x'_{c1}, x'_{c2} は式(4.2)で求めた $a_1 \sim a_8$,および写真像 X_{c1}, X_{c2} を基に式(4.1)より求まる。図 4.15 での直線 r_{c1}, r_{c2} は,それぞれ

$$\left.\begin{aligned} r_{c1} &= x'_{c1} + t_1(x'_{c1} - x_{c1}) \\ r_{c2} &= x'_{c2} + t_2(x'_{c2} - x_{c2}) \end{aligned}\right\} \quad (4.3)$$

のように表されるから,同図に示したカメラ位置ベクトル x_s は

$$x_s = r_{c1} = r_{c2} \quad (4.4)$$

より求まる。

最後に,測定対象点の位置ベクトル x_o は,2 台のカメラを用いて,以下のように求まる。図 4.15 で,2 直線 r_{oa}, r_{ob} は,それぞれ

$$\left.\begin{aligned} r_{oa} &= x'_{oa} + t_a(x'_{oa} - x_{sa}) \\ r_{ob} &= x'_{ob} + t_b(x'_{ob} - x_{sb}) \end{aligned}\right\} \quad (4.5)$$

のように表されるから,測定点の位置ベクトル x_o は

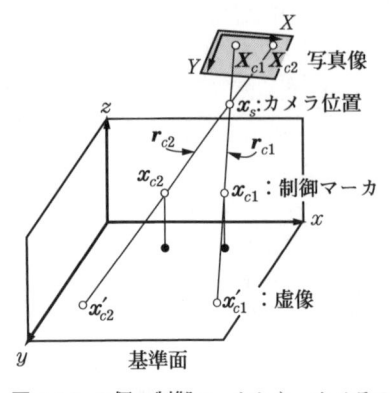

図4.14 2個の制御マーカから，カメラの位置ベクトル x_s を求める方法

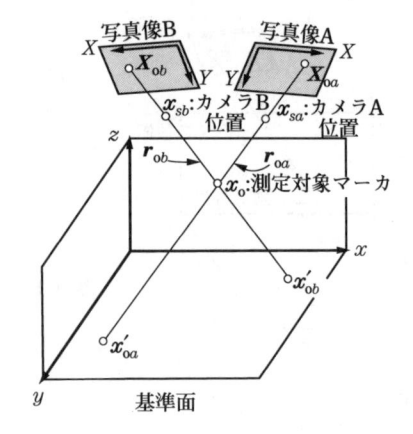

図4.15 2台のカメラを用いて測定点の位置ベクトル x_0 を求める方法

$$x_0 = r_{oa} = r_{ob} \tag{4.6}$$

より求まる．**図4.16**[23)] はステレオ写真計測法を用いた大腿骨顆曲面の計測例を示し，この例では曲面上に多数のマーカを装着する代わりに，スライドプロジェクタから格子網を投射している．

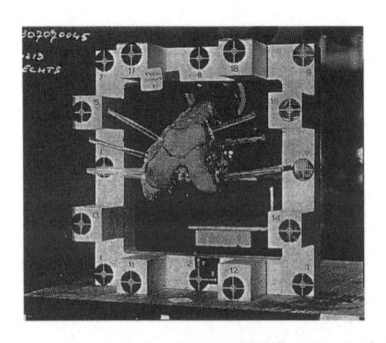

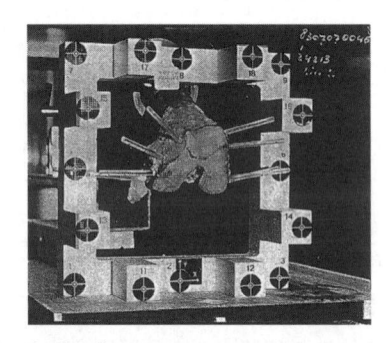

図4.16 ステレオ写真計測法による大腿骨曲面の計測例〔R. Huiskes et al.: Analytical stereophotogrammetric determination of three-dimensional knee-joint geometry, J. Biomechanics, **18** (1985)〕

〔3〕 3次元運動の記述

　膝関節の解剖学的構造や運動を正確に表すには3次元的アプローチが必要である．剛体の3次元運動は，任意点およびその点を通る軸の方向の選び方次第で，選ばれた軸に沿っての並進と，その軸回りの回転とでまとめて表すことができる．このような軸を運動のねじ軸と呼ぶ．ねじ軸表示法は複雑な3次元運動を簡潔に表示するには適しているが，この表示法のみでは解剖学的に定義されている膝関節の運動（屈伸，内外反，内外旋）を具体的に知ることはできない．

　つぎに，**図4.17**に示すように回転運動だけでなく，並進運動も加わった剛体運動を考えよう．最初の座標系 (o-x, y, z) が，平行移動と回転によって，新しい座標系 (o'-x', y', z') に移ったとする．最初の座標系による点Pの座標をP($x, y,$

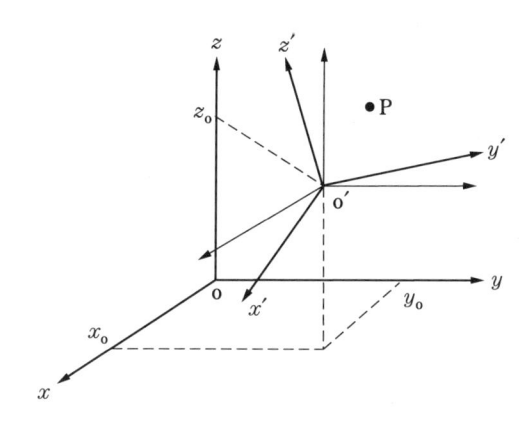

図 4.17 座標の平行移動と回転

z)，新しい座標系における点 P の座標を P(x', y', z') とする．このとき，両者の関係は

$$\begin{bmatrix} x \\ y \\ z \end{bmatrix} = [A] \begin{bmatrix} x' \\ y' \\ z' \end{bmatrix} + \begin{bmatrix} x_0 \\ y_0 \\ z_0 \end{bmatrix} \tag{4.7}$$

のように表される．ここで，$[A]$ は 3×3 の回転変換行列を表し，その要素は一般にオイラー角表示法などで記述される．また，x_0, y_0, z_0 は座標系の各軸方向への平行移動量を表す．式(4.7)はまとめて式(4.8)のようにも表される．

$$\begin{bmatrix} x \\ y \\ z \\ 1 \end{bmatrix} = \begin{bmatrix} & & & x_0 \\ & A & & y_0 \\ & & & z_0 \\ 0 & 0 & 0 & 1 \end{bmatrix} \tag{4.8}$$

式 (4.8) は，Denavit-Hartenberg 記法[24]と呼ばれ，剛体の 3 次元運動を記述する最も一般的な表記法であり，膝関節の 3 次元運動を解析する場合にもしばしば用いられている．

〔4〕 **膝関節のねじ運動**

セントロイドで膝の 2 次元運動を記述したと同様に，膝の 3 次元運動記述には瞬間ねじ軸の移動軌跡，すなわち瞬間回転軸軌跡（axodes）が用いられる．ねじ運動の詳細に関しては 1.2.2 項の〔3〕を参照されたい．

Blankevoort ら[25]は，脛骨に 3 Nm の強制的内・外旋モーメントを加えた状態で，受動的膝屈伸運動中の瞬間回転軸軌跡を 3 次元的にトレースしている．脛骨に内・外旋モーメントを与えながら測定を行った理由は，膝屈曲に伴う screw-home movement の影響を除去するためである．Blankevoort らの結果を簡略化した**図 4.18** を基に，瞬間回転軸軌跡から，膝運動に関するどのような情報が得られるかを具体的に説明しよう．図(a)は大腿骨を固定した場合の脛骨運動の瞬間回転軸軌跡，図(b)は脛骨を固定した場合の大腿骨運動の瞬間回転軸軌跡を示す．図 4.18

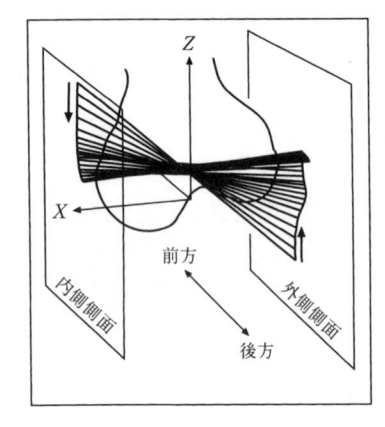

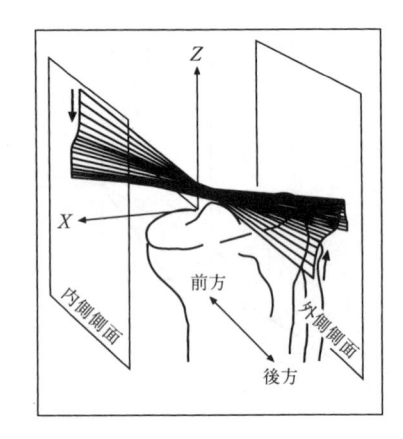

(a) 大腿骨を固定した場合　　(b) 脛骨を固定した場合

図4.18　膝運動時の瞬間回転軸軌跡

から，以下のことがいえる。

(1) 瞬間ねじ運動軸（以下，瞬間軸と略す）は脛骨に対し近位に位置し，両大腿骨関節顆と交差する。

(2) 瞬間軸が大腿・脛骨接触面と交わることはなく，したがって，大腿・脛骨相対運動にはつねにすべり成分が含まれている。

(3) 瞬間軸は矢状面に垂直ではなく，したがって，膝屈伸運動は大腿・脛骨相互の内外旋運動を伴っている。また，軸は外側サイドで大腿・脛骨接触面に近づいており，大腿骨外側顆のほうが内側顆よりも転がりが大きい。

(4) 瞬間軸はときどき水平となり，内外旋運動を生じないことがある。

(5) 膝屈曲に伴って瞬間軸は後方へ移動する。純粋なすべり運動の場合は，瞬間軸は移動しないから，大腿・脛骨相対運動には転がりが含まれている。

(6) 中央矢状面と瞬間軸との交点はジグザグ線を示し，明確なパターンは確認できない。

(7) 脛骨を強制的に内旋させた状態で，膝屈曲を行わせた場合，瞬間軸はおもに外側で後方に移動した。脛骨を強制的に外旋させた状態での膝屈曲では，これと反対に，瞬間軸は外側で前方に移動する。

ねじ軸表示法ではねじ軸の位置や姿勢精度が基準マーカの測定精度に影響されやすい欠点がある。Woltringら[26]によれば，ねじ軸の方向と回転の大きさに関する誤差は，基準マーカの平均位置がセントロイドやねじ軸に一致するときに最小となる。なお，膝運動中のねじ軸に沿っての並進量を測定した例は報告されていない。

〔5〕 関節座標系による関節運動の記述

座標系の選定は，関節運動を解剖学的に記述するうえで非常に重要であり，主要な解剖軸に沿って座標系を設定することが望ましい。座標軸方向もまた膝運動の解剖学的な定義に従うように決定すべきである。例えば，右膝に対しては右手座標系，左膝では左手座標系を適用することで，回転や並進の方向に関して左右膝での

整合性が得られる。ただし，歩行運動などでは，左右両脚の運動を同一座標系で統一して表す必要があるため，上記のように左右膝で座標系を区別して用いることはできない。

　膝関節の3次元運動を計測，記述するうえで重要なことは，データが，これを使用する人にとって容易に理解できるものでなければならないということである。このためには，データが解剖学的に定義されている関節角度や変位量自体を表すものでなければならない。先に〔3〕項で述べた剛体の3次元運動の記述法はこの条件を満たしておらず，膝関節運動の記述に適用するには以下のような問題がある。

　ねじ軸表示法では，膝関節運動を表す解剖学的変量との対応がわからない。通常のオイラー角表示法では，直交3軸回りにつぎつぎに生ずる3種の回転が，膝の内・外反角や内・外旋角などの解剖学的変量と対応してはいない。さらに紛らわしいことに，オイラー角表示法では，回転の順序によって物体の最終姿勢が異なる。オイラー角表示法における回転順序依存性の理由は，第1，第2，第3の回転が行われるつど，新たに座標軸を設定し直しているため，結果的には直交3軸回りの回転角がたがいに従属した関係になってしまっているためである。

　関節運動を記述する座標系では，定義されている3変数または6変数がそのまま膝関節運動の解剖学的変量に対応しており，また，大腿骨，脛骨間の解剖学的変位量や回転角を，各軸回りの回転順序とは無関係に，一義的に決定できることが望ましい。関節座標系はこのような目的で提案されたものであり，4.3.1項の〔2〕で定義された角度を用いて**図 4.19**[27]のように構成される。この関節座標系を具体的に大腿骨，脛骨に固定する場合，座標軸ができるだけ解剖学的な特徴点を通るように配置する必要がある。この条件を満たすべく種々の座標系が提案されているが，その代表例を**図 4.20**に示す。

　図(a)の Grood らの例[28]では，まず，大腿骨内・外顆それぞれの最後方点の2点を結んだ線の中点を，大腿骨に固定した直交座標系の原点，O_F に設定する。つぎに，この O_F 点と大腿骨骨頭の中心を結んだ線を Z_F 軸とし，先の内・外顆最後方2点を結ぶ線とこの Z_F 軸とのベクトル積の方向を Y_F 軸，最後に Z_F 軸と Y_F 軸とのベクトル積の方向を X_F 軸とする。以上により，大腿骨座標系（O_F-X_F, Y_F, Z_F）が決まる。つぎに，脛骨中央の顆間隆起部の頂点を脛骨座標系の原点，O_T とし，この脛骨座標系原点と踵（足首）関節の中心を結んだ線を Z_T 軸とする。Y_T 軸は脛骨内・外顆それぞれの中心を結ぶ線と先の Z 軸とのベクトル積の方向，X_T 軸は Z_T 軸と Y_T 軸とのベクトル積の方向である。Grood らの座標系では，Z_F 軸と Z_T 軸をそれぞれ大腿骨と脛骨の機械軸と一致させている点に特徴がある。

　図 4.20(b)の Pennock らの例[29]では，まず，大腿骨内・外側突起部（transepicondylar）を結ぶ線を X_F 軸とし，かつ両突起部の中点を大腿骨座標系の原点，O_F とする。この O_F 点と大腿骨骨頭の中心を結んだ線と X_F 軸とのベクトル積の方向を Y_F 軸，X_F 軸と Y_F 軸とのベクトル積の方向を Z_F 軸とする。また，脛骨顆間

4. 膝関節

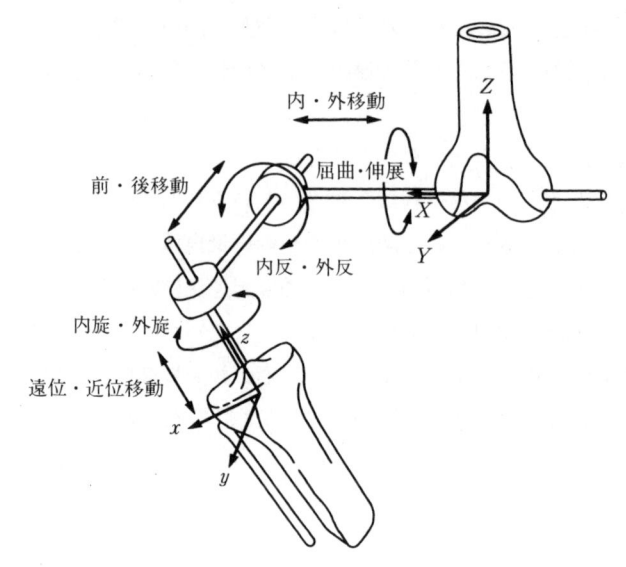

図4.19 関節座標系〔宮本昌俊,ほか:義足膝継手の遊脚相制御機構が歩行中の消費エネルギーに及ぼす影響,バイオメカニズム,**23**(1999)〕

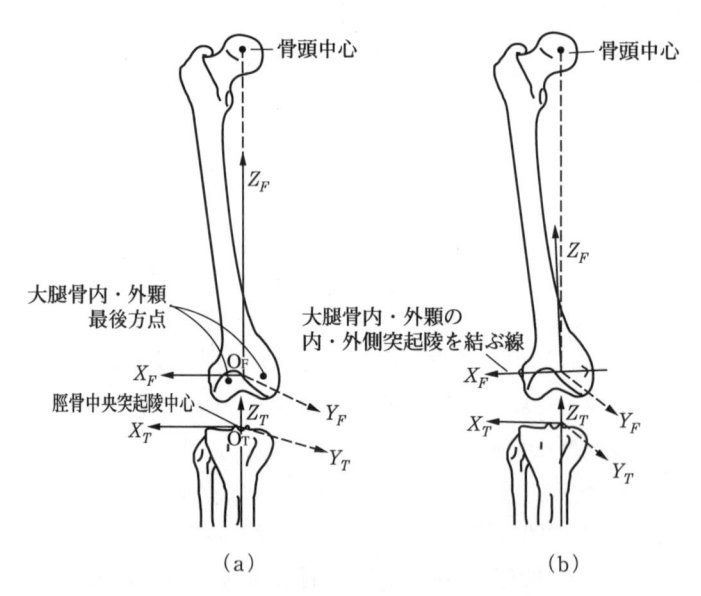

（a） Groodらの座標系〔E. S. Grood and W. J. Suntay : A joint coordinate system for the clinical description of three-dimensional motions : application to the knee, J. Biomechanical Engineering, **105** (1983)〕,（b） Pennockらの座標系〔G. R. Pennock and K. J. Clark : An anatomy-based coordinate system for the description of the kinematic displacements in the human knee, J. Biomechanics, **23** (1990)〕

図4.20 解剖学的特徴点を基準とした座標系の例

隆起部内側の頂点を脛骨座標系の原点，O_T とし，この脛骨座標系原点と踵関節の中心を結んだ線を Z_T 軸とする。以下，Y_T 軸と X_T 軸は Grood らの定義に準ずる。Pennock らの座標軸では，Grood らのそれよりもさらに識別しやすい解剖学的特徴点を選んでいる。

〔6〕 関節運動に関する最近の計測・評価法

すでに述べたように，関節運動計測の基本は，骨に固定したマーカ，すなわち"点"の3次元位置計測であり，その代表的な例が先の〔2〕項で示したステレオ計測法である。他方，最近の運動計測システムの進歩により，多数点の自動計測が可能になってくると，上記のような離散的なマーカ位置測定に代わって，パターンマッチング法や距離マップ法と呼ばれる手法を用いて，骨輪郭形状の変化具合から当該骨の位置・姿勢変化を推定することが試みられるようになった[30]。パターンマッチング法とは，例えば基本3軸回りの脛骨の回転運動量とそのときの脛骨輪郭形状との対応マップをあらかじめ求めておき，新たに脛骨輪郭形状が得られるつど，そのときの脛骨位置・姿勢を先の対応マップから補間推定する方法である。対象骨が球や円柱のような点対称や軸対称の形状でない限り，たいていは輪郭形状に対応して位置・姿勢が一義的に求まる。距離マップ法とは二つの任意曲線の適合度（重なり具合）の評価指標として，2曲線上の多数点相互の距離を統計処理した変量を用いる方法である。パターンマッチング法や距離マップ法では，マーカが不要であるため生体膝の計測には適している。また，多数の測定点を統計処理することで測定誤差を減少させることができる。

4.3.2 関節曲面形状の記述と評価

関節曲面を表すためにさまざまな数式モデルが用いられてきている。当初は楕球や放物面など数学的に定義しやすい解析的曲面で代用することが試みられ，ついで，高次多項式が用いられてきた。最近では，グラフィック理論での自由形状曲面式が用いられている。最もよく用いられている自由形状曲面式は，ベジエ曲面式とB-スプライン曲面式である。これらの曲面式は，表記法の簡潔さや柔軟な曲面操作性などの特長ゆえ，グラフィックスでの自由曲面生成には多用されているが，すでに存在する自由形状曲面の近似式として用いるにはいくつかの問題点がある。例えば，矩形状の座標データを必要とすること，ノイズを含む測定データをどの程度まで平滑化すべきかの根拠が定まっていないこと，などがそれである。ここでは，大腿骨の曲面近似に B-スプライン式を適用した Ateshian の研究[31]を例に，関節曲面形状の記述と評価法を解説しよう。

〔1〕 **B-スプラインによる曲面近似**

B-スプライン曲面は**図 4.21** に示すような制御網によって定義され，曲面上の点 x はパラメータ，u, w を用いて次式で表される。

$$x(u,w) = \sum_{j=1}^{n_u} \sum_{k=1}^{n_w} d_{j,k} N_{j,n_u}(u) N_{k,n_w}(w) \tag{4.9}$$

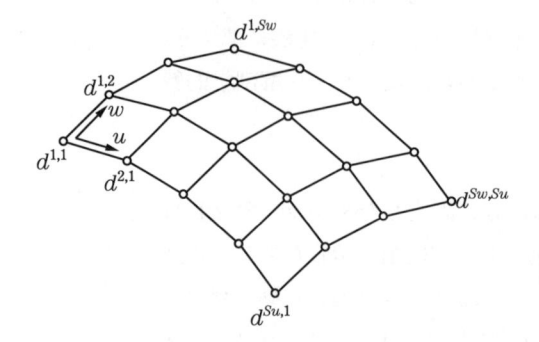

図 4.21 B-スプライン曲面での制御網

ここで，$d_{j,k}$：制御網（$S_u \times S_w$）上の点，S_u, S_w：制御点の数，$N_{j,n_j}(u), N_{k,n_w}(w)$：B-スプラインの基底関数，$n_u, n_w$：B-スプラインの位数（＝次数+1），である。

さらに，$x_{i,j}$：測定データ，m_u, m_w：データ数，として，次式

$$u_i = \frac{i-1}{m_u - 1}, \quad w_j = \frac{j-1}{m_w - 1}$$

により，測定データ $x_{i,j}$ をパラメータ座標セット（u_i, w_j）と対応付ける。格子点における測定データ値と B-スプライン曲面式での値との差が B-スプライン曲面式の位置再現精度を表す。そこで，対象曲面全体にわたっての B-スプライン曲面式の位置再現精度を次式で評価する。

$$e = \sqrt{\frac{\sum_{i=1}^{m_u} \sum_{j=1}^{m_w} \left| x(u_i, w_j) - x_{i,j} \right|^2}{m_u m_w}} \tag{4.10}$$

B-スプライン曲面式を適用するにあたっては，スプラインの次数 n_u, n_w と制御点の数 S_u, S_w の4パラメータを決定しなければならない。関節のバイオメカニクスの応用例では，曲率の連続性，すなわち2次微分値までが保証されれば十分であるからスプラインの次数は3次，すなわち位数 n_u, n_w は4次とする。制御点の数 S_u, S_w がデータ数 m_u, m_w と同じであれば，$e=0$ が保証されるが，S_u, S_w を多くしすぎるとスプライン曲面は余分なうねりを生じるようになり，ここにも B-スプライン曲面式の欠点がある。よって，式 (4.14) の e がデータの測定誤差と同レベルに落ち着くかどうかがスプライン制御点の数 S_u, S_w を決める基準となる。余分なうねりを抑える目的で，曲面の平滑度を表す次式を評価指標に用いる。

$$\bar{\kappa}_{\text{rms}}^2 = \frac{1}{m_u m_w} \sum_{i=1}^{m_u} \sum_{j=1}^{m_w} \frac{1}{2} \left[\bar{\kappa}_{\min}^2(u_i, w_j) + \bar{\kappa}_{\max}^2(u_i, w_j) \right] \tag{4.11}$$

ここで $\kappa_{\max}, \kappa_{\min}$ はそれぞれ，曲面の最大曲率，最小曲率である。

B-スプライン曲面式を適用する際，もう一つ問題となるのは，矩形・格子状のデータ点群を必要とすることである。仮に格子状のデータ点群が得られたとして，測定対象物の輪郭形状は必ずしも矩形とは限らず，このことが B-スプライン適用時の障害となっている。

4.3 膝関節の計測と評価　95

　図4.22(a)は大腿骨の3次元測定データ，図(b)は測定データのx-y面上への投影を示したものであるが，いうまでもなく，大腿骨の輪郭形状は矩形ではない。矩形・格子状のデータ点群を得るには，しかるべき外挿法を適用してダミーのデータ点群を追加してやる必要がある。このようにして得られたデータ点群の2次元投影図と3次元表示の例を図(c)，(d)に示す。

(a) 大腿骨の3次元測定データ

(c) 外挿法を適用して得られた矩形領域データ

(b) 上記(a)の2次元投影図

(d) 上記(c)の2次元投影図

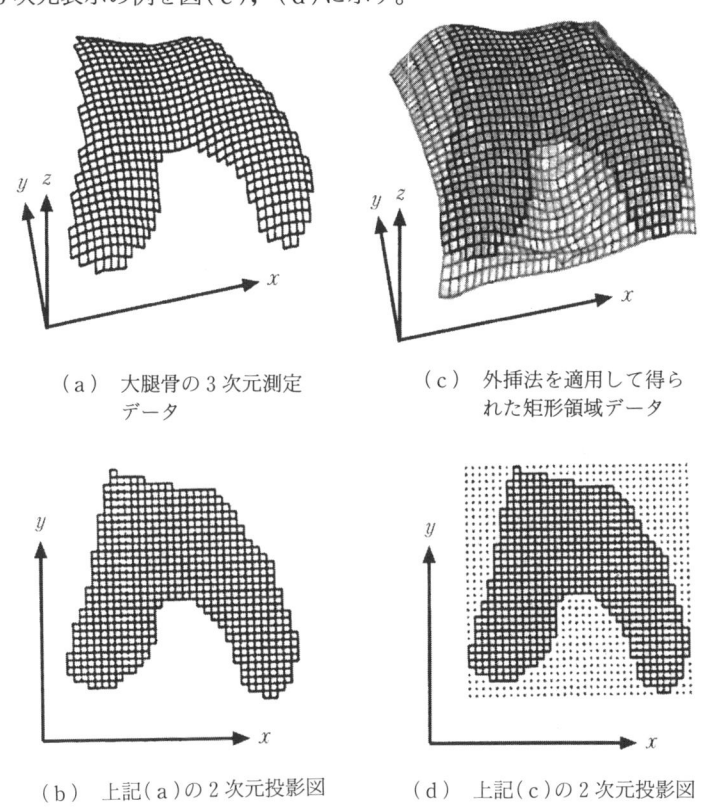

図4.22　オリジナルデータの矩形領域への拡張

　以上のようにして得られた矩形・格子状のデータセット $x_{i,j}$ に対し，4次のB-スプライン式を適用した結果を以下に示す。ただし，オリジナルの大腿骨輪郭から逸脱した箇所，すなわち，外挿法を適用して追加した箇所のデータは，その後の曲面解析や表示においては無視している。

　それぞれ式(4.10)と式(4.11)で定義した評価指標，e と κ_{rms} の値を，u 方向の制御点の数 s_u に対しプロットした結果を図4.23に示す。同図で，横軸 s_u の最大値34は u 方向のデータ点数に相当する。スプライン曲面式の再現精度指標 e の値は最初急速に低下し，その後ゼロに収束していく。曲面の平坦度指標 κ_{rms} の値は $s_u=28$ 程度までは漸増し，その後，急激に上昇する。

　図4.24(a)～(c)は，制御点の数，s_u, s_w を3段階に変えた場合のB-スプライン曲面式に対し，コンピュータグラフィックでの陰影モデルを適用した例を示す。陰影モデルの作成では曲面式の1次微分値までが用いられるため，表面の滑らかさ

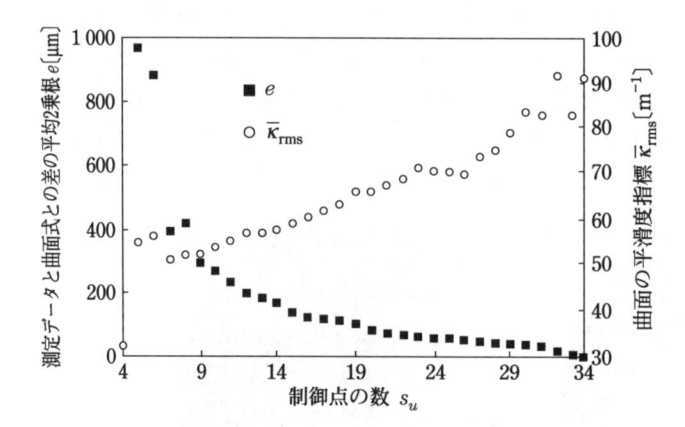

図 4.23 制御点の数と位置誤差，曲率との関係〔G. A. Ateshian : AB-spline least-squares surface-fitting method for articular surfaces of diarthrodial joints, J. Bio. Eng., **115**, 4A (1993)〕

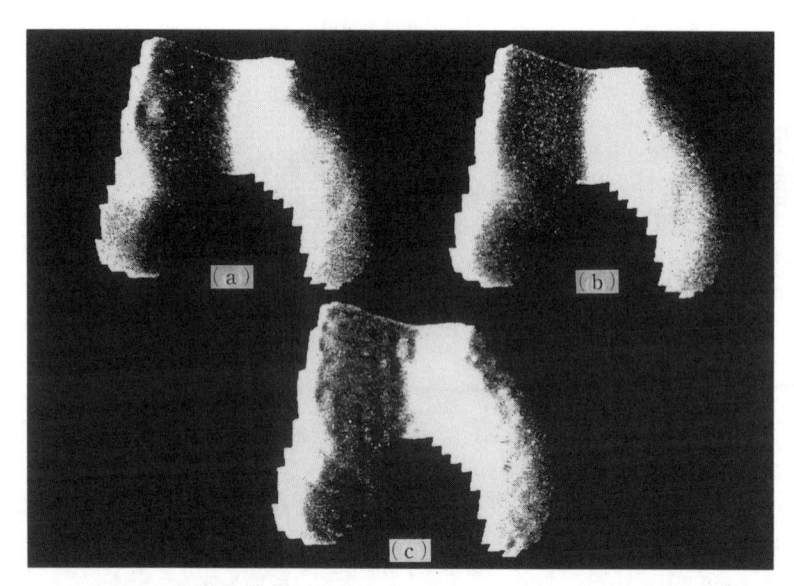

（a） u, w 方向の制御点の数，$s_u = s_w = 20$
（b） $s_u = s_w = 11$
（c） $s_u = 34, s_w = 33$ （制御点の数を測定データの数と等しくした場合）

図 4.24 スプライン制御点の数を変えた場合の大腿骨陰影モデル〔G. A. Ateshian : A B-spline least-squares surface-fitting method for articular surfaces of diarthrodial joints, J. Bio. Eng., **115**, 4A (1993)〕

の違いが明確に示される．図(a)（$s_u = s_w = 20$）に比べ図(b)（$s_u = s_w = 11$）での表面はかなり滑らかになっている．ただし，図(b)（$s_u = s_w = 11$）での位置再現精度 e の値は図(a)（$s_u = s_w = 20$）でのそれの2倍ほど大きくなることは，すでに図4.23で示した通りである．図(c)（$s_u = s_w = 34$）は，制御点の数をデータ数 m_u, m_w と等しくした場合の結果を示し，曲面式がすべての測定データ点を通過しなければならない（$e = 0$）ため，不必要なうねりを生じてしまっていることがわかる．

すでに述べたように，B-スプライン曲面式を適用するにあたっては，スプラインの位数 n_u, n_w や制御点の数 s_u, s_w などのパラメータをいかに決定するかということがつねに問題となる．これらパラメータの決定は，オリジナルの関節曲面をいかに忠実に再現するかという問題と，得られた曲面をどの程度まで平滑化するかという二つの相反する要求をどの程度まで満たすかにかかわっている．e と κ_{rms} の値をチェックするだけでなく，さまざまな可視化手法を併用して関節曲面の復元精度を評価することも必要である．

以上で述べてきた問題点は，B-スプライン曲面以外の曲面式，ひいては市販されている曲面表示ソフトウェア全般に対しても当てはまることであり，抜本的解決策があるわけではない．測定データをどの程度まで平滑化すべきかは，曲面式を使用する目的に応じて決めなければならない．

〔2〕 曲率解析の例

関節曲面を B-スプラインなどの数式で表す目的は，あくまで曲率解析を行うためである．図 4.25 に大腿骨 24 体の曲面データをステレオ写真計測法で求め，次数 3 次の B-スプライン曲面で近似した後，関節面の曲率解析を行った例[32]を示す．同図は大腿骨 24 体の，最大・最小主曲率値の濃淡画像と最大・最小主曲率方向線図の平均値を示したものである．24 体すべての大腿骨がつぎのような形態的特徴を有する．まず，大腿骨の膝蓋骨接触面（中央のくぼみ部）は鞍状面を形成している（図 4.25 の A 部）．また，内・外側顆上で，斜めに走っている細い溝が見られる（B, C 部）．さらには，3 種類の縁部，すなわち，外側縁（D 部），内側縁（E

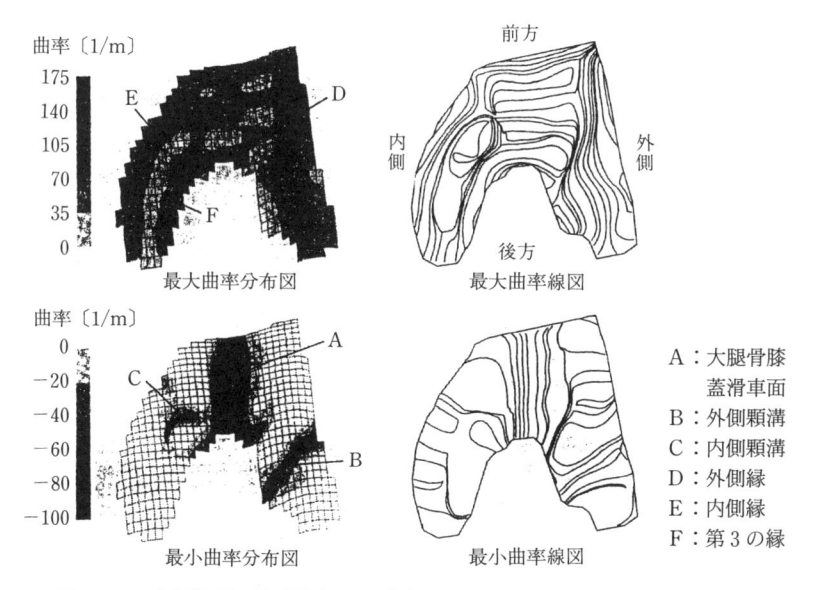

図 4.25* 大腿骨顆の曲面曲率マップ〔P. Renstrom, et al.: Strain within the anterior cruciate ligament during hamstring and quadriceps activity, The American J. Sports Medicine, **14** (1986)〕

A：大腿骨膝蓋滑車面
B：外側顆溝
C：内側顆溝
D：外側縁
E：内側縁
F：第 3 の縁

部）および第3の縁（F部）が顕著に認められる。

〔3〕 最近の曲面計測と記述法

前述したB-スプライン曲面式に限らず，グラフィック理論での曲面式では，格子状の座標位置とそれに対応した高さデータを必要とする。バイオメカニクスの分野では，関節曲面の形状測定にステレオ写真計測法がおもに用いられており，この計測法に限っては，格子座標を基にしたデータ取込みが可能である（図4.16参照）。しかしながら，現在，開発，あるいはすでに市販されている自動的3次元形状測定システム（ディジタイザ，スキャナ）では，データを走査的に取り込む方式のものが多く，データが格子座標を基にしたものにはなっていない。こうした問題に対処するため，最近ではこれまでのベジエ曲面式やB-スプライン曲面式に代わって，パラメータ多項式を用いた曲面式[33]が提案されている。グラフィック理論が普及する以前に多項式を用いていたころに比べ，コンピュータの性能が著しく進歩していることも理由の一つである。以上の経緯は，4.3.1項の〔6〕で述べた関節運動に関する最近の計測・評価法と類似しており，ハードウェアの進歩と連動して理論的研究の内容も変わりつつあることがうかがえる。なお，B-スプライン曲面式では，無理関数曲面を精度良く近似できないという問題があるが，この問題に対しては，NURBS（non-uniform rational B-spline）曲面式[34]が提案され，すでに市販のソフトに組み込まれている。ただし，関節曲面をはじめ自然界に存在している自由形状曲面で無理関数的な曲面は意外と少なく，NURBSの有用性は低いといえよう。

4.3.3 靭帯張力の計測と評価

変形性膝関節症にも増して症例数の多い膝関節損傷は，膝関節を取り巻く靭帯類の損傷である。中でも前十字靭帯は損傷例が多いうえに治療後も回復し難い靭帯である。このため，前十字靭帯が損傷した場合には，他の軟組織の一部を切り取って代用するいわゆる靭帯置換術を行うことが多い。靭帯の治療や再建のときに必要となるのが膝運動時における靭帯の伸び・張力特性に関するデータである。例えば，靭帯再建時には，全膝角度を通じ靭帯長さができるだけ一定に保たれるような付着位置を特定しなければならないし，靭帯再建後の大腿筋力強化リハビリテーションでは，靭帯に異常ひずみが生じないよう膝屈曲角度を制限してやる必要がある。こうしたことから，おもに切断膝を対象に，種々の膝屈曲角や大腿筋力の下での靭帯伸び特性に関する測定実験が多数行われてきている。ただし，測定実験条件が多様に異なるうえ，同様の実験条件下でも相互に異なる結果が報告されているなど，靭帯伸び特性に関しては必ずしも一定した結論が得られているわけではない。

〔1〕 各種センサによる計測

種々の膝屈曲角における靭帯の伸び特性測定には，ストレインゲージ，バックル式トランスデューサ，ホール素子など多種多様のセンサが用いられている。靭帯組

織の機械的性質を測定するための引張試験では，伸び特性測定にビデオカメラも用いられている．すでに述べたように，これまで行われてきている測定実験での結果は相互に異なっている．ここでは，おもに計測手法の観点から代表的な研究例を紹介するが，紹介した研究結果が最も信憑性の高い結果を提示しているわけではない．

各種センサによる靭帯伸び測定実験の中で，最も代表的なものは，Renstromら[35]の測定実験であろう．彼らは，ホール素子を用いたトランスデューサを切断膝の前十字靭帯の前方内側部に縫い付け，種々の膝角度での伸びひずみを測定している．前十字靭帯の前方内側部（以下，当該部位と略す）を測定部位に選んだ理由は，当該部位が膝運動中，最も緊張することが知られているためである．また，当該部位の伸びひずみの大腿筋力の有無による違いについても検討している．その結果によれば，いかなる膝屈曲角においてもハムストリングス筋の収縮は当該部位の伸びひずみを減少させるが，大腿四頭筋の収縮は膝角度0〜45°の範囲で当該部位の伸びひずみを著しく増加させる．さらに，大腿四頭筋とハムストリングス筋が同時に収縮する場合でも膝角度0〜30°の範囲では当該部位の伸びひずみ増加が認められる．以上の結果をもとに，彼らは，前十字靭帯再建後のリハビリテーションでは，膝角度0〜30°の範囲での大腿筋力強化訓練は避けるべきであると述べている．

上記Renstromらの測定実験は，靭帯全体の伸び・張力特性を，特定部位，すなわちセンサ装着部位での伸び特性で代表させてしまっている点に問題がある．同様の問題は他のセンサ類を用いた実験のすべてに当てはまる．これに対し，Markolfら[36]は，前十字靭帯全体を脛骨付着部で切り離し，その端部をロードセルセンサのロッド部に束ねて取り付けることにより，靭帯全体の張力を測定している．その結果によれば，前十字靭帯張力は膝角度0〜10°の範囲でのみ生じ，それ以上の膝角度では張力は著しく減少する．この傾向は，大腿四頭筋力を加えた場合でも認められる．したがって，膝角度0〜30°での大腿四頭筋収縮は，その前方内側部に限らず前十字靭帯全体の伸びひずみを増大させるとの結論が得られる．

以上で述べた測定実験では，切断膝の膝屈曲角度は人為的に設定しており，このようにして生成される膝屈曲を受動的膝屈曲という．測定時に大腿筋に張力負荷を与えているとはいえ，受動的膝屈曲では，大腿筋の収縮で膝が屈曲するいわゆる能動的膝屈曲の場合と，靭帯の伸び特性が異なる．したがって，実際の生体膝靭帯にセンサを埋め込み，その伸び特性を計測することこそ理想であるが，このような侵襲的計測法の適用にはさまざまな問題があった．最近，Beynnonnら[37]はこうした倫理的問題をも克服したうえで，ホール素子トランスデューサを患者の前十字靭帯の前方内側部（以下，当該部位）に埋め込んで，その伸び特性測定を行っている．被験者は，靭帯類は正常であるが半月板損傷などによる手術が必要な患者であり，手術時に併せてセンサ埋込みを行っている．Beynnonnらの実験によれば，図4.26に示すように，能動的な膝運動では，膝屈曲角度10°〜48°の間でひずみを生じ，

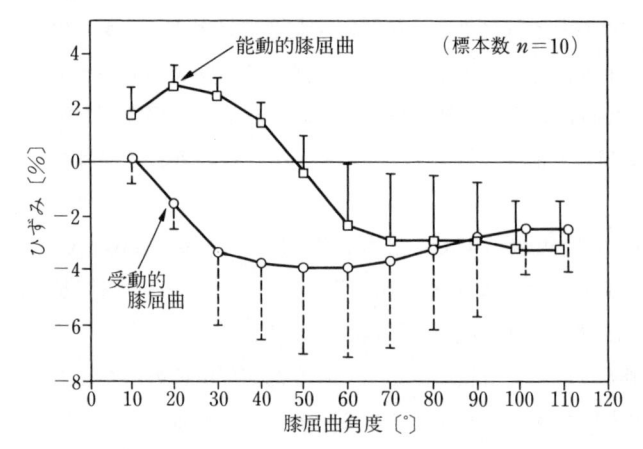

図 4.26 能動的膝屈曲と受動的膝屈曲における膝屈曲角と前十字靭帯前方内側部のひずみの関係〔B. Beynnon et al.: The measurement of anterior cruciate ligament strain in vivo, Int. Orthopaedics, **16** (1992)〕

膝角度 48°〜110°の間ではひずみは生じない。他方，受動的な膝屈曲の場合には，膝伸展位の場合を除き，ひずみはほとんど生じない。能動的膝運動と受動的膝運動でのひずみを相互に比較してみると，膝角度 10°〜40°の範囲で有意差が認められたが，膝角度 50°〜110°の間では有意差は認められない。また，脛骨の前方移動に伴う当該部位の伸びひずみの増加は，膝屈曲角度 30°の場合（Lachman 試験）が 90°の場合（脛骨前方引出し試験）よりも大きい。大腿四頭筋の収縮時でも，膝角度 90°の場合よりも，膝角度 30°の場合に，当該部位で有意なひずみ増加が認められる。以上の結果から，前十字靭帯損傷診断には，脛骨前方引出し試験よりも Lachman 試験のほうが適していること，受動的膝運動ならいかなる膝角度でも，また，能動的膝運動では膝角度 50°〜110°の間ならば再建後の靭帯に過大な伸びひずみは生じない，などの結論が得られる。

〔2〕 **ロボットを用いた計測**

Woo らの研究室では，ロボットマニピュレータと力センサを用いたシステムを開発し，種々の生理学的条件下での膝運動制御や靭帯張力測定に応用している[38]。**図 4.27** は，このシステムの概要を示したものであり，膝運動中の靭帯張力測定は，以下の手順で行われる。

（1） ロボットを操作し，膝関節標本に対し屈曲運動を行わせる。
（2） ロボットは，運動中の膝関節の 6 自由度経路を記憶する。
（3） ロボットハンドにかかる力を，力センサで計測する。
（4） 対象とすべき靭帯を切除する。
（5） ロボットは，（2）での経路情報を用いて，靭帯切除後の膝関節に対し（1）とまったく同一の屈曲運動を行わせる。
（6） ここでも（3）と同様に，ロボットハンドにかかる力を，力センサで計測す

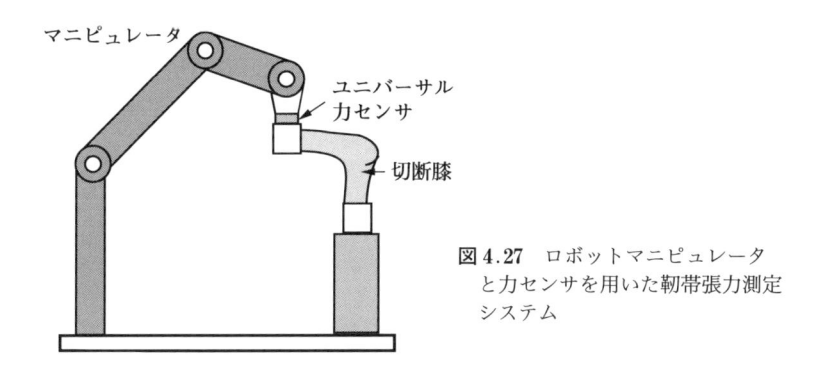

4.3 膝関節の計測と評価　101

図 4.27 ロボットマニピュレータと力センサを用いた靱帯張力測定システム

る。
(7) 靱帯切除前後のロボットハンドにかかる力,(3)と(6)を比較することにより,切除された靱帯の張力を計算する。

上記測定方法ではロボットの位置制御を基本としているが,ロボットを力制御モードで操作するためのソフトウェアも開発されている。ロボットを力制御モード下で使用するのは,脛骨引出し試験などに応用する場合である。脛骨を他動的に押し引きし,その前後移動量を計測する脛骨引出し試験では,下腿部を強く把持することによって付随的に生じる回旋運動などを拘束してしまい,正確な前後移動量を計測しにくいきらいがある。ロボットを用いて切断膝の脛骨前後動を計測した場合,前後方向以外の5自由度運動を許容した場合の前後移動量は,5自由度運動を拘束した場合より60%も増加するという結果が得られている。

なお,以上で述べたロボット計測システムでは,膝関節という多変数系に対し重ね合わせの原理が適用できることを前提としており,具体的には以下の条件を満足する必要がある。
(1) (各靱帯などの)要素間になんの干渉もないこと
(2) 骨組織は靱帯に比べ完全剛体とみなせること
(3) 関節位置や姿勢は,繰り返し再現できること

重ね合わせの原理が成り立つ限り,おのおのの靱帯を切除する順序は測定結果に影響せず,したがって,単一膝を対象にあらゆる靱帯の張力を測定することが可能である。関節のバイオメカニクスの研究にロボットを応用する手法は,ロボットがもつ高い位置決め精度と柔軟な操作性のゆえに,多くの可能性が含まれているといえよう。

5 歩　行

5.1 歩行の神経生理

　歩行運動に関しても，1.1 節で述べた一般的な運動の神経制御機構が働いている．歩行に固有の機構として，周期的運動を基礎的に維持するため働いている脊髄リズムジェネレータ回路網がある[1]．ここでは，相互抑制回路網により，二つの神経回路がたがいに自己内では興奮性に，他の回路には抑制性に結合し，自励的な発振リズムを形成する．脊髄にこのようなリズムジェネレータがあり，上位中枢の関与なしでも，歩行の基礎リズムが保持されることは，古くから主として脊髄切断をしたネコでの動物実験で知られていた．すなわち，切断レベルより下位にある（したがって，上位中枢からの入力のない）体肢を支配する脊髄神経回路で自励リズムが回復し，トレッドミル上での歩行機能が回復する事実がある．ヒトの2足歩行においてもこのような脊髄リズムジェネレータが存在することは，中位レベルでの完全脊髄損傷患者でも，ハーネスで体重を免荷してトレッドミル上で頻回に歩行運動をさせると，自励の歩行機能が回復してくる事実から，最近認められるようになっている．なお，この脊髄リズムジェネレータの維持には，末梢からの感覚性求心経路が重要な働きをしていることもわかっている．

5.2 歩行運動の基礎知識と用語[2]

5.2.1 時間因子・距離因子

　歩行の時間因子（temporal factor）の用語は歩行の状態を区別する特徴時点に関する用語と，この時点間の状態を表す用語の二つからなる．歩行の距離因子（distance factor）は両足の接床の位置関係で決まる．

〔1〕 時間因子の基準となる時点

・踵接地（heel contact）：振れ戻った足の踵が接地する瞬間
・足底接地（foot flat）：足底全体あるいは少なくとも中足骨頭が接地した瞬間
・踵離地（heel-off）：離踵．踵が床から離れた瞬間
・爪先離地（toe-off）：爪先離れ．足部全体が床から離れた瞬間

　以上は，健常歩行を想定した場合の定義であるが，歩行障害がある場合には，尖

足歩行などのように必ずしも上記の特徴時点の順序で動作が起きるとは限らない。この場合には，立脚期と遊脚期の区切りを単に接床（foot contact）と離床（foot-off）と呼ぶこともある。

〔2〕 時間因子

- 歩行周期（gait cycle）：踵接地から同側脚の踵接地までの経過時間
- 立脚期（stance phase）：踵接地から爪先離地までの期間
  - 前期：踵接地から足底接地までの経過時間
  - 中期：足底接地から踵離地までの経過時間
  - 後期：踵離地から爪先離地までの経過時間
- 両脚支持期（double support phase）：対象脚の踵接地から反対脚の爪先離地までの時間。
- 単脚支持期（single support phase）：反対脚の爪先離地から反対脚の踵接地までの時間（反対脚の遊脚期に一致する）。
- 遊脚期（swing phase）：爪先離地から踵接地までの期間で，足部が床から完全に離れている期間
  - 加速期（acceleration phase）：足部が前方への加速度をもつ期間で，運動学的には足部が股関節の後方にある期間
  - 中期（mid swing phase）：足部がほぼ一定速度になっている期間で，運動学的には足部が股関節の後方真下付近にある期間
  - 減速期（decceleration phase）：足部が減速方向の加速度をもつ期間で，運動学的には足部が股関節の前方にある期間
- 1歩時間（step duration）：対象脚の踵接地から反対足の踵接地までの時間

なお，phase を"相"と訳し，立脚期を"立脚相"のようにいうこともある。

〔3〕 時間因子の関係

歩行周期＝右立脚期＋右遊脚期
　　　　＝左立脚期＋左遊脚期
立脚期＝立脚前期＋立脚中期＋立脚後期
　　　＝両脚支持期＋単脚支持期＋両脚支持期
遊脚期＝加速期＋中期＋減速期
　　　＝反対側単脚支持期
　　　＝歩行周期－立脚期

健常歩行では立脚期は歩行周期のほぼ60％，両脚支持期はほぼ10％程度になる。

歩調（cadence）：1分当りの歩数
　　歩数〔歩/秒〕＝2×1/歩行周期〔歩/秒〕
　　歩調〔歩/分〕＝歩数×60

〔4〕 距離因子

足のつき方の空間的な特徴量であり，図5.1に示す四つがある。

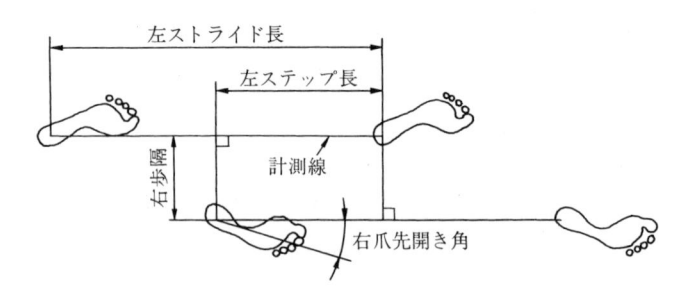

図 5.1 距離因子の定義〔臨床歩行分析懇談会編：臨床歩行分析入門，医歯薬出版 (1989)〕

- ストライド長（stride length）：足底接地位置から1周期後の同側の足底接地位置までの距離
- ステップ長（step length）：反対脚の足底接地位置から，対象脚の足底位置をストライド長の計測線上に投影した点までの距離

  右ストライド長＝左ステップ長＋右ステップ長

  左ストライド長＝右ステップ長＋左ステップ長

- 歩隔（stride width）：ストライド長の計測線と反対脚の足底との距離

  右歩隔：左ストライド長の計測線から測った右足底までの距離

  左歩隔：右ストライド長の計測線から測った左足底までの距離

- 爪先開き角（foot angle）：ストライド長の計測線と足底の長軸のなす角度

  右爪先開き角：右ストライド長の計測線と右足底の長軸のなす角度

  左爪先開き角：左ストライド長の計測線と左足底の長軸のなす角度

なお，ストライド長がステップ長の意味と同義に使われることがしばしばあるので，文献を読むときにはどちらの意味かよく注意する必要がある。日本語では，ステップ長でもストライド長でも"歩幅"と表現することが多い。明瞭に区別する必要があるときは"1周期の歩幅"，または"1歩の歩幅"のように表す。

歩行速度（walking velocity）は，ストライド長と歩行周期を用いて

歩行速度〔m/秒〕＝ストライド長〔m〕/歩行周期〔秒〕　となる。

5.2.2 運動面

歩行を身体との関係で記述する際，図 5.2 に示す三つの面を用いる。

矢状面（sagittal plane）

前額面（frontal plane, coronal plane）

水平面（horizontal plane, transverse plane）

5.2.3 関節運動

下肢の関節にまたがる体節の間の相対的回転に関しては，図 5.3 に示すように定義する。

水平面　　　　前額面　　　　矢状面

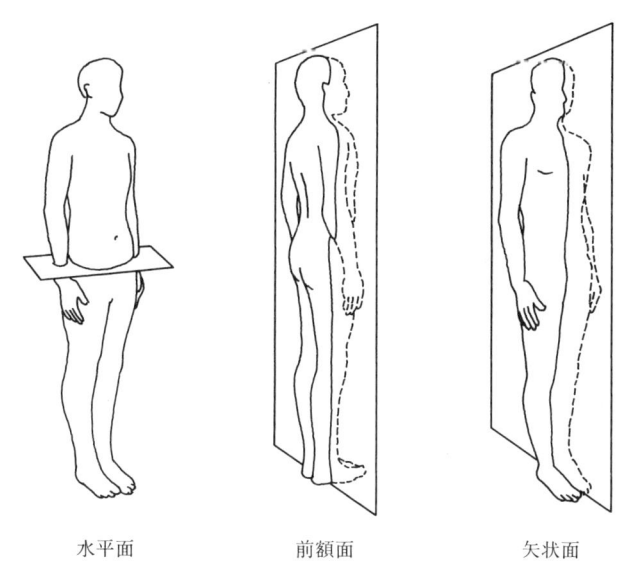

図 5.2 三つの運動面〔中村隆一, ほか：リハビリテーションクリニックス 3　リハビリテーションにおける筋電図, 医歯薬出版 (1973)〕

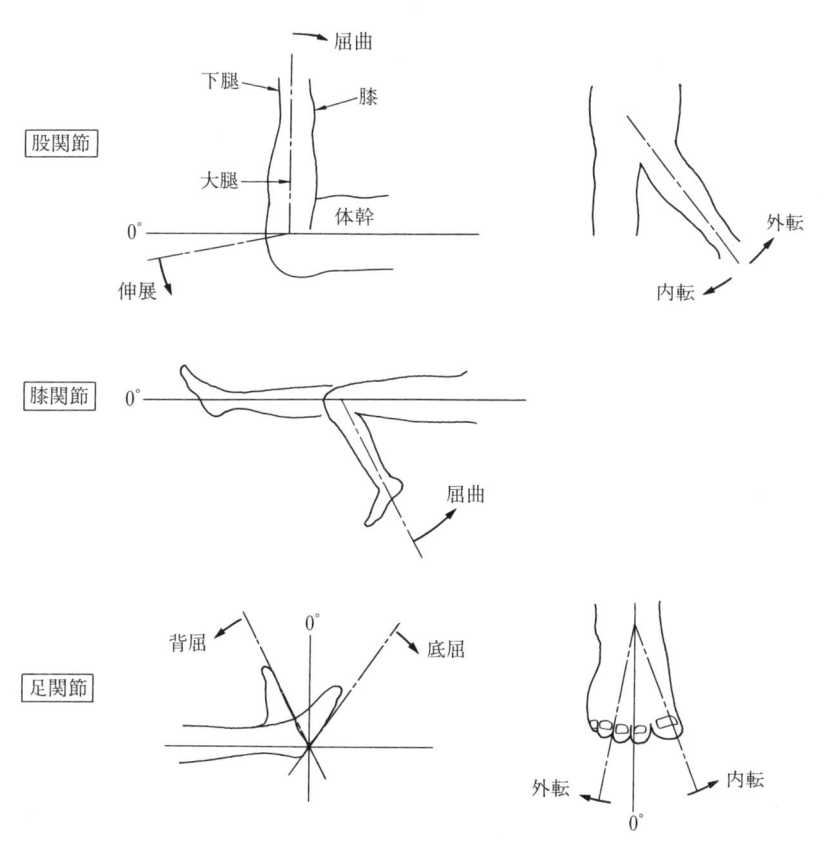

股関節：屈曲／伸展／外転／内転（下腿, 膝, 大腿, 体幹）

膝関節：屈曲

足関節：背屈／底屈／外転／内転

図 5.3 下肢関節運動の定義

- 屈曲（flexion）・伸展（extension）：関節の主回転軸回りの回転。角度が小さくなるほうが屈曲，大きくなるほうが伸展。ただし，足部に関しては，足底が後ろに回転する方向を底屈，前に回転する方向を背屈という。
- 内転（adduction）・外転（abduction）：体節を体の中心線の方に近づける回転を内転，遠ざける回転を外転という。
- 内旋（internal rotation）・外旋（external rotation）：体節をその長軸回りに内向きに回転することを内旋，外向きに回転することを外旋という。ただし，足部に関しては長軸回りの内旋を回内（または外返し，eversion），外旋を回外（または内返し，inversion）とよぶ。現実の足関節の回転は，3軸の運動が複合された形で起こる。すなわち，「内反＝底屈＋内返し＋内転」，「外反＝背屈＋外返し＋外転」である。

5.3 歩行の計測

歩行を工学的手法を応用しながら取り扱うとき，大きく分けて二つの流れがある（図5.4）。一つ目は，歩行の駆動源として，神経活動パターン，筋張力あるいは関節モーメントを入力として与えた場合，その結果どのような運動が生成されるかを知ろうとする流れである。これを，順動力学的手法という。二つ目は，逆に，実際に歩行が観察されるとき，どのような関節モーメントや筋張力が発生しており，どの体節でどのくらいのエネルギーが消費されているかを知ろうとするといった流れである。これを逆動力学的手法という。通常，歩行分析というときには，歩行を計測して，関節モーメントや筋力を求めようとすることが多いので，逆動力学的手法

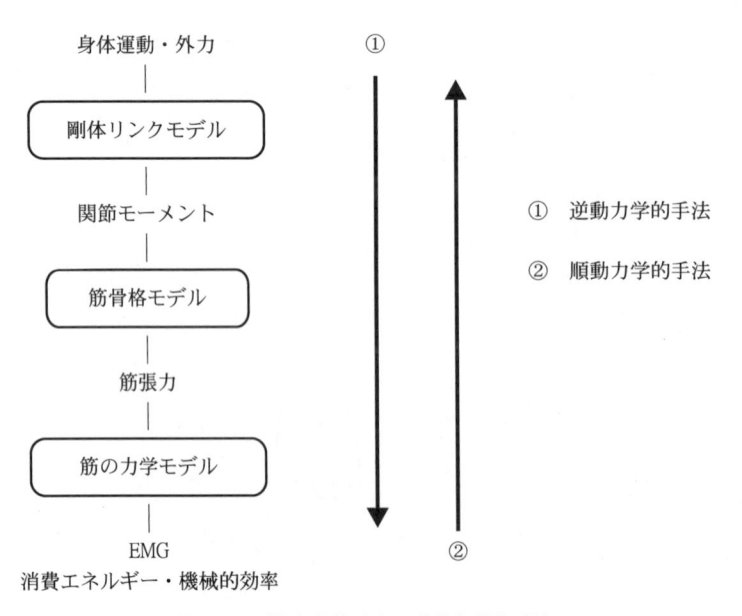

図5.4 順動力学的手法と逆動力学的手法

を念頭においているといってよい。

5.3.1 計測法の大別

逆動力学的手法で必要とされるのは，慣性系に対する体節の位置（＋姿勢）と外力であるが，歩行を理解し，測定結果を応用する上では必ずしもそれに限ったものだけが必要とされるわけではない。例えば，簡単な距離・時間因子がわかるだけでも，臨床的な応用には十分な場合もありうる。したがって，ここではなるべく広く歩行の計測に関する手法を説明していくことにする[3]。

歩行の計測法は，身体装着式の方法と空間設置式の方法に大別される。身体装着式方法とは，センサを被験者の身体に装着し，直接歩行運動に関する情報を取得する方法であり，測定が特定の空間に限定されない利点を有する。しかし，この方法は一般に慣性系に対する情報を得ることが困難であり，したがって逆動力学的手法のためのデータを得るには適さない。空間設置方式とは，センサを慣性系の特定の場所に固定し，慣性系を基準とする情報を得ようとするものである。したがって，逆動力学的手法に適しているが，測定が特定の空間に限定され，装置が大がかりになりがちであるという欠点をもつ。

5.3.2 時間・距離因子の計測

時間・距離因子を最も簡単に測る古典的な方法としては，物差しとストップウォッチによるものである。あらかじめ長さの決められた直線歩行路を通過するのにかかる時間と歩数を計測すれば，平均のストライド長，歩行速度を求めることができる。

歩行路に数mmの間隔の導電性ゴムからなるスイッチマトリクスを敷くことにより，自動的に時間・距離因子を求める装置も開発されている。

5.3.4項で述べるフォースプレートから得られる垂直力に適当なしきい値を設けることで，各ステップごとに各種の時間因子を近似的に求めることができる。さらに，5.4.2項で述べる床反力作用点（center of pressure＝COP）を用いて，多少の幾何学的処理を追加することにより，近似的にステップ長，歩隔，爪先開き角を求めることも可能である。

5.3.3 位置情報の計測
〔1〕 身体装着式位置計測装置

最もよく用いられるのは，関節の相対角度を計測するための電気角度計（＝ゴニオメータ）である。いちばん簡単なものは，摩擦の小さいポテンショメータに二つのアームを取り付け，ポテンショメータの回転中心を関節の回転中心に合わせ，アームを隣接する体節の表面に固定するものである。相対角度が変わるとポテンショメータが回転し，中間タップの位置が変わるのでこれを抵抗変化として取り出せば

よい。**図5.5**にゴニオメータの例を示す。アームの機構部を工夫することにより関節の滑りによる測定誤差を小さくしたり，2軸や3軸の関節角度を測定することも可能である。測定精度を決定する最大の要因は，アームの体節に対する取付け方法であり，皮膚を露出できるときは両面接着テープで固定するとよい結果が得られる。着衣の上から取り付ける場合には，着衣にアームを両面接着テープで固定した上で，アームごとゴムバンドで体節にしばり付けるしかないが，あまりよい精度を期待することはできない。

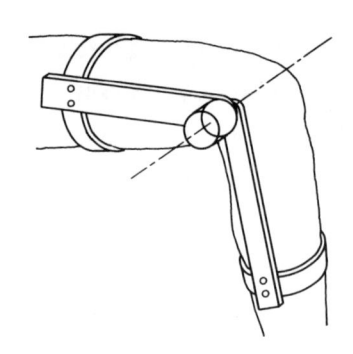

図5.5 ゴニオメータの一例

図5.5に示したポテンショメータを用いたゴニオメータは，ときとして被験者の自然な歩行に擾乱(じょうらん)を与えることがある。これを解決するために，薄い導電性ゴムのストリップを数mm角のシリコンゴムのコラムに張り付け，コラム両端間の相対角度を分布定数的に求めるフレキシブルゴニオメータも開発されている[4]。

小型の傾斜計を体節に取り付け，各体節の鉛直線に対する角度（＝絶対空間角度）を計測することができる。この傾斜計は，重錘(じゅうすい)が回転抵抗のきわめて小さいポテンショメータの中間タップにぶら下がっており，静的には必要十分な精度で絶対空間角度を計測できる。体節が並進加速度を伴って運動するときには，この成分が角度出力に混入するので，適当な機械的ダンパを重錘に加えることによりこの影響を低減する必要がある。

〔2〕 **空間設置式位置計測装置**

現在最も広く用いられているのは，反射性の強いマーカを体節に付け，これをテレビカメラで撮影し，背景との輝度の差によりマーカの位置情報のみを取り出す方法である[5]。S/Nをよくするために照明に赤外光を使うものが多い。この方式の一つの問題は，視野の中に複数のマーカがあるときに（連続するフレームで移動する），マーカをどのように同定するかである。通常は，最初だけ各マーカの同定をマニュアルで行い，つぎのフレームからはマーカの移動距離に制限をつけたり，速度の連続性を仮定したりして自動的にトラッキングをする方法がとられるが，必ずしも満足した結果が得られるとは限らない。

マーカの同定の別の方式としては，可視光の照明の下に色の異なるマーカを取り付け，色の違いによる識別を行うものがある。この場合には着衣や歩行路の背景に

マーカに近い色のものが入らないように注意する必要がある。

反射マーカで問題となる複数のマーカの同定の問題を避けるため，赤外領域のLEDを能動マーカとして用い，それがカメラのレンズを経て結像する面に特殊な2次元半導体を使用する方式も考案されている（**図5.6**）。結像した点から2次元半導体の4辺までの距離に反比例した電流が流れる。複数のマーカを用いるときには時分割方式にして，ある時刻に点灯しているLEDが一つになるようにしなければならない。そのための同期をとることと，LEDにかなりの電流を流すための電源を供給することが必要となるため，実際の応用では有線方式とならざるを得ないことが多い。2次元半導体の代わりに，受光部にフォトセルアレーを用いて直線性を高めたものもある。

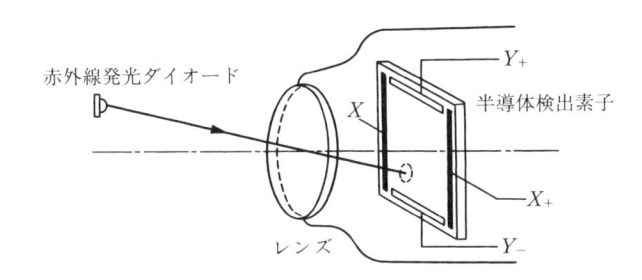

図5.6 半導体方式位置計測装置の原理図

片側から2台のカメラを設置して，同一のマーカを同時に測定すれば計算によりマーカの3次元位置を求めることができる。左右両側の体節についてマーカの3次元位置を求めるためには，最低でも4台のカメラが必要となる。この場合でも，例えば，股関節の外側に付けたマーカなどは腕の振りにより瞬時的に隠れてしまうので，つねにマーカの隠れを避けるためには前方と後方にもカメラを設置するなどの工夫が必要となる。

3次元カメラ方式での他の問題は，校正法である。現在多く用いられているのは，カメラの設置位置関係を測定者が知らないでも自動的に校正ができるDLT法である。別の問題は，マーカの取付け位置と解剖学的関節中心が必ずしも一致しないことである。この対応をよくするためのマーカの取付け位置の方式がいくつか提案されている（p.111のノート参照）。

体節の並進位置の情報のみでなく，回旋を含めた姿勢の情報まで必要とする場合には，一つの体節ごとに最低三つのマーカをその相対位置が変化しないように取り

☕ コーヒーブレイク ☕

加速度計とジャイロセンサの利用

身体全体の重心の加速度の進行方向成分を2回積分することにより（位置と速度の初期値が与えられている条件の下で）重心の進行方向位置を計算できる。し

たがって，加速度計を歩行の簡易計測に応用しようとする試みは古くから行われてきた．しかし，加速度計には必ず誤差が含まれており，これを2回積分すると誤差がいっそう拡大することが多く，長い時間にわたって進行方向距離を計算することは現実には難しい．

逆に，身体全体の重心の加速度に質量をかけたものは，外力（杖などを使わない歩行の場合は床反力＋重力）と等しくなる．したがって，加速度計を簡易な力計測装置として応用しようとする試みも行われている．図 5.7(a) に，加速度計を身体全体の重心位置に近似的に一致する腰背部に取り付け，加速度計の出力と左右の足に加わる床反力を合成した波形を比較した例を示す．このように，加速度計の出力は合成床反力の特徴を比較的よく表す．このことを利用して，加速度計の出力のみから，歩行の対称性・再現性・円滑性・動揺性などを評価することが試みられている．

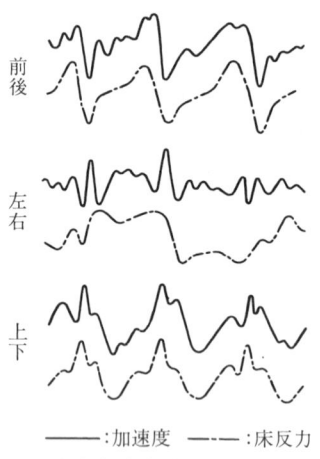

(a) 腰部加速度波形と左右合成床反力の比較〔臨床歩行分析懇談会編：臨床歩行分析入門，医歯薬出版（1989）〕

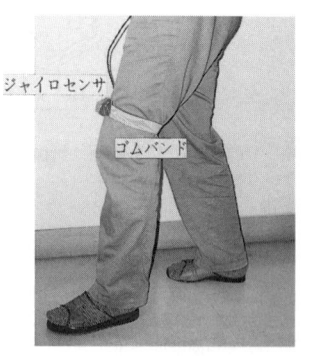

(b) ストライド測定用装置の概観

図 5.7

一方，角加速度を計測するものとしてジャイロセンサがある．ジャイロセンサは昔は飛行機の慣性航法装置として用いられていたため非常に高価であったが，最近は圧電素子技術を用いた簡易型のジャイロセンサが VTR カメラの手振れ防止やカーナビゲーションでの応用のために量産され，比較的安価になっている．こうした圧電ジャイロセンサを片脚の大腿下部にバンドで取り付け（図(b)），1回の積分により大腿の空間絶対角度の時間変化を求め，これを簡単な歩行のモデルに与えることによって，歩行の各周期ごとのストライド長を非拘束にモニタする装置が試作されている[14]．ワンボードマイコンと組み合わせることにより，ストライド長に加えて歩行周期も計測できるので，各周期ごとの歩行速度が得られる．アルカリ9V電池2個で約8時間のデータを収集することができる．得られたデータは，マイコンを RS232C でパソコンに接続してパソコンに伝送し，パソコン上で各種の処理を行う．

付けることが要求される．これを実現することはたやすくはなく，特に病的歩行を計測する際には，マーカの取付け自体が本来の歩行を変えてしまうことも少なくない．

　光学的方法で位置情報を取得する以外に，磁気的方法によってこれを実現する方法も考案されている．原理的には，歩行路の脇に磁界の発生装置を設置し，これにより発生されて空間的に分布する磁界を小型の受信コイルで検出し，磁界の強度と向きから，受信コイルの位置と姿勢を逆算する．この方式の利点は，複数のコイルの同定は時分割方式で自動化できること，マーカの隠れの問題がないことなどである．一方で，測定空間の内部もしくは近傍に磁性体が存在すると，磁界の分布が変わり，それが測定誤差に直接影響を与えるという欠点ももつ．

　このほか，画像処理の技術を応用して，テレビカメラで撮影した画像そのものから（特別なマーカなどを用いることなく）体節を抽出するパターンマッチング法も試みられている[6]．この場合，各体節の形状についておおよその背景知識を測定システムがあらかじめもっていることが必要になる．

　これら，3次元位置情報収集システムは，いちばん最後の画像処理を利用したものを除いて，複数のメーカから市販されている．3次元位置情報収集システムで

ノート

体表に付けたマーカから関節中心を推定する方法の一例

　股関節中心の推定では，仙骨表面マーカ（SACR）と左右の前腸骨棘マーカ（RASI, LASI）から直交する3軸 P1, P2, P3 を作り出し，それから一定のベクトル P_H により股関節中心 HIP を推定する（図 5.8）．膝関節では，こうして得られた HIP と膝関節中心の外側部に付けたマーカ（LKNE）と大腿部マーカ（LTHI）より，直交する3軸 T1, T2, T3 を作り出す．膝関節中心（KNEE）は軸 T2 上 LKNE から内側方向に一定の距離にあるとして推定する．

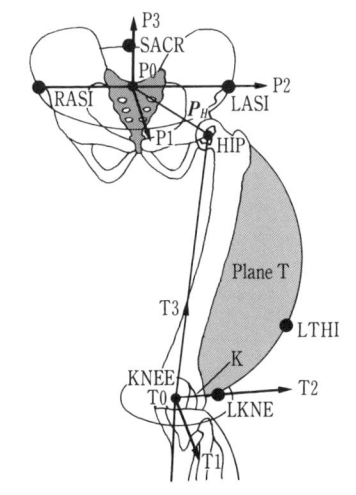

大きい●はマーカを表し，小さい●は推定された骨点を表す．例えば，左右の上前腸骨標点（RASI, LASI）と仙骨標点（SACR）から大腿骨頭（HIP）が推定される．

図 5.8　市販のソフトによる骨点推定法の一例〔R. K. Jensen : Estimation of the biomechanical properties of three body types using a photogrammetric method, J. Biomech., **11**（1978）〕

は，通常の肉眼視野では得られない，水平面での運動を捕らえたり，処理ソフトウェアによって，いろいろな角度からの俯瞰図を描いたりすることができ，質的にも人間の肉眼での観察に付加した情報が得られる。

5.3.4 力・圧力情報の計測

力や圧力は人間の目では見ることができない。したがって，その計測は人間による歩行の観察に質的に異なる情報を付加してくれる点で重要である。

〔1〕 身体装着式計測法

歩行中に足部に加わる圧力を計測する方法として，圧力により導電性の変わる導電性ゴムを利用した足圧計がある。これは，導電性ゴムの上下を 10 mm 間隔の行電極ストライプと列電極ストライプを張ったフレキシブルシートではさみ，各電極を時間的に走査することにより，10×10 mm^2 の区画に加わる圧力を検出するものである。センサは厚さ 0.1 mm であり，被験者の足の大きさに応じて鋏で自由にカットできる。この装置は，足のどの部分に過大な圧力が加わっているかがわかるため，欧米人に多い糖尿病性の足部組織壊死の予防に役立ち，市販もされている。しかし，計測装置としては，圧力の校正が難しい，相対計測精度が 15% 程度であるなど，さらに改良の余地がある。このほかにも，圧電素子を用いて足圧分布を測定する装置も市販されている。

圧力ではなく，足部に加わる床反力を計測するものもいくつか試みられている。その一つは，厚さ 1 mm の独立気泡性のゴムスポンジシートを上下から銅箔ではさんだもので，力が加わるとスポンジシートの厚さが変わるのでこれを容量の変化として検出するものである[7]。相対計測精度は 10% 程度である。センサ部を足の前足部と踵部の二つに切り離すことにより，足関節モーメントの近似値を求めることもできるようになっている。

杖を使って歩行する場合に，杖の長軸にどのような圧縮力が加わるかを知るためには，ロフストランド杖などのように金属パイプを使った杖を用い，パイプの中央部分にひずみゲージを張って，力を圧縮ひずみの形で検出することが多い。この場合，ひずみゲージは 2 枚をパイプの中心に対して対称になるように張り，ひずみアンプの 2 ゲージ法によって電圧に変換する。ひずみゲージ 1 枚では，曲げモーメントの成分が大きく混入してしまう。市販の計測用杖はないが，ひずみゲージの張り方に注意を払いさえすれば，自作しても相対計測精度で数% を得ることはそれほど難しくはない。

〔2〕 空間設置式計測法

歩行中に床から足部に全体としてどのような力が加わっているかを計測するためには，床反力計（force plate, force platform）が一般的に用いられる。その原理は図 5.9 に示すように，平板の 4 隅に，3 軸ロードセル（荷重計）を取り付けたものである。平板の剛性が高くないと，共振周波数が低くなるので注意が必要であ

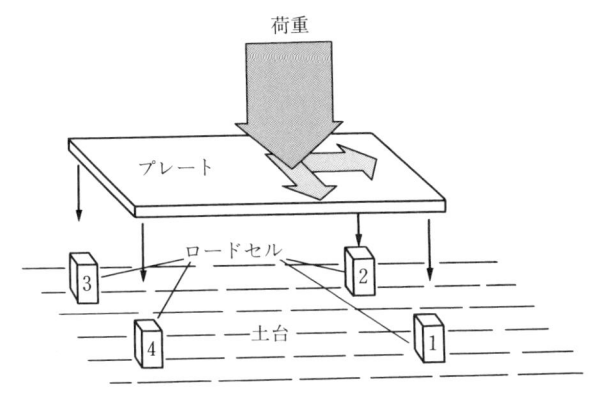

図 5.9 床反力計の原理図

る．通常の歩行では，0～50 Hz ぐらいの測定周波数帯域が要求される．このような目的のため用いられるロードセルとしては，普通のひずみゲージ式ロードセルで十分である．硬い踵の靴を履いた義足歩行を計測するような場合や走行などの速い動作を計測する場合で，これより高い測定周波数を必要とするときには，ロードセルとして水晶の圧電効果を利用した特殊なものが用いられる．前者の床反力計は複数のメーカから，後者の床反力計は一つのメーカから市販されている．健常歩行の床反力の計測例を**図 5.10** に示す．

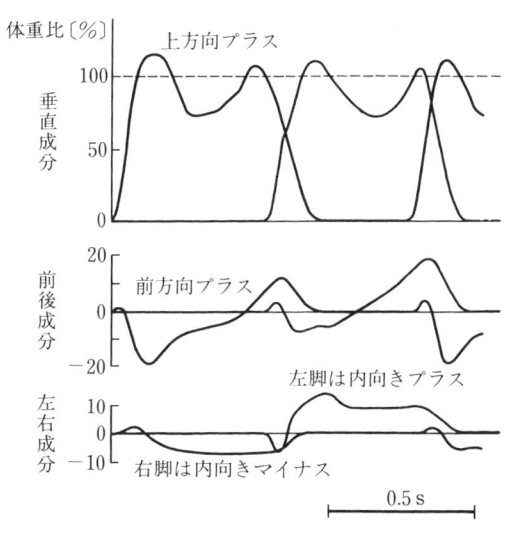

図 5.10 床反力の例（健常歩行）

床反力計の実際的利用において最も難しいのはその平面的配置法である．多くの場合，床反力としては，片足ごとの床反力を測定できることが望ましく，5.4.3 項で述べるように関節モーメントの計算においてはこのことは必須条件となる．これを実現するためには，二つの方法が考えられる．一つ目は，数十 cm 四方の床反力計を進行方向に沿って直列に並べる方法である．この場合，被験者は，左右の足

で，各床反力計をつぎつぎに踏んでいくことを要求されることになる。このことは，被験者の歩幅にある種の物理的制約を加えることにつながり，また，被験者の自由な歩行に対し心理的影響を与えることにもなりかねない。第2の方法は，長尺の床反力計を進行方向に対し並列に並べる方法である。この場合，被験者の歩幅に対する制約はなくなるが，被験者は左右の足で左右の床反力計を踏み分けることを要求され，物理的・心理的制約を加えることになりかねない。

平行棒の中で歩行の予備訓練をする場合に，平行棒にどのくらいの力を加えているか（＝どのくらいの荷重を免荷しているか）を知るためには，平行棒の支持台の下に，市販のロードセルを設置すればよい。3軸のロードセルを用いれば垂直力のみでなく，前後方向と側方への力も測ることができる。

5.3.5 筋電図

歩行中の筋の活動を計測するには筋電図が用いられる[8]。一般に筋電図計測用の電極としては種々のものがあるが，歩行時の筋電の計測には表面電極が用いられることが圧倒的に多い。これは，電極の張付けが容易で非侵襲的であり，被験者に痛みを与えることがないことによる。ただし，表面電極では局所的な筋電を計測することが困難で，通常の場合，電極を張った筋以外の近傍の筋からの活動の混入を避けることができない。

こうした混入を最小にするためには，つり針電極を用いる。これは，皮下注射針の中に先端を露出したエナメル線を挿入し，針先に出たエナメル線を2～5 mmのところで折り曲げておく。この針を筋肉内に挿入した後，針のみを徐々に抜き取りエナメル線を筋内に留置する。つり針電極では，刺入後も歩行に伴い筋が活動して緊張すると痛みを生ずることが多く，臨床的にルーチン的に用いられることはほとんどない。

単極針電極，双極針電極は歩行時には強い痛みを生ずるため，歩行筋電図の計測に用いられることはない。

電極から得られる微小な筋電は，被験者の腰に取り付けたプリアンプで増幅し，テレメータにより記録計に送信するのが普通である。最近では，電極からプリアンプまでのリード線のぶれによるアーチファクトを低減し，また電極と皮膚の間のインピーダンスの影響を小さくするため，電極とプリアンプ（の一部）を一体化した能動電極もよく使われている。

5.4 歩行の分析（逆動力学的手法）

5.4.1 剛体リンクモデル

順動力学的手法にせよ，逆動力学的手法にせよ工学的扱いをする際には，身体を力学で扱えるモデルとして表現することが必要となる。現実の身体は骨以外に筋肉

などの軟組織からなっているが，力学的に扱いやすくするために，近似的に剛体と見なせる範囲にまで身体各部を細分化する．そして，細分化された体節は剛体であるとみなし，各体節は機械的なジョイントで結合しているとみなすことにする．こうしたモデルのことを，剛体リンクモデルという．歩行運動の場合，いちばん簡単には，左右それぞれの足部，下腿部，大腿部と，上肢・頭部・体幹を一つにまとめた上体部の計7節からなる剛体リンクモデルがよく用いられる（**図5.11**）．

剛体リンクモデルとしては，5.2.2項で述べた身体運動面のうち特定の一つの面

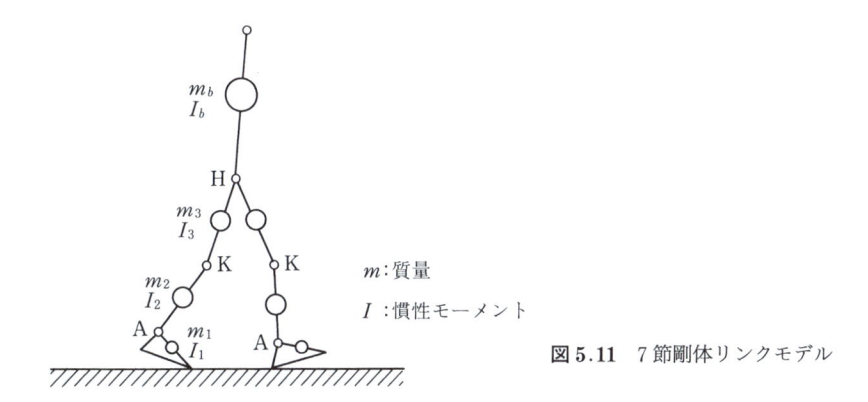

図5.11 7節剛体リンクモデル

内での運動に着目した2次元モデル，三つの運動面すべてについての運動を取り扱える3次元モデルがある．2次元モデルの場合，関節の回転は当然のことながら面に垂直な一つの軸回りの回転になり，滑りは無視することが多い．3次元モデルは関節は3自由度をもつボールジョイントで表されることになり，数学的取扱いがかなり複雑になる．結果として全体の見通しも悪くなりがちなので，2次元モデルでできるところまで取り扱い，それではどうしても不足するときに限って3次元モデルを用いることが多い．折衷的な方法として，現実には3次元的な運動を，二つの異なる運動面内での運動として一応切り離して取り扱い，その後に結果を合成して3次元的な内容に迫ろうとする疑似3次元的アプローチが採用されることもある．

5.4.2 分布する床反力の取扱い

足部が床に触れると，接触した部分には床からの反力が返ってくる．その様子を模式的に**図5.12(a)**に示す．各部分に働く反力の，空間内の任意の1点に関する

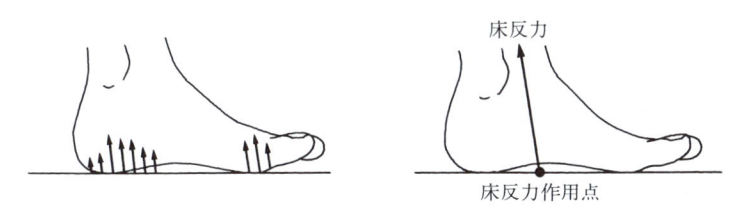

図5.12 床反力と床反力作用点
(a) 分布する反力　(b) 一つにまとめた床反力とその作用点

モーメントの総和を考えると，それは図(b)のように，床面のある1点に，分布する反力の総和が集中しているとして置き換えることができる．したがって，以下では分布する反力の代わりにこのようにして定義される床反力を用いることにする．床反力が集中しているとみなした点のことを床反力作用点（COP）とよぶ．床反力作用点の位置は，床反力と向きが反対で大きさの等しい力が床反力計に加わったと考えたときの，床反力計の平板のモーメントの釣合いの式より，平板を支える四つのロードセルの出力から求めることができる．

5.4.3 関節モーメント

いま，ある関節を取り上げ，その関節の遠位と近位をまたがって加わる力を考え，これを仮に節間力と呼ぶ．節間力の大部分は筋張力であるが，そのほかに靭帯や関節包などの発生する受動的張力なども含まれる．節間力が，関節中心回りに発生するモーメントの（符号付き）総和のことを関節モーメントという[9]．

関節モーメントを求めるには，各体節に関する運動方程式を連立させ，末梢側から節間力を消去していけばよい（1.3.2項参照）．具体的手順は複雑になるので，矢状面内運動を仮定した2次元モデルについて，結果のみを示す（進行方向を x，鉛直方向を y にとる）．

$$M_i = -(X_0 - X_i)R_0 + (Y_0 - Y_i)N_0 \\ + \sum_{k=1}^{i} \{(x_k - X_i)m_k(\ddot{y}_k + g) - (y_k - Y_i)m_k\ddot{x}_k + I_k\ddot{\theta}_k\} \qquad (5.1)$$

ここで，M_1，M_2，M_3 はそれぞれ，足関節，膝関節，股関節の関節モーメントを表し，右辺の下添え字 i は体節を表す（$i=1$：足部，$i=2$：下腿，$i=3$：大腿）．また，各記号は以下の通りである．

(a) X_0, Y_0：床反力作用点の座標
(b) N_0, R_0：床反力の x, y 成分
(c) X_i, Y_i：第 i 節の関節中心の座標
(d) x_k, y_k：第 k 節の重心の座標
(e) m_k　　：第 k 節の質量
(f) I_k　　：第 k 節の重心回りの慣性モーメント
(g) θ_k　　：第 k 節の空間絶対角度
(h) g　　：重力加速度

図5.13に，こうして求められた健常歩行の関節モーメントの例を示す．

さて，(a)〜(g)の変数のうち，(a)と(b)は床反力計で測定される．このとき，(a)，(b)とも，片足についての計測値であることが必要である．(c)と(g)は位置計測装置で測定される．この際，床反力計の座標原点と位置計測装置の座標原点が一致していることが必要である．(d)は通常は，体節を剛体と仮定したとき，一つのリンクの遠位と近位の関節中心を結ぶ直線上にあると近似し，両点の間の何%のところにあるかのみを与えることが多い．(e)と(f)は，体重と身長を

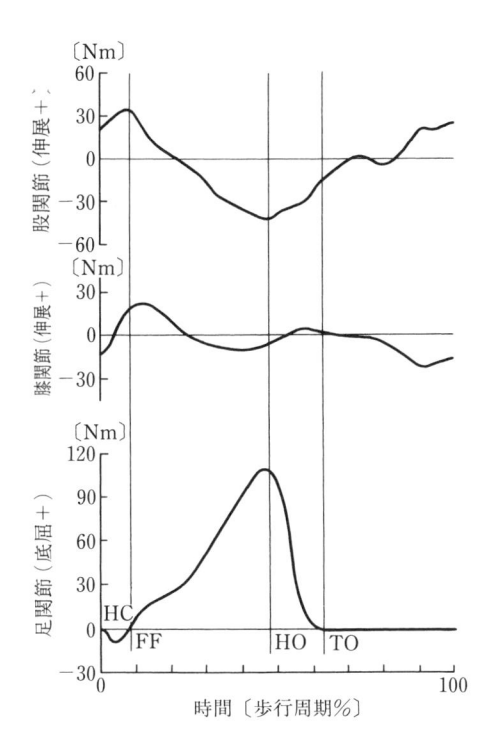

図 5.13 関節モーメントの例（健常歩行）

もとに，健常者の標準体型表を用いて計算により求めることが多い。しかし，(d)，(e)，(f)のこのような簡便的な与え方は，健常歩行の場合はあまり大きな誤差の要因とならないが，片麻痺や切断のような病的歩行においては，無視できない誤差を生むことがある。

☕ コーヒーブレイク ☕

関節モーメントの利用例

図 5.14 に片麻痺患者が，装具なしで歩いたときと，2種類の短下肢装具（＝AFO）をつけて歩いたときの，足関節モーメントと膝関節モーメントの計測例を示す。装具ありのときと装具なしのときでモーメントのパターンに違いが出るのはもちろんであるが，装具の種類によっても有意な差が出ている。

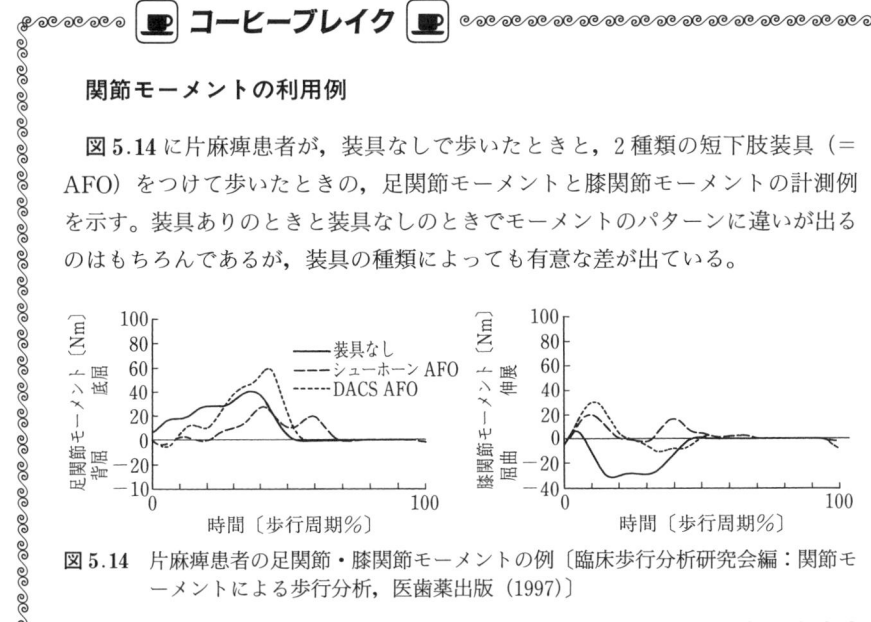

図 5.14 片麻痺患者の足関節・膝関節モーメントの例〔臨床歩行分析研究会編：関節モーメントによる歩行分析，医歯薬出版（1997）〕

関節モーメントは，節間力の発生する正味のモーメントを表す。このような力のおもなものとしては，共同筋群の筋力，拮抗筋群の筋力がある。注意しなければならないのは，関節モーメントでは，共同筋のうちの個々の筋力の発生するモーメントを区別することができないことはもちろん，共同筋群の発生するモーメントと拮抗筋群の発生するモーメントを区別することもできないことである。また，例えば底屈方向への足関節モーメントには，単関節筋のヒラメ筋と二関節筋の腓腹筋の筋力が寄与するが，単関節筋と二関節筋の区別はつかない。

節間力には，筋力のほかに靭帯や関節包などの関節の周囲の受動的な組織が発生している力も含まれることに注意しなければならない。また，関節の回りに装具を装着しているときには，その発生するモーメントも含まれることになる。

5.4.4 パワーとエネルギー

関節モーメントにその関節の回転の角速度をかけることにより，関節を経由して

☕ **コーヒーブレイク** ☕

パワーとエネルギーの利用例

図 5.15（a）に下腿切断の患者で，歩行1周期中に義足の足部に流入・出するパワーを測定した例を示した。義足足部は，踵接地から爪先接地までごくわずか底屈して，一度中立位に戻り，その後背屈していき踵離地までに中立位に戻る。図を見ると，立脚中期に足関節角度が中立位に復帰した以後に負のパワーが生じているが，これを積分することにより義足足部に流入するエネルギー量が求まる。立脚後期に足関節が最大背屈から中立位に復帰するまでの間に正のパワーが生じるが，これを積分することにより義足足部から放出されるエネルギー量が求まる。図（b）に各種の足部について，流入エネルギーと放出エネルギーの関係を測定した例を示す。足部により，エネルギー効率が大きく異なることがわかる。

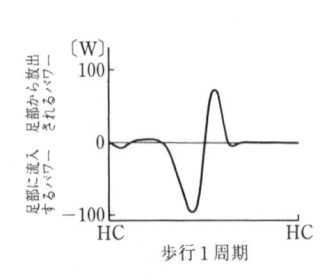

(a) 歩行1周期中に足部に流入・足部から放出されるパワーの例〔臨床歩行分析研究会編：関節モーメントによる歩行分析，医歯薬出版（1997）〕

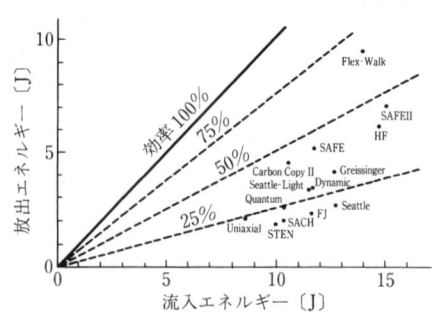

(b) 足部に流入する・足部から放出されるエネルギー〔臨床歩行分析研究会編：関節モーメントによる歩行分析，医歯薬出版（1997）〕原点から放射状に引いたのはエネルギー効率を表す線である。

図 5.15

隣接する体節に流入・出する機械的パワーを求めることができる。パワーを時間的に積分するとその間に関節を経由して流入・出する機械的エネルギーを求めることができる。

ここで注意しなければならないことは，こうして求められるパワーやエネルギーは，その関節の周囲の筋の発生している生理学的パワー，エネルギーとは，一般には，一致しないことである。例えば，共同筋群と拮抗筋群が同じだけモーメントを出して釣り合っているときを考えると（靭帯などの他の受動的組織のモーメントを無視すると），関節モーメントはゼロになる。この場合でも，各筋は張力を発生しており，代謝エネルギーを消費しているのである。したがって，ここで求められるパワーやエネルギーは，ヒトを剛体リンクモデルで表したときの，リンク間での機械的なパワーやエネルギーを表していると考えるべきである。

5.4.5　筋　張　力

先に述べたように，関節モーメントが求まっても，それに寄与する個々の筋の発生する張力を直接知ることはできない。これは数学的には（筋張力を未知数として取り扱うと），剛体リンクモデルでは，未知数のほうが与えられる方程式の数より多くなり，解が一意的に求まらないということである。こうした問題を解決するには二通りの方法が考えられる。

一つは，与えられる運動方程式の数と，未知変数（＝筋張力）の数が等しくなって一意解が求まるようになるまでモデルを単純化する方法である。具体的には，① 運動を矢状面に限定し，② 複数の筋をなるべく少数の共同的に働く筋群にまとめてしまう。さらに，③ 筋電図の情報を参考にして，共同筋群，拮抗筋群のうち同時に働くのはいずれか一方であると近似し，その切替えのタイミングを決めてしまう。このような方法で，1960年代に，股関節の筋群の張力や，膝関節の筋群の張力が大まかに推定された。

二つ目の方法は，最適化手法の応用である。最適化の手順はつぎのようになる。

まず ① 生理学的にみて妥当と考えられる評価関数を仮定する。具体的には，筋張力，筋応力（＝筋張力/筋の有効断面積），筋の仕事，筋の疲労などの総和，あるいはそれらの2乗和や3乗和，もしくはそれらの重み付き総和などが使われている。ついで，② 求めるべき未知数について値域を定める。通常は，筋力は非負でありかつ最大筋張力を越えないという条件が用いられる。最後に，③ 測定された関節モーメントを満たし，評価関数を最小化するような筋張力の組み合わせを各時刻ごとに求める。このような方法は1970年代から1980年代にかけて盛んに用いられてきた。

しかし，各時刻ごとに最適化を行うと，共同筋の中でもある時刻で突然一つの筋の活動が休止し，他の筋の活動が開始するなど，不自然な解が求まることが少なくない。こうした不都合を避けるため，最近では，歩行の1周期について，上に述べ

たような評価関数を最小化する方法（＝動的最適化）が試みられている。また，関節モーメントから筋張力を求めるためには，関節中心から筋力の作用線までのアームがわかっていなければならない。時々刻々変化するこのアームを個々の被験者の各筋ごとに与えることは困難であり，通常は解剖死体から得られている筋の骨への付着部位と関節角度からアームを推定する方法がとられる。

別の問題として，たとえ健常者においてある評価関数を用いて，妥当と思われる結果が最小化により得られたとしても，その評価関数が病的歩行においても妥当なものかは定かではないということもある。

5.4.6 関節反力の計算

筋張力が求まれば（靱帯などの受動的組織の力を無視することにすれば），各体節についての力の釣合いの式にこれを代入することにより，関節面に加わる力（＝関節反力）を計算で求めることができる。図5.16にこのようにして求められた股関節の関節反力の計算例を示す[10]。

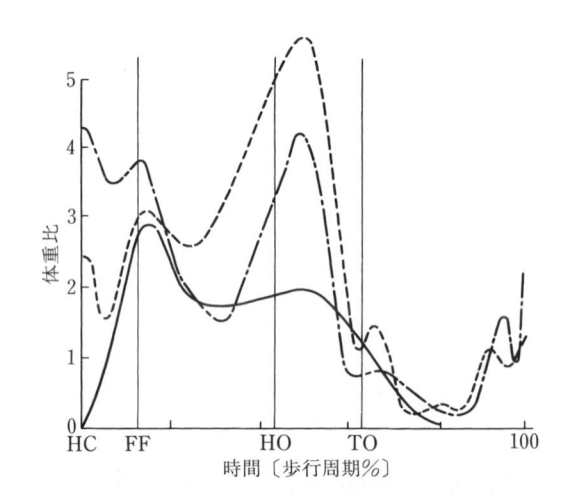

―・―：筋力の一意解が求まるようにモデルを単純化した場合
------：筋力の総和が最小になるように最適化した場合
――：人工股関節の骨頭に埋め込まれたセンサからの出力
　　　（被験者はそれぞれの場合で異なる）

図5.16　関節反力の計算例

5.5　歩行の生成（順動力学問題）

ヒトの身体運動モデルに駆動源を与えたとき，どのような歩行運動が生成されるかを知るのが順動力学問題である。歩行運動の生成過程を模擬するという意味で，歩行のシミュレーションとよぶこともある。多くの場合，シミュレーションは，計算機を用いて数値的に行われる。以下では，駆動源として関節モーメント，筋張力，運動神経信号を与える場合について述べる。

5.5.1 関節モーメントを入力とする場合

最も基本的な例として，7節剛体リンクモデル（図5.11）に対し，左右の脚の足関節，膝関節，股関節にモーメントの時間波形を与え，矢状面での歩行をシミュレーションする場合を考える．床面は水平な剛板と考える．モーメントから運動をどのようにして計算するかの詳細は下のノートに与えられている．結果のみ要約すれば，各節の重心位置と空間絶対角度に関する2階の連立常微分方程式を解くことになる．

このとき，健常歩行に近い歩行を生成するための関節モーメントの時間波形は，生成される運動の結果を見ながら，試行錯誤的に人間が決めていかなければならない．ところが，7節剛体リンクモデル自体が倒立振子としての不安定性を本来もっているため，ごくわずかな波形の違いでモデルが簡単に崩れ落ちてしまう．

━ ノート ━

関節モーメントが与えられたときの運動の求め方

図5.11に示した7節剛体リンクモデルを例にとり，関節モーメントが与えられたときに，どのような運動が起こり，それに伴ってどのような床反力が生ずるかを求める方法を説明する．

図5.17は，7節のうち第2節（＝下腿）に焦点を当て，隣接する第1節（＝足部）と第3節（＝大腿）を描いたフリーボディーダイアグラムである．下腿には，足関節に M_1 の大きさのモーメントが働き，同時に膝関節に $-M_2$ の大きさの（反）モーメントが働くとする．

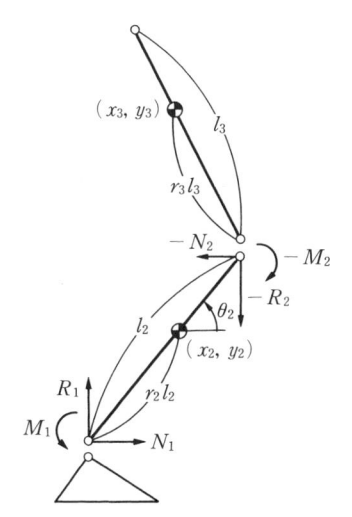

図5.17 下腿のフリーボディーダイアグラム

足関節には (N_1, R_1) という力が，膝関節には $(-N_2, -R_2)$ という反力が発生するとする．簡単のため，下腿の重心は下腿軸（長さ l_2）の上，足関節からみて r_2 の割合のところにあるとし，その座標を (x_2, y_2) とする．また，下腿の空

間絶対角度を θ_2 とし,下腿の質量を m_2,慣性モーメントを I_2 とする。さて,第2節に関する Newton-Euler の運動方程式は

$$m_2 \ddot{x}_2 = N_1 - N_2$$
$$m_2 \ddot{y}_2 = R_1 - R_2 - m_2 g$$
$$I_2 \ddot{\theta}_2 = l_2 r_2 \, s\theta_2 N_1 - l_2 (1 - r_2) \, s\theta_2 N_2 - l_2 r_2 \, c\theta_2 R_1$$
$$\qquad + l_2 (1 - r_2) \, c\theta_2 R_2 + M_1 - M_2$$

となる。ここで $s\theta_2$ は $\sin\theta_2$,$c\theta_2$ は $\cos\theta_2$ の略である。

同じような式を他の節についても立て,変位ベクトル,モーメントベクトル,力ベクトルとして

$$x = (x_1, y_1, \theta_1, \ldots, x_7, y_7, \theta_7)^T$$
$$M = (M_1, M_2, \ldots, M_6)^T$$
$$F = (N_0, R_0, \ldots, N_7, R_7)^T$$

を定義する。ここで,(N_0, R_0) はいま着目している足の床反力,(N_7, R_7) は反対足の床反力を表す。

リンクモデル全体の運動方程式は,マトリクス P,Q を用いて

$$\ddot{x} = P(x) F + Q M \qquad (1)$$

と表される。

つぎに,幾何学的拘束条件として,第2節から見た膝関節位置と第3節から見た膝関節位置が一致しているという条件があるので

$$x_2 + l_2 (1 - r_2) \, c\theta_2 = x_3 - l_3 r_3 \, c\theta_3$$
$$y_2 + l_2 (1 - r_2) \, s\theta_2 = y_3 - l_3 r_3 \, s\theta_3$$

が成立する。両式を2回微分すると

$$\ddot{x}_2 - l_2 (1 - r_2)(s\theta_2 \ddot{\theta}_2 + c\theta_2 \dot{\theta}_2^2) = \ddot{x}_3 + l_3 r_3 (s\theta_3 \ddot{\theta}_3 + c\theta_3 \dot{\theta}_3^2)$$
$$\ddot{y}_2 + l_2 (1 - r_2)(c\theta_2 \ddot{\theta}_2 - s\theta_2 \dot{\theta}_2^2) = \ddot{y}_3 - l_3 r_3 (c\theta_3 \ddot{\theta}_3 - s\theta_3 \dot{\theta}_3^2)$$

が得られる。

同じような式を他の節についても立てると,マトリクス $C(x)$,$D(x, \dot{x})$ を用いて

$$C(x) \ddot{x} = D(x, \dot{x}) \qquad (2)$$

が得られる。式(1),(2)を連立すると,力ベクトル F が

$$F = [C(x) P(x)]^{-1} [D(x, \dot{x}) - C(x) Q M] \qquad (3)$$

により求められる。体節の運動を表す変位ベクトル x は,これを式(1)に代入して,

$$\ddot{x} = P(x) [C(x) P(x)]^{-1} [D(x, \dot{x}) - C(x) Q M] + Q M \qquad (4)$$

として求まる。式(4)は,2階の連立常微分方程式であるから,初期値 $\dot{x}(0)$,$x(0)$ が与えられれば,数値積分により解を求めることができる。

以上が,関節モーメントが与えられたとき,発生する運動を求める方法の大筋である。実際には,足部が三角形のときは,踵接地,足底接地,踵離地では,足部に関する幾何学的拘束条件の取扱いが変わったり,上体についても運動方程式,幾何学的拘束条件の式が多少変わるということがある。また,両脚支持期においては,足底が床に接触しており,なおかつ滑らないということを表すために,さらに二つの幾何学的拘束条件が加わるなど,細かい操作が必要になる。

これを避けるため，健常歩行であらかじめ関節モーメント波形を実測しておき，それをモデルに入力する方法がとられることもある。その場合でも，安定に1周期の歩行をシミュレーションするためには，関節モーメント波形の微調整に相当な人間の関与が要求される。この場合，六つのモーメントの影響を同時に考えるのにはかなりの経験を必要とする。しかもモーメントの影響は2回の積分を通して時間的に遅れて運動に表れてくるのである。また，たとえ見かけ上健常歩行に近い歩行運動パターンが得られても，同時に計算される床反力波形を調べると，健常歩行の床反力波形の実測パターンとは，かけ離れたパターンになっていることもある。例えば，踵接地の前後を考えると，実際のヒトの歩行では，後脚の足部のMP関節で発生する関節モーメントを微妙に調節して，衝撃的な踵接地が起きないようにしているが[11]，三角形の足部を仮定したモデルでは後脚の踵離れのあとは，爪先のみで床面と接触しており，ここではモーメントが発生しないため，踵接地の瞬間に異常に大きな鉛直方向床反力が発生してしまう（数十kgの鉄製の人形が，コンクリートの上を歩いていると考えれば，接地の衝撃が大きくなりやすいことは容易に理解されよう）。これを避けるためには，足関節，膝関節，股関節のモーメントを踵接地のかなり前から協調的に変化させなければならない。このほかにも，不適切な股関節モーメントを与えると，上体が容易に不自然に後傾したり振動したりするといったことも起こる。

こうした事情から，関節モーメントを与えて歩行をシミュレーションすることは，普通考えるほどたやすいことではない。そのため，7節剛体モデルで股関節をボールジョイントに変えただけの3次元モデルですら，いまだに安定した歩行をシミュレーションすることに成功していない。

なお，人間型2足歩行ロボットは，なぜ安定に歩けるのか不思議に思われるかも知れないが，それは，ロボットでは関節モーメント（＝モータのトルク）を制御しているのではなく，あらかじめ運動軌跡を与えておいて基本的には関節角度を局所的にフィードバック制御しているためである。

5.5.2 筋張力を与える場合

筋の張力を入力とする場合は，あらかじめ筋の付着位置・走行・関節面の形状などの解剖学的情報を剛体リンクモデルに入れておく必要がある。ある時刻における運動が求まっているとすると，その姿勢での解剖学的情報から筋張力の関節中心に対するアームが求まる。ある関節の回りの各筋につき，筋張力とアームをかけあわせてモーメントを求めその総和をとれば，その時点での関節モーメントが求まる。これを剛体リンクモデルに入れて5.5.1項と同様にしてつぎの時刻での運動が計算できる。しかし，モデルが安定に歩くために六つのモーメントを決めることすら容易ではないので，矢状面7節剛体リンクモデルでも最低20個ほどは考慮しなければならない筋の張力波形を作成することは至難のことになる。

5.5.3 運動神経信号を入力とする場合

モデルを現実により近くするために,運動神経の活動度の時間波形を与え,これを 1.1.3 項に述べたような筋・腱モデルに入れ,そこで発生する筋張力を元に運動を数値的に求める試みも行われている。最も先進的な試みとしては,7 節剛体リンクモデルの上体を,骨盤とそれより上位の節に分離し,8 節からなる剛体リンクモデルとし,関節運動に関し 14 自由度をもち,46 個の筋で駆動される 3 次元歩行モデルを取り扱った例がある[12]。この場合には 46 個の筋への運動神経活動度波形を人間が作り出すことは不可能に近い。そこで,シミュレーションを数学的に最も難易度が少ない単脚支持期に限り,すべての筋の筋張力の時間微分の 2 乗の総和をとり,その計算時間内での積分値が最小になるような,動的最適化問題として,解を求める方法がとられている。このような系の解を通常のシリアルコンピュータで求めようとすると,1994 年時点の高速ワークステーションで,約 3 か月かかるという。特別の並列処理型プログラムを作り,パラレルベクトルコンピュータという特殊なコンピュータを用いても,解を得るのに 88 時間かかるという。

このように,3 次元剛体リンクモデルでの歩行のシミュレーションには膨大な時間がかかる。そのほかに,剛体リンクモデルの運動方程式,幾何学的拘束条件式(前ページのノート参照)を誤りなくプログラミングすること自体が,大変な人的作業となる。これを解決するために,上記の試みでは剛体系の運動を解くためのプログラムを自動作成する専用のソフトウェアを用いている。

5.5.4 神経回路網を含むモデル

本節のはじめに述べた脊髄のリズムジェネレータと 1.1.1 項に述べた身体運動の上位中枢の制御機構を含む歩行のモデルが提案されている[13]。その構成を図 5.18 に示す。このモデルは,8 節の矢状面剛体リンクモデルで表される筋骨格系と,相反抑制をもつ脊髄リズム生成回路網が基本となっている。剛体リンクモデルは環境(=地面)と相互作用しており(両脚支持期に表れる幾何学的拘束条件式を省くため),地面は 2 次元の粘弾性をもつとされる。脊髄リズム生成回路網には,各関節に対応した相互抑制回路からなる神経振動子が並列に配置されており,その出力によって各関節の関節モーメントが決定される。それぞれの神経振動子は相互に同相的に結合をもつ。また,このリズム生成回路網には歩行誘発野からの随意的信号に対応して,非特異的な刺激信号が加わっており,そのレベルにより相反抑制回路の活動が変調される。発現した運動に関する情報は小脳に対応する感覚処理系を介して,リズム生成回路網にフィードバックされる。

このモデルの最大の特徴は,剛体リンクモデルのもつ非線形な振動特性と,リズム生成回路のもつ独自の非線形周期活動が,運動指令と感覚情報によりカップリングすることで相互引き込みを起こし,全体として自律性をもちつつ強い周期性をもつ系を形成することである。例えば,上位中枢からの賦活(ふかつ)信号のレベルを順次高め

5.5 歩行の生成（順動力学問題）

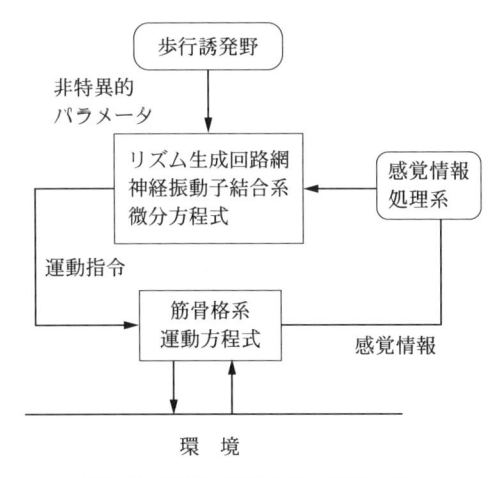

図 5.18 神経回路網を含む歩行モデル

ていくと，歩行速度がしだいに上がり，ある時点からは走行に変化する．歩行の途中で，外乱を与えて姿勢を崩してもある範囲内であれば自律的に定常歩行に復帰する．随意的な歩行開始や停止ができ，環境の変化，例えば上り坂，下り坂，障害物に対しても臨機応変に対応ができる．リズム生成回路網を左右非対称にすることにより，片麻痺の歩行もシミュレートできる．

6 スポーツ

6.1 スポーツバイオメカニクスとは

6.1.1 スポーツバイオメカニクスの役割

スポーツバイオメカニクス（sport biomechanics）は，スポーツ（sport），生物あるいは生体を意味するバイオ（bio），そして力学すなわちメカニクス（mechanics）が複合したもので，スポーツにおける運動，人，用具・施設の振舞いを力学的観点から研究するスポーツ科学の基礎的領域の一つである．**図 6.1** は，スポーツバイオメカニクスの果たす役割をスポーツパフォーマンス（一流選手の競技成績のみでなく，体育授業における運動の学習や習熟なども含む）の向上をねらいとするループ（動作の最適化ループと呼ぶ）と関連づけて示したものである．

われわれがスポーツ動作を学習したり，習熟する場合には，まず熟練した人の動作を肉眼で観察したり，真似たりして運動を全体的にとらえるであろう．しかし，

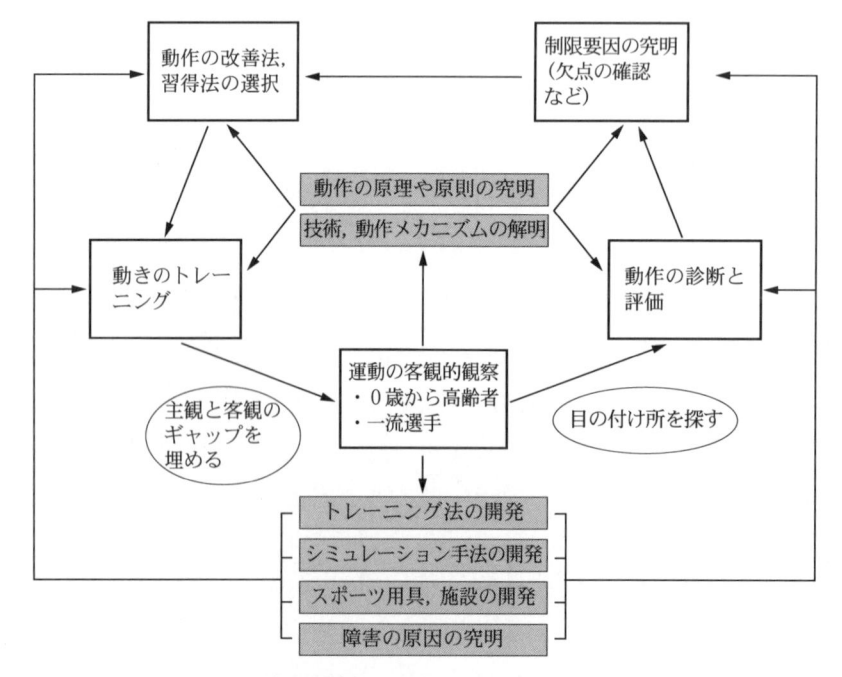

図 6.1 動作の最適化ループとバイオメカニクスの役割

パフォーマンスを効果的に向上させるためには，それだけでは不十分で，客観的な観察を行い，選手や運動者の動作を分析する必要がある．運動を客観的に分析して得られる基礎的資料は，動作の診断と評価に利用され，さらに蓄積されたデータと比較することにより制限要因が明らかになる．つぎに動作の改善や習得の方法を選択し，動きのトレーニングを行う．このとき，動作分析の知見は，効果的なトレーニング法の開発に役立つであろう．また，バイオメカニクスの研究で得られた知見は，身体運動のシミュレーション手法の開発，スポーツ用具の開発，スポーツ障害の原因の究明にも大いに役立つ．さらに，これらの知見が蓄積され，基礎的検証や実践的検証を経て，運動技術や各種動作のメカニズムの解明，動作の原理や原則の究明に至ることもあろう．このほか，動きの発育発達，さらに加齢に伴う動きの変容を明らかにするためにも大きな役割を果たす．

6.1.2 スポーツバイオメカニクスの課題と研究法

スポーツバイオメカニクスのおもな課題は，以下のようなものである．

① スポーツ運動の力学的特性やメカニズムの究明
② スポーツ技術の力学的研究（評価，開発を含む）
③ スポーツ運動の研究から得られた知見の一般化およびバイオメカニクス的原則の究明
④ 運動の分析法の開発
⑤ 用具の開発，トレーニング法や練習法への示唆
⑥ 障害と動き，形態，力学的負荷との関係の究明

スポーツバイオメカニクスでは，まず研究対象の特徴をモデル化する．スポーツバイオメカニクスで用いられているモデルには，質点モデル，質点系モデル，剛体

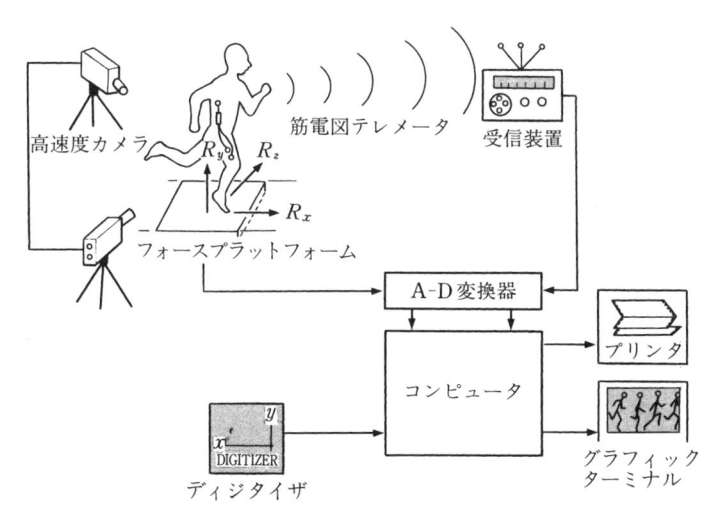

図 6.2 典型的なスポーツバイオメカニクスの研究手法（ランニングの場合）

モデル，剛体系モデル，粘弾性モデル，筋骨格モデルなどがある．つぎにバイオメカニクス的手法を用いて測定・分析を行い，バイオメカニクス的原則などを適用して課題を解決することになる．

バイオメカニクス的手法には，運動学的手法，運動力学的手法，筋電図法などがある．図 6.2 はスポーツバイオメカニクスのおもな研究手法をランニングの研究に適用した場合を示したものである．疾走中の走者のフォームを高速度カメラ（16 mm 映画カメラや高速度 VTR カメラ）で撮影するが，競技会では 3 次元動作分析

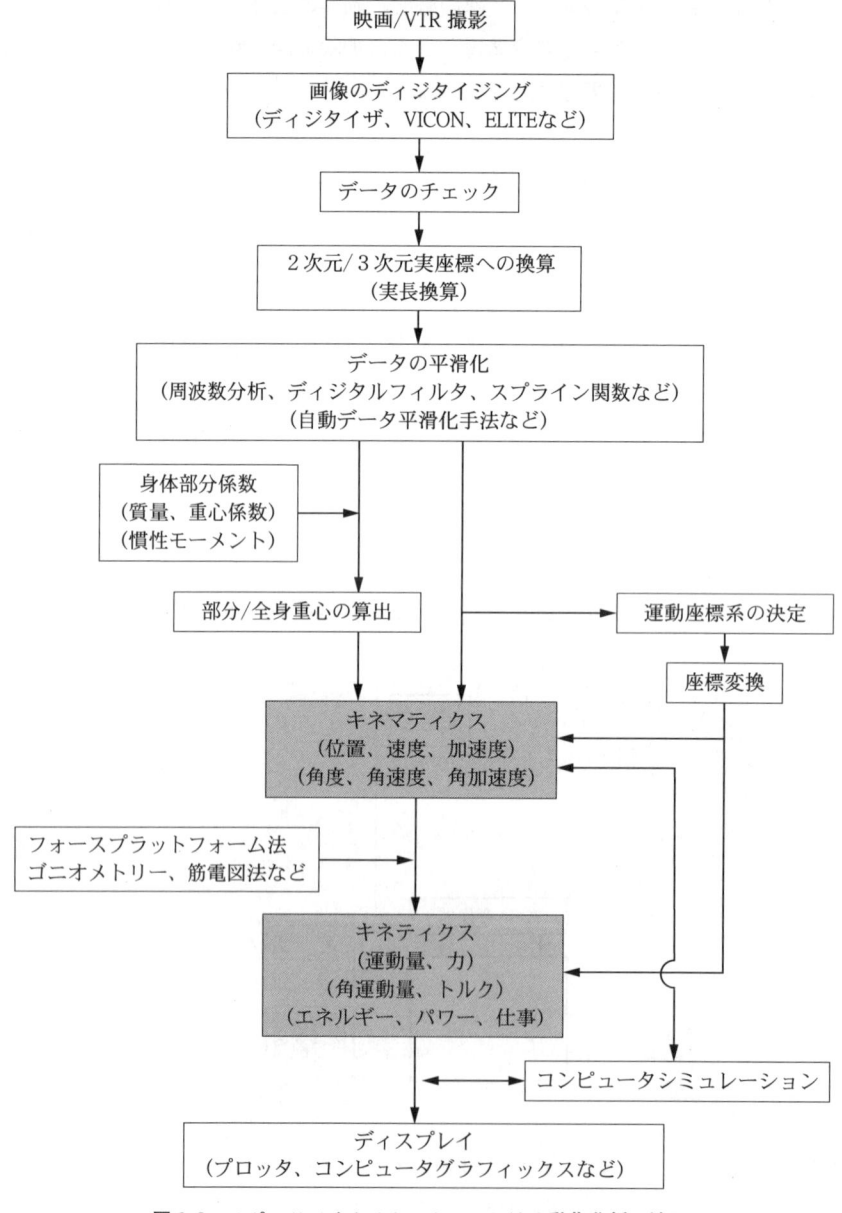

図 6.3 スポーツバイオメカニクスにおける動作分析の流れ

法が用いられることが多い。また図6.3は画像を中心とした動作分析の流れを示したものである。撮影した画像からディジタイザにより身体の分析点（全身を分析する場合には，20から23点）の座標を読み取り，コンピュータに入力して，分析点の位置，速度，さらに身体重心，身体部分や関節の角度，角速度などを計算する。このような分析は運動学的分析と呼ばれる。さらに，被験者の足に作用する地面反力を床反力計で，筋の活動状態を筋電図テレメータで計測し，運動学的分析により得られたデータと組み合わせて関節に作用する力や関節まわりのモーメントなどの内力を推定することもある（運動力学的分析）。

また3次元自動動作分析システム，ゴニオメータ，ジャイロセンサ，加速度計などが利用され，データ収集の省力化，高速化が図られるようになってきている。このほか，数学モデルをコンピュータ内に構築して，計算によって運動の技術やメカニズムを究明するコンピュータシミュレーション手法が新たな手法として確立されつつある。

6.2 DLT法の概要

スポーツの計測では，計測範囲が広い，計測環境が多様である（室内，屋外，雪上，氷上，水上，水中，競技会など），動きのスピードが速い，動きが複雑である，身体接触や人との対応が不可欠な場合（柔道，球技など）が多いなど，計測の環境はきわめて過酷である。そのため，スポーツバイオメカニクスでは画像による計測が多く用いられるが，最近は3次元画像分析法によるものが多い。これまでに用いられてきた3次元画像分析法には以下のようなものがあるが，ここでは②あるいは④の概要を述べる。

① カメラ直交法：光軸が直交するように2台のカメラを設定する方法
② 固定DLT法：カメラ直交法に比べてカメラの設定に関する制約が少ない。スポーツの試合の3次元分析には最適である。
③ MDLT法（modified DLT法）：レンズのひずみなどを考慮した方法
④ パンニングDLT法：カメラをパンニングしたり，ティルティングするDLT法で，広い計測範囲に適している。

DLT法とは，direct linear transformation methodのことで，実空間座標と画像上の座標との関係を表す定数（カメラ定数，DLTパラメータなどとよばれる）をあらかじめ求めておき，これらの定数を含む変換式に画像から得られた計測点の座標を代入して実空間座標を再構築する方法である。

6.2.1 固定DLT法

図6.4は，実空間（対物面）と画像面との関係を示したものである。図6.4に示した幾何光学的に得られる実空間座標と画面座標の関係に線形変換を適用する

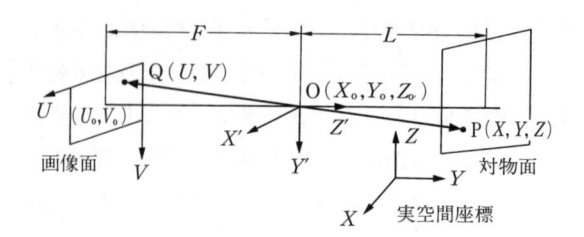

図6.4 画像解析における実空間と画像面との関係

と，以下の式ができる。

$$\left.\begin{array}{l}\text{OQ}=-\dfrac{F}{L}\text{OP} \\[6pt] \begin{bmatrix} U-U_0 \\ V-V_0 \\ -F \end{bmatrix} = -\dfrac{F}{L}\cdot M \begin{bmatrix} X-X_0 \\ Y-Y_0 \\ Z-Z_0 \end{bmatrix}\end{array}\right\} \quad (6.1)$$

ここで，Pは実空間における計測点，Qは計測点Pの画像上の座標，Fはレンズと画像面との距離，Lはレンズと空間の対物面との距離，Mは座標変換行列である。

これらから係数を整理して，画面上の座標（U, V, ディジタイザ座標）と実空間座標（X, Y, Z, 計測点の3次元座標）の関係を表す式を導くと，以下の式になる。

$$U=\dfrac{AX+BY+CZ+D}{EX+FY+GZ+1}, \quad V=\dfrac{HX+JY+KZ+L}{EZ+FY+GZ+1} \quad (6.2)$$

上式を変形すると，次式を得る。

$$\left.\begin{array}{l}(A-EU)X+(B-FU)Y+(C-GU)Z=U-D \\ (H-EV)Z+(J-FV)Y+(K-GV)Z=V-L\end{array}\right\} \quad (6.3)$$

11個の係数 $A \sim L$ は DLT パラメータあるいはカメラ定数などと呼ばれ，カメラ位置，光軸の傾きなどに関するパラメータをまとめたものである。実際には，以下の手順で画像の座標から実空間座標を計算する。

① 式(6.2)には，未知数が11個あるので，実空間における座標が既知の点（コントロールポイントという）が6点あれば（各点について二つの式ができるので，12組の連立方程式が得られる），これらの未知数を決定することができる。

② 実際には，測定上の誤差を小さくするため，撮影範囲を完全にカバーするように配置した6点以上のコントロールポイントを用い，最小2乗法によりDLTパラメータを推定する。最適なコントロールポイント数は状況にもよるが，経験的には30～40個程度である。

③ このようにして，DLTパラメータがカメラごとに決定すれば，測定したい点の画面上の座標（U, V）を式(6.3)に代入することにより，その点の実空

間座標が得られる。すなわち，2台以上のカメラから測定された2組以上の(U, V)を式(6.3)に代入すれば，四つ以上の方程式が得られる。実際には，未知数は二つあるので，六つ以上の連立方程式を最小2乗法により解き，実空間座標を得る。

このような固定DLT法では，一度DLTパラメータを算出すると，計測中にカメラの位置や設定を変えなければ，精度よく計測点の3次元座標が算出できる。しかし，計測範囲が大きい場合には，分解能が低下したり，分析対象が小さくなるので，計測精度の低下を引き起こすことになる。そのため，大きな計測範囲（例えば，スピードスケートやスキージャンプ）では計測範囲を複数に分割して各区間に固定DLT法を適用するなどの工夫が必要である。

6.2.2　パンニングDLT法

固定DLT法の短所を補うために開発されたのが，パンニングDLT法と呼ばれるものであり，さまざまな方法が開発されている。ここでは，高松ら[1]の開発した方法について述べる。

高松ら[1]のパンニングDLT法は，カメラをパンニングあるいはティルティングすることが可能であるが，基本的にはDLTパラメータを瞬間（画像）ごとに算出する方法で，仮想較正点法と呼ばれる。図6.5はその概要を示したものである。

① 較正点の撮影によって得られた画像から較正点と3次元空間に固定した基準点（reference point）のディジタイザ座標を読み取り，基準点RPu_{cal}，RPv_{cal}に対する較正点CPu，CPvの画像上での相対座標$(\varDelta u, \varDelta v)$を算出する。

$\varDelta u = $ CPu $-$ RPu$_{cal}$

$\varDelta v = $ CPv $-$ RPv$_{cal}$

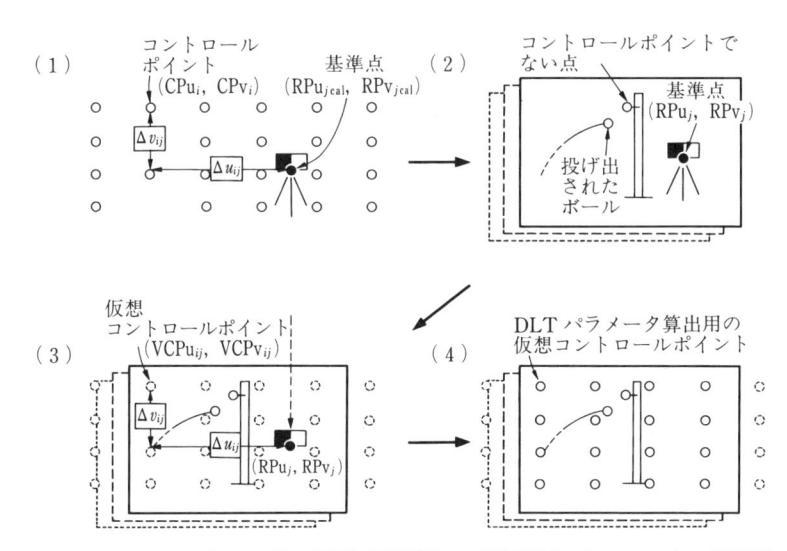

図 6.5 パンニングDLT法の概要〔高松潤二，阿江通良，ほか：大きな計測範囲のためのパンニングDLT法の開発，体育学研究，**42**（1997）〕

② 計測対象をディジタイズする場合にも同じ基準点の座標 RPu, RPv を読み取る。

③ ①で算出した相対座標と②の RPu, RPv から②の画像上の仮想的な較正点（仮想較正点）VCPu, VCPv を画像ごとに再構築する。

VCPu＝RPu＋Δu

VCPv＝RPv＋Δv

④ ディジタイザ座標の範囲内にある仮想較正点を用いて画像ごとの DLT パラメータを算出する。

⑤ DLT パラメータを DLT 法の式(6.3)に代入して3次元座標を算出する。

高松ら[1]は，計測範囲が5m以下であれば画像分解能に顕著な差はないので，固定DLT法でも精度よく3次元座標の収集が可能である，それ以上の計測範囲ではパンニングDLT法が望ましい，基準点は計測範囲内に固定することが望ましいなどの実用的示唆を行っている。

6.3 身体部分慣性特性の推定

運動中に身体に作用する力のうち，外力は床反力計などの測定装置を用いて直接測定できるが，関節モーメント，関節力，筋力などの内力は，現状では推定する以外に方法はない。運動力学的研究では，計測点の座標をもとに身体各部の質量中心位置を計算したり，身体部分の運動学的変数に質量や慣性モーメントを乗じて力学的エネルギーを算出したり，関節力や関節モーメント，さらに個々の筋が発揮した筋力などを推定することもできる。このように，身体部分の質量中心位置，質量，慣性モーメントは運動学と運動力学をつなぐ橋のようなものと考えられる。身体部分を剛体と仮定したときの慣性に関する特性を剛体特性あるいは慣性特性といい，この特性を数値で示したものを剛体特性定数，慣性係数などとよんでいる。また，このような情報は，逆動力学による動作分析のみならず，身体運動のシミュレーションや動作の最適化を行ううえでも不可欠なものである。

ここでは，慣性特性の代表的な測定法について概説し，数学モデルによる身体部分の慣性係数の算出法，日本人の幼少年，青年アスリート，高齢者の慣性特性を推定するための係数を紹介する。

6.3.1 身体部分慣性特性の代表的な測定法

身体部分の慣性特性の測定法は，大きく①屍体標本を用いた直接法，②生体標本を用いた間接法，③数学モデルによる方法，に分類できる。

屍体標本による直接法は，屍体を凍結して切断し，各部分の質量，質量中心位置，慣性モーメントなどをバランスプレート，物理振子法などによって測定するもので，よく用いられるものとして Dempster[2], Clauser et al.[3], Chandler et al.[4]

のものがある。直接法は，各部分の慣性特性を実測できるので，最も有効な手段であるといえる。しかし，屍体標本数が少ないこと，屍体標本の多くが白人男性の高齢者のものであることなどから，これらのデータをそのまま日本人に適用するには問題がある。

生体標本を用いた間接法には，部分の体積を測定するための水置換法（浸水法，immersion technique），質量や質量中心位置を測定するための重心測定板による方法（reaction board technique），放射線照射法（radiation technique）[5),6)] などが用いられており，最近では放射線照射法に代わって核磁気共鳴映像法（magnetic resonance imaging technique, MRI）[7)] も導入されつつある。MRIによる方法は，現状では設備，計測ソフト，密度の推定などにおいて課題があるが，身体の慣性特性を高い精度で測定できるので，将来的には有効な方法の一つと考えられる。

数学モデルによる方法は，身体部分を特定の形状の剛体とみなし，各部分の質量，質量中心位置，慣性モーメントなどを推定しようとするものである。わが国では，松井[8)]が身体部分を円錐，円柱，球などにモデル化し，日本人成人男女（男子4名，女子5名）の質量，重心位置を求め，これをもとに運動中の全身の重心位置を作図により推定する方法（作図法）を考案している。Jensen[9)]，横井ら[10)]，阿江ら[11)]，岡田ら[12)]は，身体部分を厚さ2cmの楕円板の集合体にモデル化し（積層楕円板近似モデル），写真撮影により各楕円板の体積を求め，身体部分の慣性特性を測定している。積層楕円板近似モデルによる方法は，写真撮影法などと組み合わせることにより，身体部分の慣性特性を制限の少ない条件で算出できるという利点がある。

6.3.2 積層楕円板近似モデルによる身体部分慣性特性の算出法
〔1〕 モデルおよび仮定

図6.6は，Jensen[9)]のモデルを応用した積層楕円板近似モデルおよび部分を規定するポイントを示したものである。

このモデルに関する仮定は，つぎの四つである。
① 身体は14個あるいは15個（胴体を上胴と下胴に分けたとき）の剛体が関節の1点を介して連結したものである。
② 各部分内の密度は均一であり，部分の質量中心は体積中心と一致する。
③ 各部分は厚さ2cmの楕円板が有限個集まったものであり，上肢，下肢の形状は左右対称である。
④ 各部分の密度はClauser et al.[3)]が報告した値と等しい。

これらのモデルおよび仮定に基づいて，以下の式(6.4)～(6.7)から，部分jの質量（M_j），質量中心位置（X_j, Y_j, Z_j），慣性モーメント（I_{xj}, I_{yj}, I_{zj}），回転半径（kx_j, ky_j, kz_j）を求める。ただし，X軸は前額軸（左右軸），Y軸は矢状軸（前後軸），Z軸は長軸である。

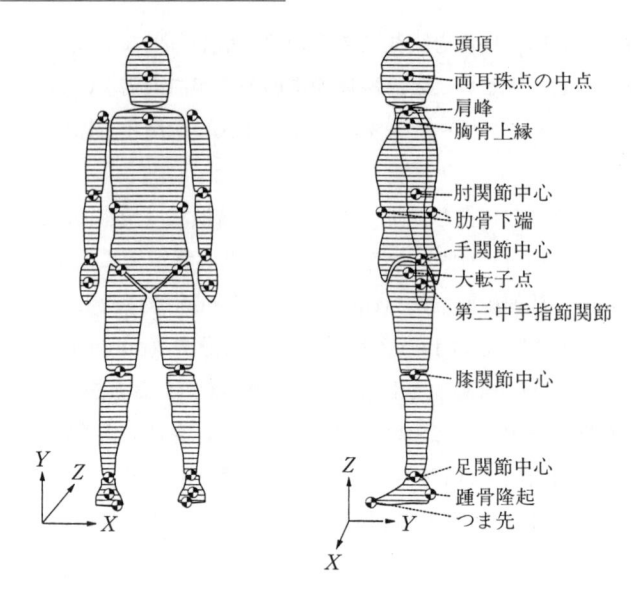

図 6.6 積層楕円板近似モデル〔バイオメカニズム学会編，阿江通良，ほか：日本人アスリートの身体部分慣性特性の推定，バイオメカニズム 11　ヒトの形態と運動機能，東京大学出版会（1992）〕

$$M_j = \sum_{i}^{nj}(d_j \cdot v_{ij}) \tag{6.4}$$

$$X_j = \sum_{i}^{nj}(d_j \cdot v_{ij} \cdot x_{ij})/M_j \tag{6.5}$$

$$I_{xj} = \sum_{i}^{nj}(I_{x_{ij}} + d_j \cdot v_{ij} \cdot ((y_{ij} - Y_j)^2 + (z_{ij} - Z_j)^2)) \tag{6.6}$$

$$k_{xj} = \left(\frac{I_{x_j}}{M_j}\right)^{1/2} \tag{6.7}$$

（これらは，Y，Z についても同様である）

ここで，n_j は部分 j を構成する楕円板の数，d_j は部分 j の密度，v_{ij} は楕円板 ij の体積，x_{ij}，y_{ij}，z_{ij} は楕円板 ij の質量中心位置，$I_{x_{ij}}$，$I_{y_{ij}}$，$I_{z_{ij}}$ は楕円板 ij の主慣性モーメントである。

〔2〕 **写真撮影および算出法**

式(6.4)〜(6.7)に代入する計測点の座標を得るため，競泳用の水着および帽子を着用した被験者を写真計測用フレームの定位置に立たせ，被験者の正面から 35 mm スチルカメラを用いて撮影する。このようにして被験者の正面像および鏡に写った側面像を1画面に同時に得る。つぎに，得られた写真からディジタイザを用いて，正面あるいは側面から見た各部分を構成する楕円板の径，厚さ，質量中心位置などの算出に必要な身体上の計測点（図6.6における体の輪郭と水平線との交点）の座標を読み取り，式(6.4)〜(6.7)より身体各部分の質量，質量中心位置，慣性モーメント，回転半径を算出する。

6.3.3 日本人幼少年の身体部分慣性係数

横井ら[10]は，積層楕円板近似モデルにより3歳から15歳までの男子132名，女子123名の身体14部分の体積，質量，質量中心位置，回転半径を測定し，これらの係数の実用化を試みている．

図 6.7 は3歳から15歳までの男女の頭部，大腿，下腿の質量比の変化を示したものである．図 6.7 のように，幼児や少年では発育による形態，慣性特性の変化が著しい．そこで，横井ら[10]は，性別，年齢，そして身長と体重から算出されるカウプ指数をもとに被験者を18群に分類し，各群の係数の平均値を慣性係数としてまとめている．これらの係数は，現在の日本人幼少年の身体部分の慣性特性を推定するのに最も適したものといえるであろう．

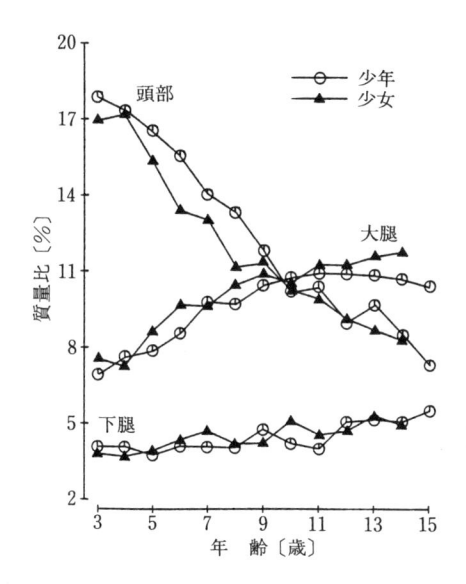

図 6.7 日本人幼少年の頭部，大腿，下腿の質量比の経年的変化〔横井孝志ほか：日本人幼少年の身体部分係数，体育学研究，**31**（1986）〕

6.3.4 青年アスリートの身体部分慣性係数

表 6.1 は，日本人青年アスリートの質量比，質量中心比，質量中心を通る3軸まわりの回転半径比の平均値を男女について示したものである[11]．数値に付した＊印は性差の有無を意味している．なお，この係数の特徴の一つは，胴体のねじりなどの分析ができるように，胴体を肋骨下端で上胴と下胴に分けている点にある．

表 6.2 から表 6.4 は部分長および体重から各部分の慣性特性を推定するための係数を示したもので，表 6.2 が男女の部分質量，表 6.3 は男子の，表 6.4 は女子の各部分の重心を通る3軸まわりの主慣性モーメントに関するものである．なお，質量中心位置については，部分長に対する比の平均値（表 6.1，質量中心比）から推定する．

表6.1 日本人アスリートの身体部分慣性係数[11]

部分	男子					女子				
	質量比 [%]	質量中心比 [%]	回転半径比			質量比 [%]	質量中心比 [%]	回転半径比		
			kx [%]	ky [%]	kz [%]			kx [%]	ky [%]	kz [%]
頭部	*6.9 (0.7)	*82.1 (4.1)	*47.9 (2.2)	*45.4 (2.1)	*36.3 (1.9)	7.5 (0.9)	75.9 (5.2)	45.1 (2.8)	42.6 (2.4)	35.0 (2.5)
胴体	*48.9 (2.2)	*49.3a (1.6)	*34.6 (0.8)	35.7 (0.8)	*16.7 (0.9)	45.7 (2.5)	50.6a (1.8)	34.3 (0.9)	35.5 (0.9)	17.0 (0.8)
上腕	*2.7 (0.3)	52.9 (1.8)	*26.2 (0.7)	*25.7 (0.7)	10.7 (1.0)	2.6 (0.2)	52.3 (1.7)	26.5 (0.9)	26.0 (0.9)	10.7 (0.9)
前腕	*1.6 (0.2)	*41.5 (2.0)	27.9 (1.1)	27.7 (1.0)	*11.5 (1.2)	1.5 (0.1)	42.3 (2.2)	27.7 (1.1)	27.5 (1.0)	12.2 (1.2)
手	0.6 (0.1)	89.1 (10.8)	51.9 (6.4)	57.1 (7.0)	31.4 (4.5)	0.6 (0.1)	90.8 (10.2)	52.7 (5.9)	57.3 (6.6)	30.3 (4.6)
大腿	*11.0 (0.8)	*47.5 (1.8)	*27.8 (0.9)	*27.0 (0.9)	*15.2 (0.9)	12.3 (0.9)	45.8 (2.4)	28.5 (1.2)	27.8 (1.1)	15.7 (1.5)
下腿	*5.1 (0.4)	40.6 (1.5)	27.4 (0.9)	27.1 (0.9)	*9.7 (0.6)	5.3 (0.4)	41.0 (1.5)	27.5 (1.0)	27.2 (0.9)	10.2 (0.7)
足	1.1 (0.2)	59.5b (2.6)	20.4 (3.0)	9.9 (1.3)	20.9 (3.1)	1.1 (0.2)	59.4b (2.4)	21.7 (2.6)	10.2 (1.3)	22.2 (2.7)
上胴	*30.2 (1.8)	*42.8c (2.0)	35.0 (1.2)	38.1 (1.5)	*26.6 (1.8)	26.7 (1.8)	43.8c (1.9)	34.9 (1.1)	38.0 (1.4)	27.3 (1.9)
下胴	18.7 (1.5)	60.9d (3.0)	*42.5 (2.7)	47.3 (3.0)	43.5 (3.8)	19.0 (1.8)	59.7d (4.5)	41.1 (2.8)	47.1 (3.1)	44.0 (3.7)

1) カッコ内の数字は標準偏差を，また＊印は，男女間の有意差 (1%) を示す．
2) 質量比は身体質量に対する比，質量中心比は部分長に対する中枢端からの比である．
3) a は胸骨上縁から，b は足先から，c は胸骨上縁から肋骨下端の中点，d は肋骨下端の中点から大転子の中点までを示す．
4) 回転半径比は，部分長に対する比である．

表6.2 部分質量の推定係数（単位：kg）

部分	a_0	a_1*(SL)	a_2*(WT)	R
男子：頭部	−1.196 8	25.952 6	0.026 04	0.733
胴体	−10.164 7	18.750 3	0.482 75	0.951
上腕	−0.367 85	1.155 88	0.027 12	0.818
前腕	−0.438 07	2.229 23	0.013 97	0.782
手	−0.014 74	2.094 24	0.004 14	0.469
大腿	−4.535 42	14.525 3	0.093 24	0.924
下腿	−1.715 24	6.043 96	0.038 85	0.852
足	−0.275 33	2.691 35	0.005 60	0.463
上胴	−9.633 22	31.431	0.278 93	0.935
下胴	−5.704 49	29.211 3	0.179 66	0.895
女子：頭部	−0.678 95	22.859 8	0.021 11	0.731
胴体	−14.61	34.646	0.399 95	0.938
上腕	−0.494 29	2.044 31	0.024 14	0.861
前腕	−0.338 38	2.420 59	0.010 79	0.772
手	−0.045 86	1.680 34	0.004 78	0.564
大腿	−3.749 42	8.197 75	0.135 76	0.944
下腿	−1.404 59	5.116 53	0.043 46	0.865
足	−0.421 52	3.383 86	0.005 04	0.581
上胴	−6.148 77	26.853 8	0.225 07	0.898
下胴	−6.876 37	39.075 8	0.172 24	0.916

SL は部分長 [m]，WT は体重 [kg] である．

表 6.3 部分の主慣性モーメントの推定係数（男子）（単位：kg·cm²）
(kg·m² にするには 10 000 で割る)

部　分		b_0	b_1^*(SL)	b_2^*(WT)	R
MX	頭部	−367.903	2 843.24	2.714 13	0.749
	胴体	−25 180.2	43 095.5	200.723	0.959
	上腕	−317.679	1 007.85	1.852 49	0.881
	前腕	−145.867	562.219	0.857 22	0.849
	手	−6.365 41	80.358 1	0.109 95	0.507
	大腿	−2 127.91	5 684.2	11.83	0.917
	下腿	−1 190.24	3 093.33	5.274 81	0.908
	足	−70.183 21	386.884	0.026 10	0.390
	上胴	−6 157.42	15 247.8	58.010 9	0.946
	下胴	−1 687.06	5 588.38	22.626 8	0.876
MY	頭部	−354.077	2 680.71	2.492 4	0.756
	胴体	−25 902.6	43 759.1	217.775	0.962
	上腕	−312.14	999.691	1.742 77	0.887
	前腕	−146.449	576.661	0.797 27	0.854
	手	−7.306 95	82.068 4	0.144 33	0.533
	大腿	−2 043.38	5 547.75	10.649 8	0.918
	下腿	−1 174.66	3 048.1	5.191 69	0.910
	足	−10.364 89	62.011 07	0.020 54	0.310
	上胴	−6 423.4	15 063.0	71.522 6	0.951
	下胴	−1 982.55	6 516.01	27.704 6	0.895
MZ	頭部	−138.956	1 307.37	1.248 56	0.650
	胴体	−2 482.2	−385.282	83.229 3	0.937
	上腕	−11.102 9	−44.879 4	0.712 03	0.728
	前腕	−13.475 6	26.378 5	0.246 44	0.644
	手	−1.672 55	9.081 2	0.053 81	0.541
	大腿	−350.308	418.338	6.627 1	0.893
	下腿	−62.792 8	104.746	1.108 38	0.781
	足	−72.870 26	405.629	0.013 39	0.393
	上胴	−2 016.55	1 516.61	48.897 3	0.906
	下胴	−1 376.85	2 246.6	29.075	0.897

SL は部分長〔m〕，WT は体重〔kg〕である．

　表 6.2〜表 6.4 に示した実測値と推定値との相関係数 R をみると，男女とも手および足の R が他の部分に比べて低いことがわかる．これは，手，足とも他の部分よりも小さく，また形状が複雑なため，計測で用いた 2 cm の厚さの楕円板では十分な分解能が得られなかったことによると考えられる．したがって，手，足に着目した研究をする場合には，0.5〜1 cm の厚さの楕円板モデルを用いる必要があろう．

表 6.4 部分の主慣性モーメントの推定係数（女子）（単位：kg・cm²）
(kg・m² にするには 10 000 で割る)

部 分		b_0	b_1^*(SL)	b_2^*(WT)	R
MX	頭部	−234.037	2 109.44	2.025 97	0.747
	胴体	−18 029.8	36 002.1	134.798	0.920
	上腕	−243.445	888.26	1.281 34	0.900
	前腕	−85.154 2	387.145	0.537 63	0.819
	手	−6.558 76	68.320 70	0.124 01	0.599
	大腿	−1 895.67	4 292.37	19.528 7	0.917
	下腿	−840.811	2 373.89	4.823 59	0.873
	足	−62.620 38	304.208 99	0.286 41	0.525
	上胴	−3 537.95	10 495.1	36.674 7	0.880
	下胴	−1 407.99	5 368.76	19.082 5	0.912
MY	頭部	−224.251	1 973.49	1.813 28	0.783
	胴体	−19 179.0	37 876.7	148.145	0.919
	上腕	−239.382	890.139	1.133 66	0.903
	前腕	−86.126 8	401.195	0.487 29	0.825
	手	−6.665 46	69.015 1	0.141 69	0.620
	大腿	−1 851.78	4 347.35	17.660 9	0.916
	下腿	−830.815	2 342.82	4.759 43	0.875
	足	−11.579 30	55.564 53	0.067 46	0.487
	上胴	−3 751.31	10 796.7	44.824 7	0.881
	下胴	−1 884.32	7 013.95	25.858 5	0.901
MZ	頭部	−98.4667	1 085.02	0.973 5	0.643
	胴体	−3 180.3	3 427.03	61.027 4	0.917
	上腕	−15.046 1	16.556 1	0.456 14	0.792
	前腕	−6.196 27	22.571 6	0.141 22	0.620
	手	−1.071 43	8.990 76	0.038 85	0.558
	大腿	−262.075	14.121 3	9.013 54	0.941
	下腿	−46.436 4	67.144 6	1.169 58	0.825
	足	−64.496 63	307.627	0.321 14	0.531
	上胴	−1 214.28	1 489.2	33.431 1	0.879
	下胴	−1 472.05	3 909.55	27.442	0.898

SL は部分長〔m〕，WT は体重〔kg〕である。

6.3.5 日本人高齢者の身体部分慣性係数

岡田ら[12]は，日本人高齢者（男性 90 名，女性 89 名）の身体部分慣性係数を測定し，年齢，身長，体重，部分長から部分質量，質量中心位置，慣性モーメントを推定するための回帰式を作成している。表 6.5 は日本人高齢者の質量比，質量中心比，質量中心を通る 3 軸まわりの回転半径比の平均値を男女について示したものである。

これらを表 6.1 に示した日本人アスリート（青年）のものと比べると，高齢者では上腕や大腿の質量比が青年アスリートよりも小さく，手，前腕，下腿は大きいことがわかる。このことは，高齢者では身体の中心部に近い肢部の筋量などが青年アスリートよりも少ないことを示唆すると考えられ，興味深いことであろう。

表6.5 日本人高齢者の身体部分慣性特性[12]

部分	男性					女性				
	質量比 [%]	質量中心比 [%]	回転半径比			質量比 [%]	質量中心比 [%]	回転半径比		
			kx [%]	ky [%]	kz [%]			kx [%]	ky [%]	kz [%]
頭部	9.1 (1.1)	86.9†+ (4.7)	50.7†+ (2.8)	52.0†+ (3.2)	41.8†+ (2.4)	8.8 (1.1)	83.8 (4.0)	48.1 (2.7)	50.2 (2.7)	40.3 (2.2)
胴体	49.7 (2.9)	49.8†− (3.3)	36.8 (2.0)	37.2 (1.9)	19.9†− (2.6)	49.3 (3.3)	51.5 (2.6)	36.8 (1.6)	37.0 (1.6)	21.4 (2.9)
上腕	2.5 (0.3)	54.9†− (1.6)	25.5 (1.3)	25.6†+ (0.8)	11.8 (2.0)	2.5 (0.3)	56.9 (2.1)	25.1 (1.8)	25.3 (0.9)	12.4 (2.5)
前腕	1.7†+ (0.2)	42.7 (2.1)	28.6 (1.1)	28.6 (1.1)	11.2†− (1.2)	1.6 (0.2)	42.3 (1.9)	28.9 (1.2)	28.8 (1.2)	11.5 (1.3)
手	0.8†+ (0.2)	82.0†+ (10.1)	54.5 (5.2)	53.7 (5.2)	29.2†+ (3.8)	0.6 (0.1)	76.3 (8.5)	53.5 (4.9)	52.5 (4.3)	27.9 (3.7)
大腿	9.2†− (0.8)	48.1*+ (2.2)	27.2†− (1.1)	28.3†+ (0.9)	17.1†− (1.8)	9.8 (1.0)	47.4 (1.9)	27.7 (1.2)	28.9 (0.9)	18.1 (2.1)
下腿	4.7*− (0.5)	42.3 (1.5)	26.3*+ (1.5)	28.4 (0.9)	14.4†− (2.3)	4.8 (0.5)	42.4 (1.8)	25.7 (2.0)	28.4 (0.8)	16.0 (2.6)
足	1.7†+ (0.2)	58.1†− (1.8)	23.3†+ (0.7)	12.6†+ (0.9)	23.5†+ (0.8)	1.5 (0.3)	59.1 (2.2)	22.6 (0.9)	12.2 (0.6)	22.9 (0.9)
上胴	28.8†+ (2.7)	40.9 (5.2)	41.3†− (2.6)	40.1†− (3.7)	32.7†− (5.3)	26.0 (2.7)	41.7 (3.8)	42.8 (3.0)	41.9 (3.6)	36.2 (5.0)
下胴	20.9†− (2.9)	60.5†+ (4.4)	49.2 (4.4)	48.1 (4.2)	48.2 (6.4)	23.4 (2.6)	58.7 (3.7)	49.3 (4.5)	47.8 (4.5)	49.8 (6.3)

1) *,†印は男女間の有意差を示す（* $p<0.05$,† $p<0.01$,＋男＞女,−男＜女）．
2) カッコ内の数値は標準偏差を示す．
3) 質量比は身体質量に対する比，質量中心比は部分長に対する中枢端からの距離の比である．
4) 上胴，下胴，足の質量中心比はそれぞれ，胸骨上縁点，最下肋骨下縁点間の中点，足先からの距離の比である．
5) 回転半径比は部分長に対する比である．

6.4 身体運動における力学的エネルギーと仕事の計測

6.4.1 身体運動におけるエネルギーの変換

身体運動，特にスポーツ運動では，「むだのない動き」，「効率のよい動き」という表現で巧みな動作やよい動きなどを表すことが多い．このような巧みな動作やよい動きに内在する運動技術をバイオメカニクス的にとらえると，運動課題を達成するために生理的エネルギー（発生エネルギー）を力学的エネルギー（出力エネルギー）に変換し，その力学的エネルギーを運動課題に応じて効果的に使うための運動経過ということになろう．

図6.8は，入力としての生理的エネルギーが運動課題の達成あるいはパフォーマンスに変換されるまでの過程をエネルギーの流れに着目して示したものである．

一般に，バイオメカニクスでは，筋が活動して出力される力学的エネルギー（出力）の生理的エネルギー（入力）に対する比，すなわち効率（efficiency，力学的エネルギー/生理的エネルギー）を用いることが多い．また経済性（economy）は一定の課題（例えば，一定スピードでのランニング）を達成するのに要した体重当

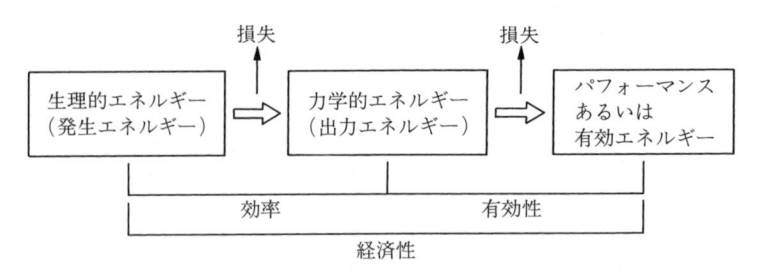

図6.8 身体運動におけるエネルギーの流れと効率，経済性，有効性の関係〔阿江通良，藤井範久：身体運動における力学的エネルギー利用の有効性とその評価指数，筑波大学体育科学系紀要，**19**（1996）〕

りの最大下酸素摂取量で評価される。効率は，消費された生理的エネルギーが同じであれば，力学的エネルギーが大きいほど，高くなる。しかし，スポーツ運動では，短距離走のように力学的エネルギーが大きいほど，高いパフォーマンスが得られると考えられるものもあるが，長距離走のように，上下動の大きい疾走フォームで走ると，力学的エネルギーが大きくてもパフォーマンスが高くならないばかりか，逆に低くなるものもあると考えられる。したがって，運動技術を評価する場合には，効率のみではなく，出力された力学的エネルギーをどの程度パフォーマンスあるいは有効なエネルギーに変換できたかが問われるべきであろう。図6.8に示したように，運動課題は力学的エネルギーを身体運動によって有効なエネルギーあるいはパフォーマンスという形に変換することによって達成される。したがって，力学的エネルギーがどのように有効に変換されたかは式(6.8)から算出される有効性指数によって知ることができる[13]。

$$有効性指数 = \frac{パフォーマンスあるいは有効エネルギー（仕事）}{力学的仕事} \quad (6.8)$$

有効性指数の特徴は，力学的エネルギー，パワー，仕事などの力学量のみでなく，運動課題に応じて跳躍記録，疾走タイム，さらには得点のようなパフォーマンスを表す適切な変量を分子に代入することができ，同一の課題をもつ運動であれば，その技術を評価できることにある。式(6.8)の分母は，一般に運動課題を達成するのに要した力学的エネルギーの変化，すなわち力学的仕事であり，例えば，ランニングでは1歩あるいは1サイクル中になされた力学的仕事，跳躍では踏切局面でなされた仕事などがこれに相当する。

一般に，運動において消費した生理的エネルギーの指標として酸素消費量を呼気ガス分析によって測定したものを用いる。一方，身体運動における力学的仕事の値は，身体モデルの種類，位置エネルギーと運動エネルギーの交換（energy exchange）やエネルギーの伝達（energy transfer）の見積り方などによって異なる。そこで，ここでは身体運動における力学的仕事の各種の計算法を紹介する。

6.4.2 力学的エネルギーと力学的仕事の計算法

これまでバイオメカニクス的研究ではさまざまな力学的仕事の定義や計算法が用いられてきているが，身体モデルや生体のなした力学的仕事についての考え方などに着目してまとめると，以下のような5種類に大別できるであろう。

① **質量中心モデルによる方法**[14)~16)]

$$E = Mgh + \frac{1}{2}MV^2$$

$$W = \Delta E$$

ここで，E はエネルギー，M は身体質量，g は重力加速度，h は質量中心の高さ，V は質量中心の速度，W は力学的仕事，ΔE はエネルギー変化分を示す。

② **外的仕事と内的仕事の和による方法**[17)~21)]

$$W_{ext} = \Delta(Mgh + \frac{1}{2}MV^2)$$

$$W_{int} = \Delta \sum_{1}^{n}(\frac{1}{2}m_i v_i^2 + \frac{1}{2}I_i \omega_i^2)$$

$$W = |W_{ext}| + |W_{int}|$$

ここで，W_{ext} は外的仕事，W_{int} は内的仕事，m_i は部分質量，v_i は部分の速度，I_i は部分の慣性モーメント，ω_i 角速度，Δ は変化分である。

③ **力学的エネルギー変化分の和による方法**[22)~25)]

・時刻 j における部分 i の力学的エネルギー

$$E_{i,j} = m_i g h_{i,j} + \frac{1}{2}m_i v_{i,j}^2 + \frac{1}{2}I_i \omega_{i,j}^2$$

（a）部分内および部分間のエネルギーの変換および伝達がないと仮定した場合

$$W_n = \sum_{i=1}^{s}\sum_{j=1}^{n}(|PE_{i,j}| + |KE_{i,j}| + |RE_{i,j}|)$$

（b）部分間にエネルギーの伝達がないと仮定した場合

$$W_w = \sum_{i=1}^{s}\sum_{j=1}^{n}\left|(\Delta E_{i,j})\right|$$

（c）部分内および部分間にエネルギーの交換および伝達が完全に行われると仮定した場合

$$W_{wb} = \sum_{j=1}^{n}\left|\sum_{i=1}^{s}(\Delta E_{i,j})\right|$$

これらの式において，PE は位置エネルギー，KE は並進運動エネルギー，RE は回転運動エネルギー，$\Delta E_{i,j}$ は時刻 j における部分 i のエネルギー変化分，s は身体部分の数，n は時間（コマ数）である。

図 6.9 は一流長距離走者のレース中における全身，体幹（頭部＋胴体），左右の脚および腕の力学的エネルギーの変化を示したものである。左右の脚の力学的エネルギーは増加と減少がほぼ逆位相になっているので，脚のエネルギーの変動は少な

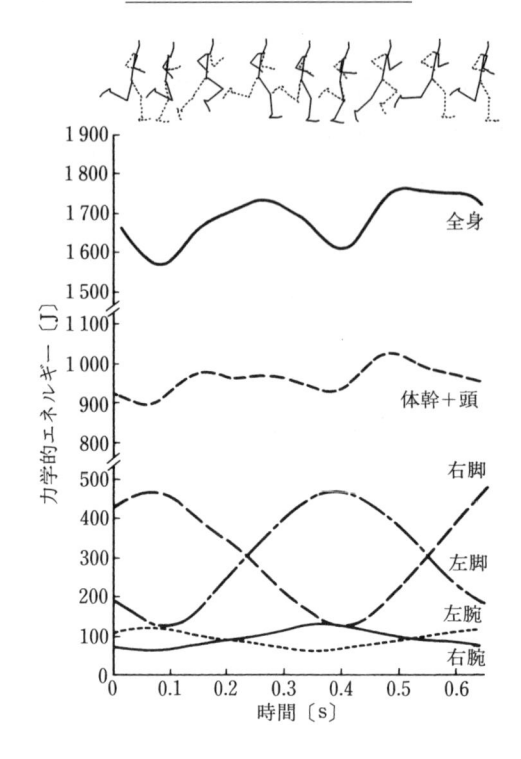

図 6.9 一流長距離走者の身体各部の力学的エネルギーの変化

くなり，力学的仕事も小さくなる．同様の現象は，両腕にも見られる．このような現象を左右の四肢間での力学的エネルギーの転移あるいは伝達が生じたとよぶことがある．上述の③(c)の方法では，全身の力学的エネルギーの変化の絶対値を加算するが，力学的エネルギー増加分のみを力学的仕事（正の力学的仕事）とする場合もある．また力学的エネルギーが減少している場合，すなわち負の仕事をするときも生体は生理的エネルギーを消費することを考慮して負の力学的仕事に重み係数 (0.3〜1.0) をかけて正の力学的仕事に加算することもある．

④ **関節モーメントパワーによる方法**[26)〜37)]

$$W_{i,j} = \int_{t_s}^{t_e} |T_i \cdot \omega_i| dt$$

$$W = \sum_{j=1}^{n} W_{i,j}$$

ここで，T は関節モーメント，ω は関節角速度，t_s は動作開始時刻，t_e は動作終了時刻である．

⑤ **推定筋力による方法**[38)〜41)]

$$W_{i,j} = \int_{t_s}^{t_e} |F_{i,j} \cdot V_{i,j}| dt$$

$$W = \sum_{j=1}^{n} W_{i,j}$$

ここで，F は筋張力，V は筋の収縮速度である．

このほかにも，方法③に基づいて正負の仕事の比率，弾性要素に蓄えられたエネルギーの再利用などを考慮した非常に複雑な Williams and Cavanagh[42)] の方法，方法④と同様の考え方であるが，負の仕事をゼロとみなし，正の仕事のみを身体の

力学的仕事としている吉福[43)]の方法などがある．また，Aleshinsky[32-36)]は外力および内力（筋）による身体部分の力学的エネルギーの変化を推定するには，方法④に外力および外力モーメントによる影響を考慮すべきであることを理論的考察により示している．

　上述した5種類の方法のうち，方法①では身体を単一の質点（質量中心）にモデル化するので，実際の身体運動における力学的仕事を十分に推定しているとはいえず，身体部分モデルに比べて力学的エネルギーが16%程度低くなるという報告[44)]もある．方法②では，力学的には相互に関係し，分離できない W_{ext} と W_{int} を分離して別個に仕事を算出し，それらを加算して全身の力学的仕事としている点に問題があると考えられる．方法③の(a)～(c)のうち，一般に，身体運動における力学的仕事の算出に用いられるのは方法(c)（以下，方法③(c)という）である．方法③(c)では，身体をリンクシステムにモデル化し，部分内のエネルギーの交換および部分間のエネルギーの伝達があると仮定してシステムのエネルギー変化分を力学的仕事とするので，力学的には妥当であると考えられる．しかし，実際の身体運動を考えると，すべての部分間にエネルギーの伝達が完全に行われると仮定している点に問題が残るであろう．

　方法④では，剛体リンクモデルの各リンクのエネルギー変化は関節力によるパワー（関節力×関節速度）および関節モーメントパワー（関節モーメント×関節角速度）によって生じ，このうち後者を関節まわりの筋群が発揮したパワーと考えて，その時間積分値を筋のなした力学的仕事とするものである．この方法では，関節モーメントを関節まわりの筋群の合成モーメントと考えるので，床反力計などの適切な計測装置があれば，現在の動作分析的手法により算出可能である．しかし，この方法では各関節に独立した筋群のモーメントのみが作用すると仮定するので，二関節筋などを介したエネルギーの伝達などは見積もれない．

　一方，方法⑤では個々の筋力をモデルによって推定し，個々の筋がなした力学的仕事を算出して加算する．したがって，身体運動において筋がなした力学的仕事を推定するには，方法⑤が理論的には，最も良い方法である．しかし，筋力の推定法には，未知数（筋力）の個数が方程式の個数よりも多い不定問題となる，筋モデルのパラメータの決め方にまだ課題がある，全身の筋群にあてはめることはかなり困難であるなど多くの問題があり，幅広い身体運動に適用することは現状では無理があろう．

　このように各種の方法を比較すると，身体運動における力学的仕事を推定する方法としては，現段階では方法③(c)あるいは④が妥当であると考えられる．

　図6.10 は，5名の男子短距離選手が約2.5 m/sから約10 m/sまでの各種の速度で疾走した場合の1歩当りの力学的仕事を方法④により算出したもの[13)]で，正負の仕事（Pw, Nw）および絶対仕事（Abw）が示されている．いずれの仕事も疾走速度の増大に伴って大きくなるが，変化の傾向は正仕事が直線的に増大するのに対

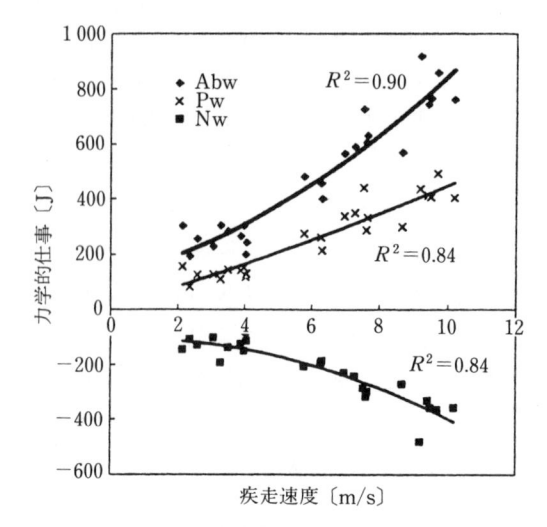

図 6.10 各種の疾走速度における力学的仕事（1歩当り）〔阿江通良，藤井範久：身体運動における力学的エネルギー利用の有効性とその評価指数，筑波大学体育科学系紀要，**19**（1996）〕

し，負および絶対仕事は指数関数的に増大している。

図 6.11 は，方法③（c）および④で求めた力学的仕事（それぞれ W_{wb}, W_{jp}）を比較したものである[13]。この図から方法③（c）による場合の力学的仕事は方法④の場合よりも小さいが，両者間には高い相関が見られる。したがって，ランニングのような全身運動では関節モーメントパワーによる方法が適用できない場合には，その代替として方法③（c）が利用できると考えられる。

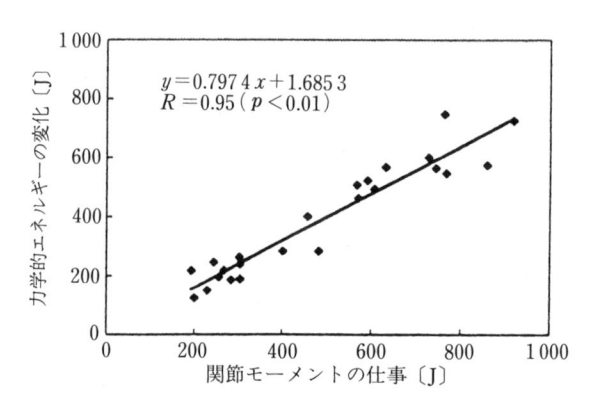

図 6.11 計算法の相違による力学的仕事の比較：方法③ c と方法④〔阿江通良，藤井範久：身体運動における力学的エネルギー利用の有効性とその評価指数，筑波大学体育科学系紀要，**19**（1996）〕

6.5 スポーツ動作の分析

6.5.1 スポーツパフォーマンスのバイオメカニクス的モデル

スポーツにおけるバイオメカニクスの課題の一つは，パフォーマンスに影響を及ぼす力学的要因を明らかにして，スポーツ技術の改善やパフォーマンス向上のための示唆を得ることである。このうち，パフォーマンスの制限要因（limiting factors）を明らかにする方法の一つとして，パフォーマンスを構成する要素を理論的にあげ，これらの要素とパフォーマンスとの関係をバイオメカニクス的手法や統計的手法により検討する方法（パフォーマンスモデル法）がある。

図 6.12 は，陸上競技の走種目のパフォーマンスモデルを示したものである。このように記録を構成する要素を示すことによって，どの要素によって記録が左右されたかを個々の選手ごとに明らかにすることができる。

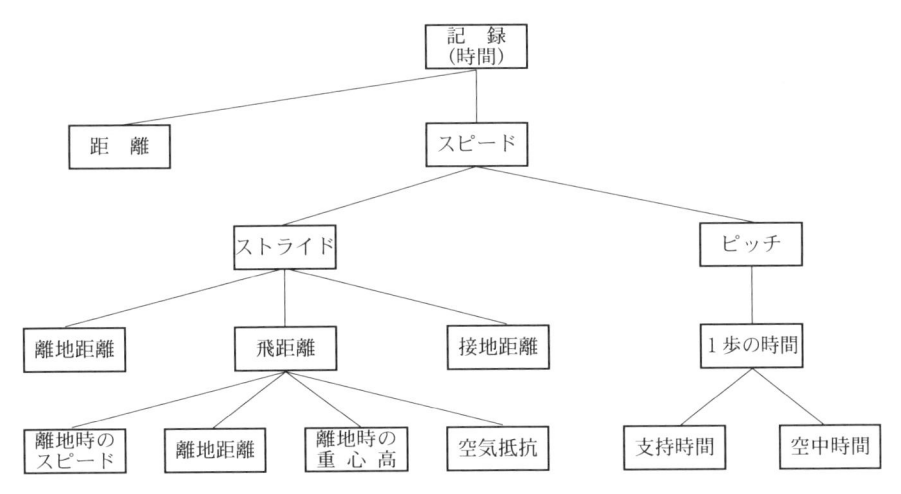

図 6.12 走種目のパフォーマンスモデル

図 6.13 は，Hay ら[45]がパフォーマンスモデル法を男子一流走幅跳選手（アメリカ）に適用したもので，ブロックをつなぐ線数が多いほど，相関係数が大きいことを示している。走幅跳の記録には，飛距離（跳躍中の身体重心移動距離）が最も大きな影響を及ぼすが，さらに飛距離は踏切時のスピード，特に水平速度と関係が深いことがわかる。踏切時の水平速度は助走の最後，すなわち踏切 4 歩前および 3 歩前の離地時の水平速度と関係があることなどもわかる。このように段階的に制限要因が明らかになってくると，トレーニングなどで改善すべき点を明らかにするのに役立つ。しかし，パフォーマンスモデル法では，結果が被験者の熟練度に影響を受ける要因は明らかになるが，実際の動作が明確にできないなどの欠点がある。

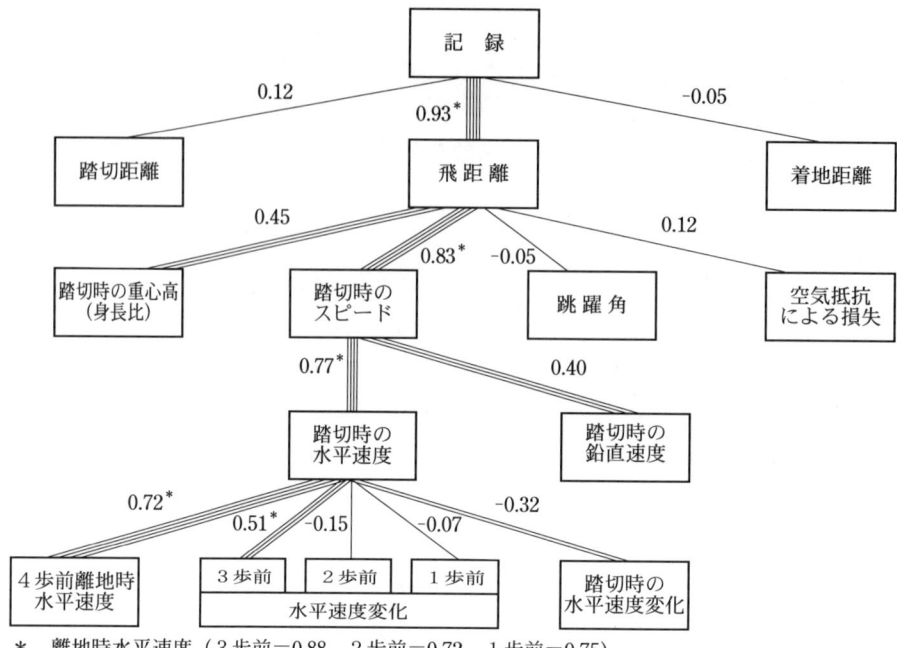

図 6.13 パフォーマンスモデルの一流男子走幅跳選手への適用〔J. G. Hay et al.: The techniques of elite male long jumpers, J. Biomech., **19** (1986)〕

6.5.2 疾走動作のバイオメカニクス的分析

移動運動である疾走動作の課題は，目標地点まで最小の時間で到達することであり，短距離走では大きな疾走速度を，長距離走では距離に応じた適切な疾走速度を得ることがねらいとなる．このうち，大きな疾走速度の得られる動きを研究する場合には，記録の優れた選手とそうでない選手を比較し，優れた選手のフォームを詳細に分析する，疾走速度の変化に伴って疾走動作がどのように変化するかを分析し，より大きな疾走速度を生み出せる動作を探るなどの方法がある．

〔1〕 疾走速度の変化によるフォームの変化

図 6.14 は，さまざまな速度で疾走しているときの脚の動きを大転子を中心に描いたものである．実際には，分析点の変位，速度，下肢の部分角度および関節角度などと疾走速度との関係を統計的手法を用いて分析することが多い．その結果，疾走速度が大きくなると，下肢各部の変位が大きくなること，大腿角度が大きくなる（大腿が高く上がる）こと，離地時の下肢関節の伸展が大きくなることなどが明らかになっている．陸上競技の教科書や指導書には，これらの分析から得られた知見が学習者や選手に強調させるべき箇所として，また指導者が着目すべき箇所として掲載されている．

〔2〕 疾走中の地面反力の変化

図 6.15 は約 2.5 m/s から約 10 m/s までの 5 種の速度で疾走したときの地面反力

(a) 中低速 (3.50 m/s)

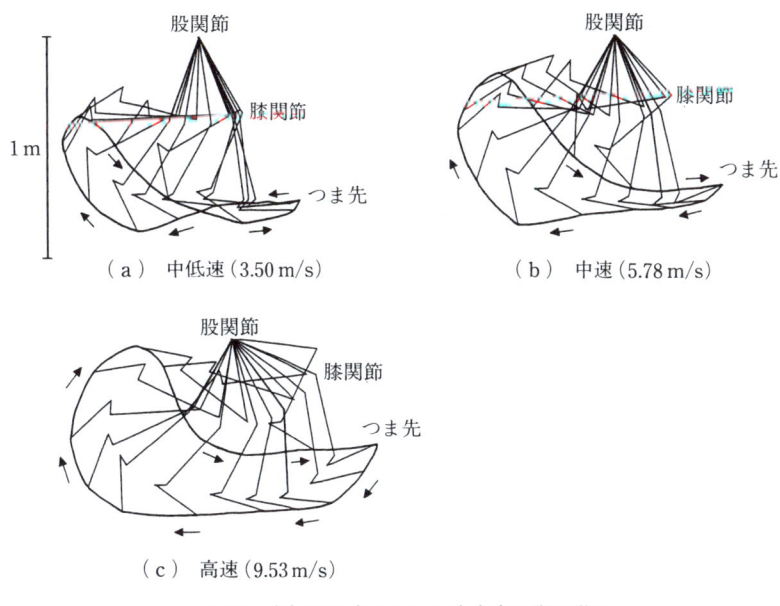

(b) 中速 (5.78 m/s)

(c) 高速 (9.53 m/s)

図 6.14 大転子を中心とした疾走中の脚の動き

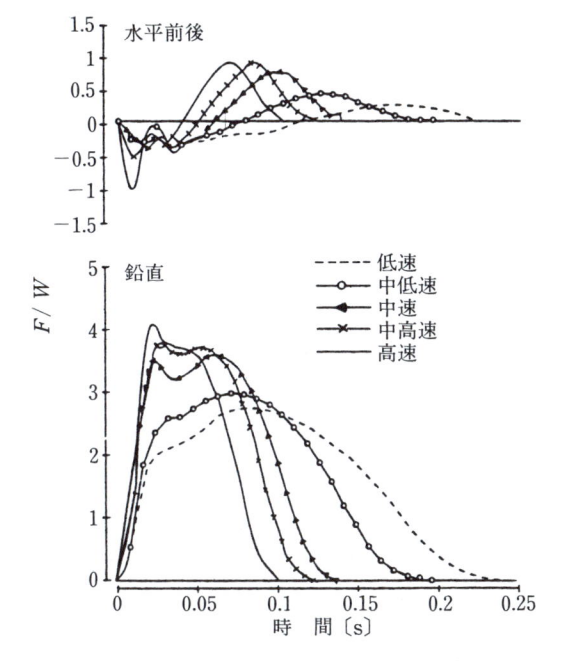

図 6.15 各種の疾走速度における地面反力の変化（上：水平前後，下：鉛直）〔阿江通良，ほか：疾走中の地面反力の変化，日本体育学会第 35 回大会号（1984）〕

の変化を圧電素子型の床反力計（Kistler 社製）を用いて測定したものを 5 名の男子短距離選手の平均値で示したものである[46]。水平前後方向における負の地面反力はブレーキを，正は加速を示し，鉛直方向では足が受ける上向きの地面反力を示

す。疾走速度が増加すると，接地直後の衝撃による地面反力は水平方向および鉛直方向とも増加し，全速疾走時には体重の約4倍以上（走者によっては5倍以上）にもなる。このほか，筋・骨格モデルによって筋の発揮した力を推定した研究[47]では，ジョギングでも足関節に作用する関節間力は体重の約9～13.3倍，アキレス腱張力は体重の約5.3～10倍になると報告されている。

〔3〕 **DLT法による一流短距離選手のフォームの分析**

図6.16はDLT法によってとらえた一流短距離選手の疾走フォームを示したもので，カール・ルイス選手のものは第3回世界陸上競技選手権大会（1991）で世界記録を樹立したときのフォームである[48]。先に述べたように，一般には短距離走では支持足の離地時には膝や足関節が伸展され，回復脚の大腿が高く上がっていることが望ましいとされてきた。しかし図6.16に示した一流選手，特にルイスやバレルのような世界一流選手のフォームは必ずしもそうではなく，むしろその逆であることがわかる。また伊藤ら[48]は，このようにして得られた世界一流選手のフォームを日本一流選手，大学陸上選手と詳細に比較している。そして，疾走速度と有意な相関が見られたのは接地直前の股関節を中心とした脚の振り戻し速度であり，腿上げの高さや離地時の膝や足の伸展速度とは関係がないことを見いだし，トレーニングで用いられているさまざまな動きつくりの運動については再考すべきであることを提言している。

C. ルイス選手

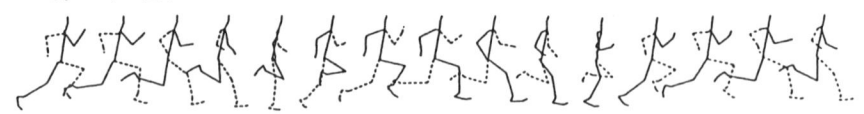

L. バレル選手

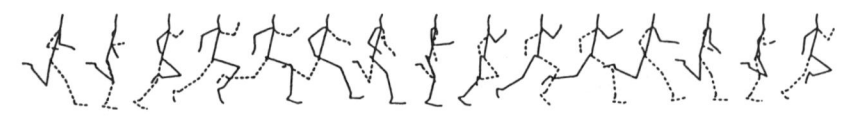

井上 悟選手

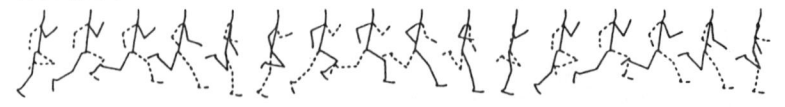

図6.16 競技会における一流短距離走者の疾走フォーム〔伊藤 章，ほか：世界一流スプリンターの技術分析，世界一流陸上競技者の技術，ベースボール・マガジン社（1994）〕

〔4〕 **関節モーメントおよびパワーの分析**

われわれが走るときには，筋はどのような活動をしているのであろうか。疾走時の筋の働きがわかれば，技術のみではなく，トレーニング法についてのさまざまな示唆が得られる。疾走中の下肢筋群の活動状態は筋電図を記録することによって知ることができる（後述）。しかし，多数ある下肢筋群の個々の筋力を測定あるいは

推定することは，下肢に関する剛体の運動方程式の数よりも筋の数（未知数）が多いため，不定性問題となる．しかし，**図 6.17** に示したように，下肢筋群を股，膝，足関節の伸筋群と屈筋群にモデル化して筋群の数を運動方程式の数と同じにすることによって，これらの筋群が発揮した関節モーメントを推定することができる．

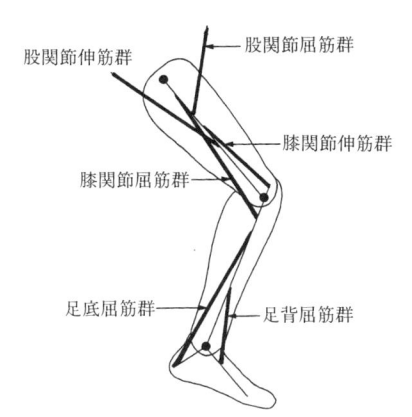

図 6.17 下肢筋群のモデル化（2 次元モデル）

図 6.18 は，このようにして推定した全速疾走における右脚（スティックピクチャーでは太い線分）の下肢関節まわりの関節モーメント（図(a)），関節角速度（図(b)），そしてパワー（図(c)，関節モーメントと関節角速度の積として計算した）の変化を示したものである[49]．正のモーメントは関節まわりの伸筋群が，負のモーメントは屈筋群が優位に働いていることを示し，正のパワーはコンセントリックな筋収縮によるパワーを，負のパワーはエクセントリックな筋収縮によるパワーを意味する．

この図から，足関節は空中期ではパワーをほとんど発揮していないが，支持期では足底屈モーメントが優位で，その前半では負の，後半では正のパワーを発揮し，その大きさは股関節や膝関節に匹敵するものであることがわかる．膝関節についてみると，離地後わずかの区間は伸筋群モーメントが優位であるが，接地が近づくと屈筋群モーメントが優位になっている．また，このとき負のパワーが著しく大きくなり，大腿二頭筋などの大腿後面の筋群はエクセントリックな筋収縮により力を発揮していることがわかる．この局面における股関節の筋群をみると，伸筋群がコンセントリックな筋収縮により正のパワーを発揮している．このことは，接地前後では膝関節屈曲および股関節伸展に関与するハムストリングスに大きな力学的負荷がかかり，肉離れが発生する可能性のあることを示唆するものであろう．股関節では，支持期前半では接地の衝撃のため，関節モーメントやパワーにはばらつきが見られるが，基本的には伸展モーメントが，後半では屈曲モーメントが優位でそれぞれ正および負のパワーを発揮している．このうち支持期後半の負のパワーは股関節伸展によって後方に振られる大腿を引き戻そうとするものである．離地後は股関節屈筋群が，接地前には股関節伸筋群が大きな正のパワーを発揮していることがわかる．

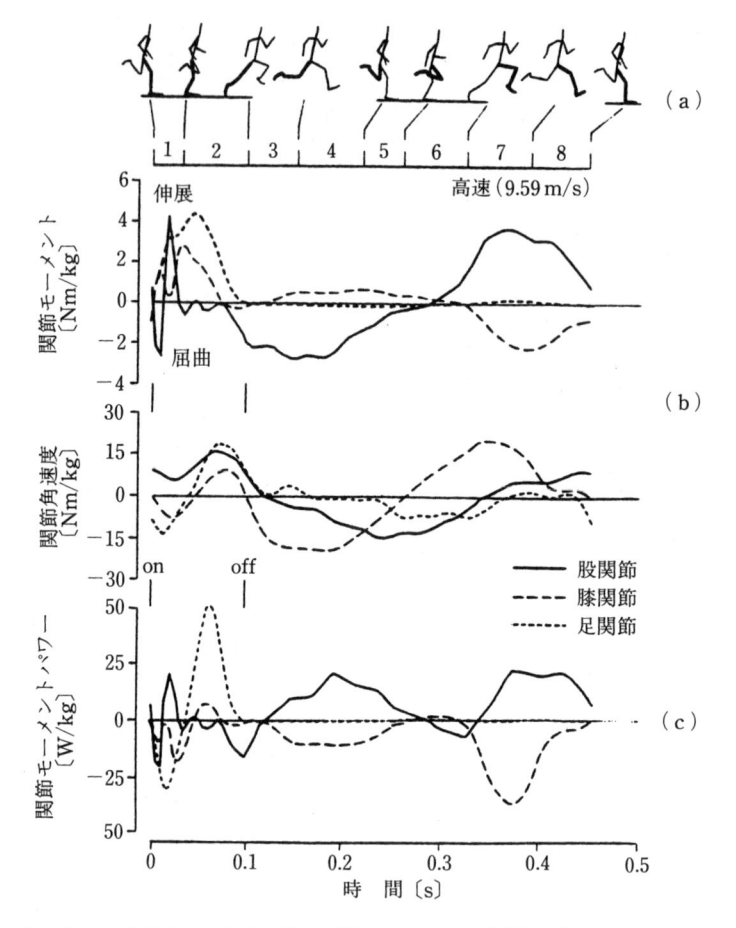

図6.18 全速疾走における下肢の関節モーメント，関節角速度およびパワー
〔阿江通良，ほか：機械的パワーからみた疾走における下肢筋群の機能および貢献度，筑波大学体育科学系紀要，**9**（1986）〕

疾走速度が異なると，下肢のモーメントやパワーの大きさにはかなりの相違があるが，これらの傾向は同様である．したがって，疾走では足関節は支持期において正負のパワーを，膝関節は回復期において負のパワーを，そして股関節は回復期において正のパワーを発揮しているといえるであろう．このほか，関節パワーを時間で積分して関節モーメントによってなされた力学的仕事を求め，これらを疾走速度と関連づけることによって，疾走速度の増大にどの部分の筋群が貢献するかを明らかにした研究[49]がある．

〔5〕 疾走動作の筋電図

松下ら[50]は，100mの記録が11秒4〜13秒3の成人男子5名に70mを全力疾走させたときの下肢筋群（**図6.19**の上から，前脛骨筋，腓腹筋（外側頭），内側広筋，大腿直筋，大腿二頭筋，大殿筋，中殿筋，大腿筋膜張筋，縫工筋，仙棘筋）の筋電図を有線で記録し，加速区間，全速区間の筋の働きを調べている．図6.19は，その一例で下肢筋群の筋電図とともにエレクトロゴニオメータで測定した膝関節角

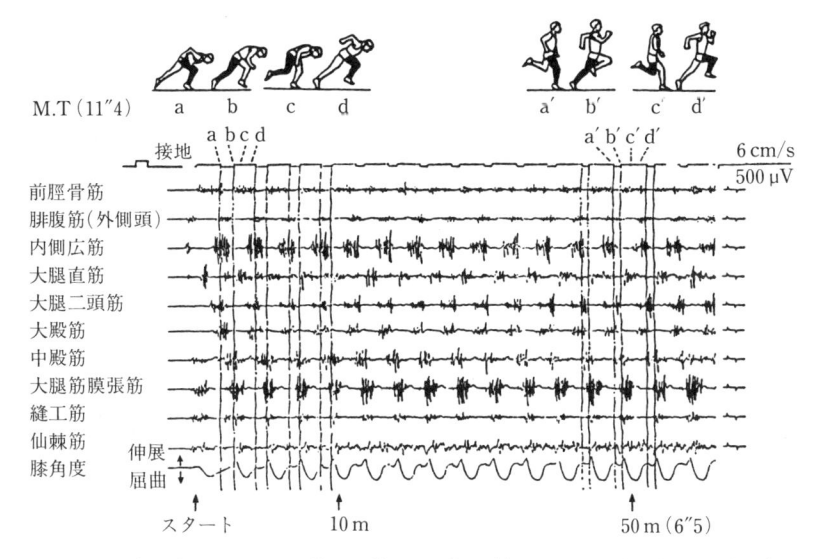

図 6.19 全速疾走における下肢筋群の筋電図〔松下健二, ほか：走の筋電図的研究, 体育学研究, **19** (1974)〕

度の変化も示されている．松下らによると，筋電図には被験者間においてかなりの差異が見られたが，以下のような共通点が見られたという．

スタート直後の1〜2歩と3〜4歩目以降の下肢筋群の放電には顕著な差異が見られるが，3〜4歩目以降の放電様相は全速区間と比べて顕著な相違は見られない．1〜2歩目の支持期では支持脚の内側広筋，大腿直筋，大腿二頭筋，大殿筋に顕著な放電が見られ，これらの筋群が身体を加速するのに働いていることがわかる．

一方，3〜4歩目以降，特に50mあたりの全速区間になると，内側広筋は接地前から支持期前半で放電が見られる．大腿直筋には支持期ではあまり放電が見られず，離地後に放電が見られること，二関節筋であり膝関節の伸展とともに股関節の屈曲にも働くことから，この局面では股関節を屈曲して大腿を前方に引き出す役割をしていると考えられる．また中殿筋，大腿筋膜張筋，縫工筋は大腿直筋とともに股関節の屈曲に関与していることもわかる．大腿二頭筋では接地前から支持期に放電が見られ，離地後に膝関節が屈曲する局面ではほとんど放電が見られない．このことは，図6.18で示した離地後の膝関節が屈曲する局面では膝関節伸展モーメントが優位であったという運動力学的結果とも一致している．

このように短距離疾走のような主働筋と拮抗筋の作用の切換えが明確な場合には，筋電図分析と関節モーメント分析の結果はほぼ一致する．しかし，主働筋と拮抗筋の切換えが明確でない場合や姿勢の保持などのように等尺性筋収縮が見られる場合には両者が一致することは少ないので，データの解釈には注意を要する．

6.5.3 跳躍動作のバイオメカニクス的分析

跳躍動作にはさまざまなものがあるが，ねらいから鉛直跳躍（例えば，垂直跳や

走高跳）と水平跳躍（例えば，走幅跳）に，また助走の有無から助走を用いるものと用いないものなどに分類できる。

〔1〕 **垂直跳の踏切における下肢関節角度，筋モーメント，パワーの変化**

図 6.20 は，垂直跳の踏切における股，膝，足の関節モーメント，関節角速度，関節パワーを 18 名の男子の平均値で示したもの[51]で，縦の線分は標準偏差である。この図には，2 種類の垂直跳の結果が示されており，実線はしゃがみ込んで静止した状態から下肢を爆発的に伸展させて跳び上がったもの（反動なし垂直跳）であり，破線は立位姿勢からしゃがみ込んでただちに跳び上がったもの（通常の垂直跳）である。関節モーメントやパワーの解釈の仕方は，疾走動作と同様である。

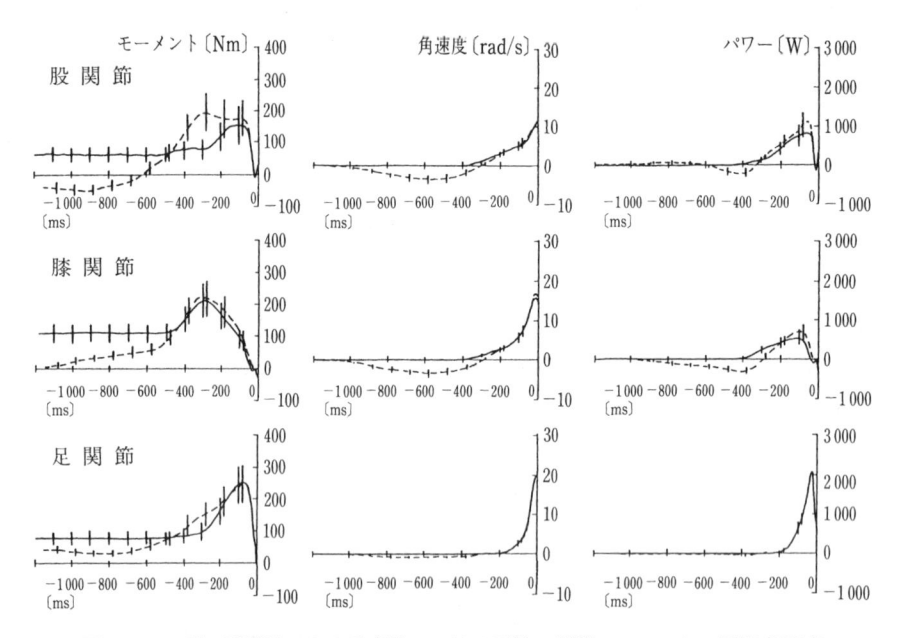

図 6.20 2 種の跳躍法による垂直跳における下肢の関節モーメント，関節角速度およびパワー（反動なし垂直跳と反動垂直跳）〔佐川和則，ほか：垂直跳びの反動動作が下肢関節の機械的仕事へ及ぼす効果，J. J. Sports Sci., 8（1989）〕

通常の垂直跳では，下肢を屈曲してしゃがみ込むので，下肢関節の角速度は負になる。−300 ms あたりでしゃがみ込みが終了すると，股関節と膝関節の角速度がほぼ同時に，そしてわずかに遅れて足関節が伸展され，跳び上がることになる。この順序は，実線で示した反動なし垂直跳でも同様である。関節モーメントは，通常の垂直跳ではしゃがみ込みの初期で股関節で負（屈曲）モーメントが見られるが，関節が屈曲している局面ですでに伸展の関節モーメントが発揮されていることに注目すべきである。これは，しゃがみ込みにより下降している身体を受け止めるために発揮されるもので，そのため股関節や膝関節の関節パワーは負になっている。したがって，しゃがみ込みの後半では，負の関節パワーは伸展筋群がエクセントリック

な筋収縮で力を発揮していると解釈できる．しかし，このようなことは反動なし垂直跳では見られない．

一般に，エキセントリックな筋収縮ではコンセントリックな場合よりも大きな力が発揮されるので，これらの筋群はより大きな力を発揮でき，力学的仕事も大きくできる．その結果，反動動作を用いた垂直跳の方が用いない場合よりも高く跳べるとされている．図6.20では，2種類の垂直跳で下肢関節によってなされた正の力学的仕事（正パワーの積分値）は膝関節と足関節では差がなかったが，股関節では通常の垂直跳のほうが24 J（約13%）大きかった．また下肢関節の総仕事に対する各関節の割合を見ると，反動なし垂直跳では股，膝，足関節の順で約38%，29%，33%であり，通常の垂直跳では約41%，28%，31%であった．一般に，垂直跳では膝関節が大きく貢献すると考えられているが，このデータからは股関節の貢献度のほうが大きいことがわかる．このように関節のモーメント，パワー，力学的仕事などを知ることによって，トレーニングで改善すべき点が明らかにできる．

〔2〕 背面跳の3次元角運動量の計測

スポーツでは，体操競技，飛込み競技，フィギュアスケートなどのように回転技のでき映えが成績を決定するものから，陸上競技のハンマー投げ，円盤投げ，走高跳の背面跳のように回転運動を利用して記録を競うものまで，回転運動はスポーツにおいて直接的，間接的に重要な役割を果たしている．しかし，角運動量とスポーツ技術との関係を詳細に検討した研究例はまだ少ない．

身体重心まわりの角運動量（H）は，身体を剛体系にモデル化すると以下の式から算出できる．

$$H_i = r_{i/G} \times m_i V_i + I_i \times \omega_i$$

$$H = \sum H_i$$

ここで，H_iは部分iの身体重心まわりの角運動量，$r_{i/G}$は身体重心（G）から部分重心へのベクトル，m_iは部分iの質量，V_iは部分重心の速度ベクトル，I_iは部分iの部分重心まわりの慣性モーメント，ω_iは部分iの角速度ベクトルである．このうち，部分重心の位置ベクトル，速度ベクトルなどは3次元画像撮影により，部分の慣性特性は6.3節で示した係数から推定する．

図6.21は，走高跳（背面跳）選手（右脚踏切）の角運動量の変化を3軸に分けて示したものである[52]．なお，空中局面（斜線のない部分）の角運動量が一定にはなっていないのは，計測誤差のためと考えられる．

背面跳は，図6.21に示したように仰臥姿勢でバーを跳び越えるので，どのようにしてz軸まわりの角運動量を生み出しているのかが論じられ，背面跳の曲線助走にその原因があるとされてきた．しかし，z軸まわりの角運動量の変化を見ると，踏み切り1歩前接地（約9.75秒）まではほぼゼロであるが，1歩前の接地期（約9.75〜9.95秒）で徐々に増加し始め，踏切局面（10〜約10.15秒）で急激に増加している．したがって，z軸まわりの角運動量は曲線助走よりも踏切で生み出さ

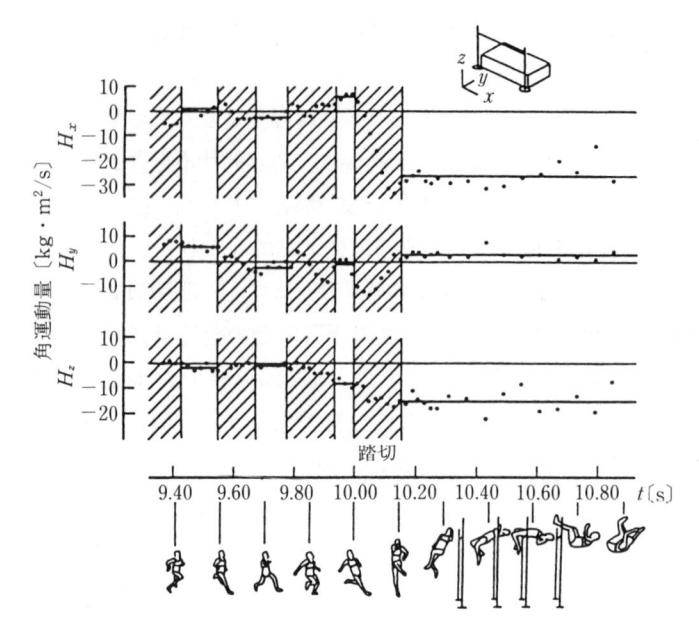

図6.21 背面跳の3次元角運動量の変化〔J. Dapena: A method to determine the angular momentum of a human body about three orthogonal axes passing through its center of gravity, J. Biomech., **11**（1978）〕

れる割合が大きいことになる。Dapenaら[53]は，角運動量のデータに基づいて，身体の回転発生の要因や曲線助走の役割，さらにコンピュータシミュレーションを用いて空中動作を変化させたときの記録向上の可能性などを論じている。

〔3〕 **棒高跳におけるポールと手に作用する力の計測**

棒高跳は非常にアクロバティックで，しかも腕でグラスファイバー製のポールを操作するというユニークな跳躍形態を持つ。その跳躍技術はかなり高度で，「踏み切るまでは陸上競技，踏み切ってからは体操競技」ともいわれる。これまで一流棒高跳選手に関する動作分析的研究が行われ，競技力向上に有用な資料を提供している。しかし，ポールの変形が大きい，計測範囲が広い（縦横6m程度），ポールと両腕が力学的閉ループを形成するなどの制約があり，詳細な動力学的分析はあまり行われていない。そのため，手でポールを押すのか，引くのかというポール操作の詳細は不明で，選手，指導者とも感覚をもとに論じているのが現状である。

図6.22は，両手のポール操作を知ろうとして行った実験の様子を示したものである[54]。ポール先端に作用する地面からの反力（ボックス反力と呼ぶ）を測定するためにKistler社の床反力計を特製ボックス下に埋設した。また，広範囲の計測範囲に対応するため，カメラのパンニングとティルティングが可能なDLT法（パンニングDLT法）を用いた。

図6.23は，このようにして得られた棒高跳選手およびポールの各セグメントのスティックピクチャーを，**図6.24**は測定したボックス反力の変化を示したもので

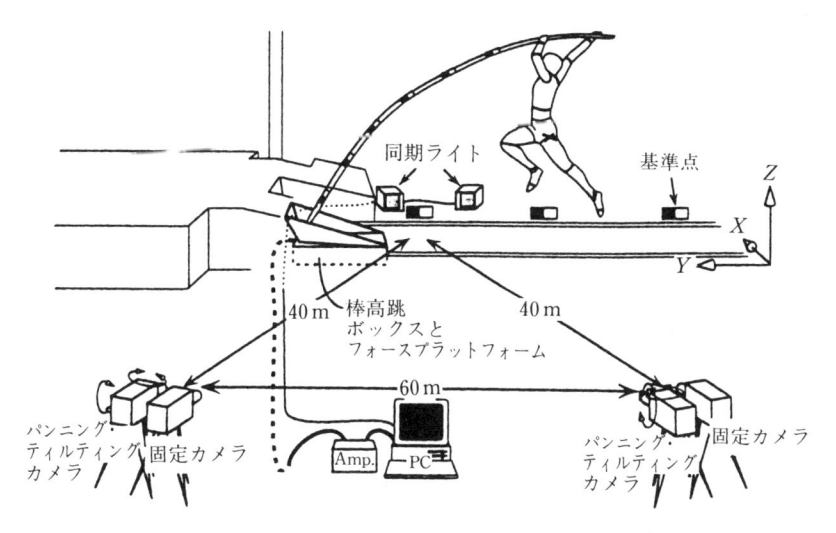

図6.22 棒高跳の実験風景：床反力計とパンニングDLT法の利用〔高松潤二，ほか：棒高跳に関するバイオメカニクス的研究：ポーツ弦反力からみた最大重心高増大のための技術的要因，体育学研究，**42**（1998）〕

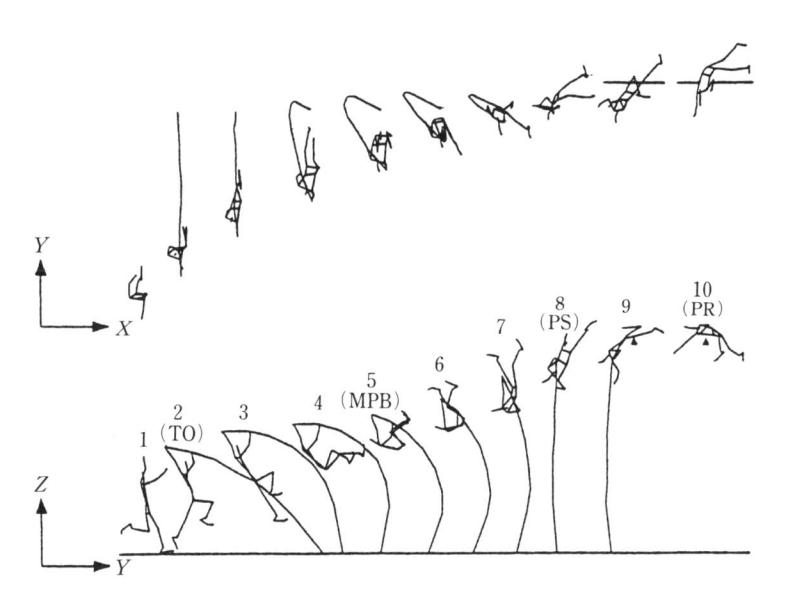

図6.23 棒高跳の跳躍フォーム（上方および側方）〔高松潤二，ほか：棒高跳に関するバイオメカニクス的研究：ポーツ弦反力からみた最大重心高増大のための技術的要因，体育学研究，**42**（1998）〕

ある．原波形（点線）には，ポールの先端がボックス壁に衝突することによって生じる衝撃波形が見られるが，ディジタルフィルタにかけると実線のような波形が得られる．ポールの各セグメントの運動方程式にボックス反力を代入して，閉ループ問題に対応するための仮定を設けて方程式を解くと，選手の左手によってポールに作用する力が推定できる（**図6.25**）．

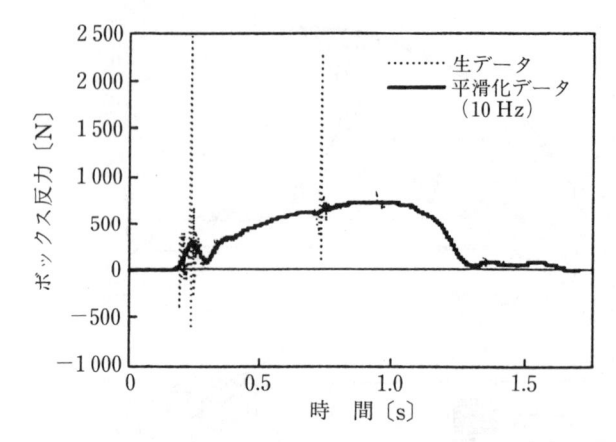

図6.24 棒高跳のポール先端に作用する力：ボックス反力〔高松潤二，ほか：棒高跳に関するバイオメカニクス的研究：ポーツ弦反力からみた最大重心高増大のための技術的要因，体育学研究，**42**（1998）〕

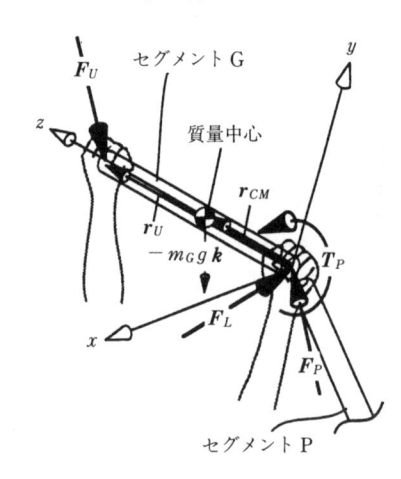

$$F_P + F_U + F_L - m_G g k = m_G a_G$$
$$T_P + r_U \times F_U + r_L \times (-m_G g k) = I'_G \alpha_G$$

F_P, T_P ：セグメントPからGに作用する力とモーメント
F_U, F_L ：上手と下手からセグメントGに作用する力
r_U, r_{CM} ：上手と質量中心の位置ベクトル
m_G, a_G ：セグメントGの質量と加速度
I'_G ：下手に対するセグメントGの慣性モーメント
α_G ：セグメントGの角加速度
g, k ：重力加速度とZ方向の単位ベクトル

図6.25 棒高跳における両手に作用する力の推定〔高松潤二，ほか：棒高跳に関するバイオメカニクス的研究：ポーツ弦反力からみた最大重心高増大のための技術的要因，体育学研究，**42**（1998）〕

図6.26は，推定した左手の力の変化を技能に差のある典型的な選手3名について示したものである。棒高跳選手で優れた記録をもつKO（実線）では，離地（時間0秒）後，左手の力は正，すなわちポールを押すように作用し，ポールが最大に屈曲する前（約0.4秒）あたりから負，すなわち引く力に変化していることがわかる。また棒高跳選手ではあるが，記録が劣るTA（点線，最高記録4m20）では，全局面にわたってポールを押すのみで，KOのように伸展局面でポールを引いてその反発力を大きくするような働きかけが見られない。一方，十種競技選手のTH1（破線，最高記録4m30）では，KOやTAのようなポールを押す力は見られず，ほとんどの局面にわたってポールを引いていることがわかる。棒高跳のポールは，その長軸方向に直角に左手で押すことによって湾曲しやすくなり，引くことによって反発力を増すという特性をもっている。したがって，被験者KOのようなパタ

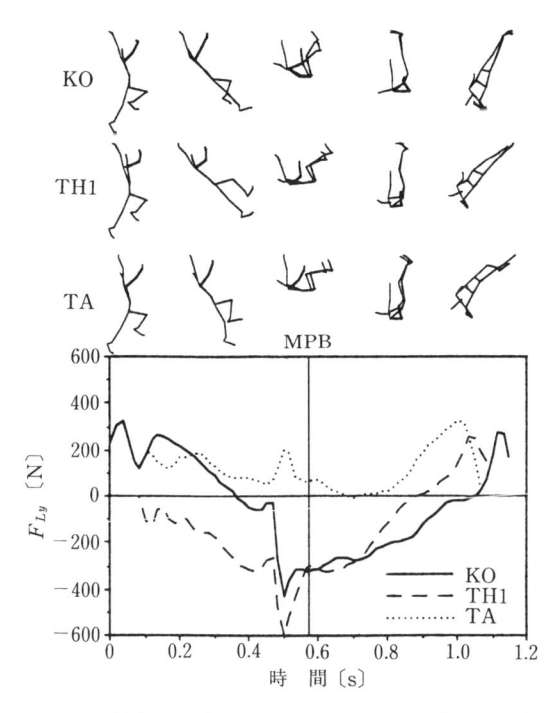

図 6.26 棒高跳選手の左手によってポールに作用する力

ーンでポールに力を加えると，同じポールでも湾曲局面では曲がりやすく，伸展局面では反発力の強いポールに変化することになる．

このほか，右手の力を推定し身体各部に剛体リンクモデルを適用することによって，関節モーメントやパワーの推定も試みられている．このような分析結果は選手やコーチの感覚のみに頼っていた技術指導に新たな知見を提供することになる．

6.5.4 投球動作のバイオメカニクス的分析

腕や手指の運動の自由度は大きく，投球動作における腕や手の解析は容易ではない．しかし，これらを簡略化して適切にモデル化し，3次元動作分析法を適用することによって投球動作の分析が行われている．また上肢の関節に作用する力や関節モーメントから投球で生じるさまざまな障害の原因を明らかにしたり，障害の予防に役立てようとする試みも行われている．

〔1〕 投球動作の運動学

図 6.27 は，桜井ら[55]がピッチングにおける投球腕の動作を分析するために用いたマーカーおよび関節角度の定義を示したものである．また図 6.28 はこの方法を用いて投手の投球動作における投球腕の関節角度を6名の平均値と標準偏差で示したもので，関節角度の記号は図 6.27 と同じある．

上腕の水平面内での位置を表す角 D1 をみると，0.7〜0.8 秒（リリース前 0.3〜0.2 秒）あたりで最小となり，その後急激に増加しており，上腕が大きな速度で

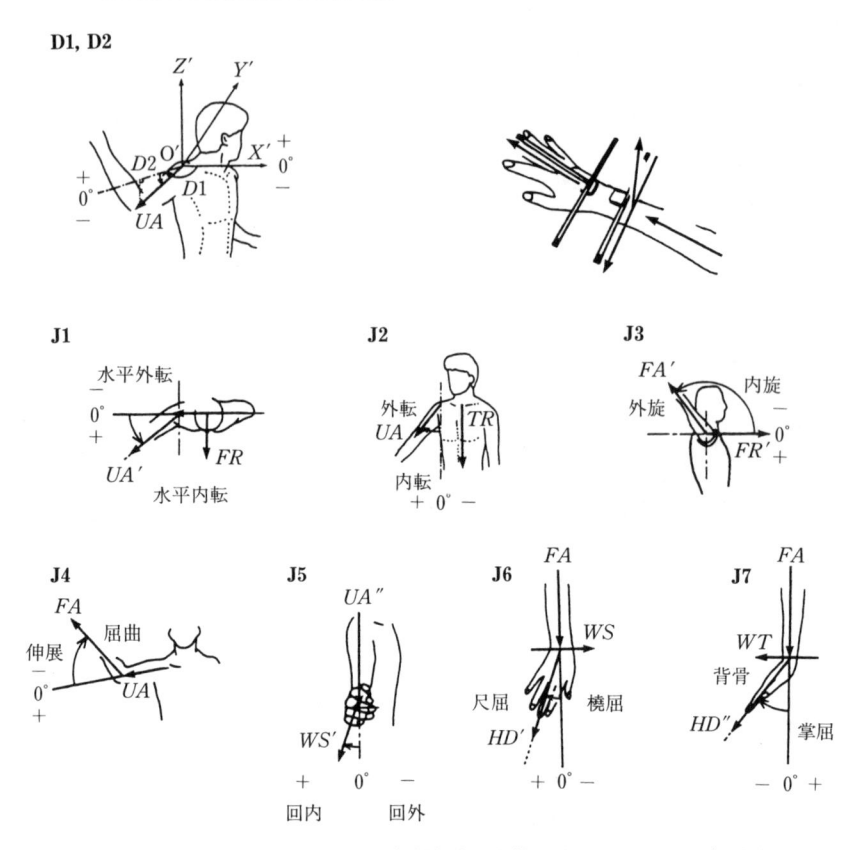

図 6.27 投球動作の分析における上肢の各種角度の定義と計測用マーカー〔桜井伸二，ほか：野球の投手の投動作の3次元動作解析，体育学研究，35（1990）〕

前方に振り出されていることがわかる．また上腕の挙上を表すD2の変化から上腕は徐々に挙上され，リリース時には約7.5度水平よりも挙上されていることがわかる．J1（肩水平内外転角）では，上腕は最初やや水平内転位にあり，リリース前0.3秒から0.06秒前後に外転して，その後再び内転する傾向が見られる．J2（肩内外転角）では，上腕はリリースに向けて徐々に外転され，体幹に対してほぼ直角になる．J3（肩内外旋角）では，投球中に急速に外旋し，リリース前0.035秒あたりで最大外旋したのち，急激に内旋しながらリリースに至る．J4（肘屈曲伸展角）では，伸展位から徐々に屈曲しリリース前約0.15秒から0.05秒で最大屈曲し，その後急激に伸展しリリース時にはほぼ伸展位に戻る．J5（前腕回内外角）では，最初回内位にあるが徐々に回外し，その後急速に回内してリリースに至る．J6（手橈尺屈角）は他の関節角度に比べてその変動範囲は小さく，顕著な変化は見られない．J7（掌背屈角）は，徐々に背屈し，リリース前0.035秒あたりで最大背屈となり，掌屈しながらリリースに至った．

このように投球における主要な関節運動は，肩関節の水平内転と内旋，肘関節の伸展，橈尺関節の回内，手関節の掌屈であるといえる．しかし，これらの運動に先

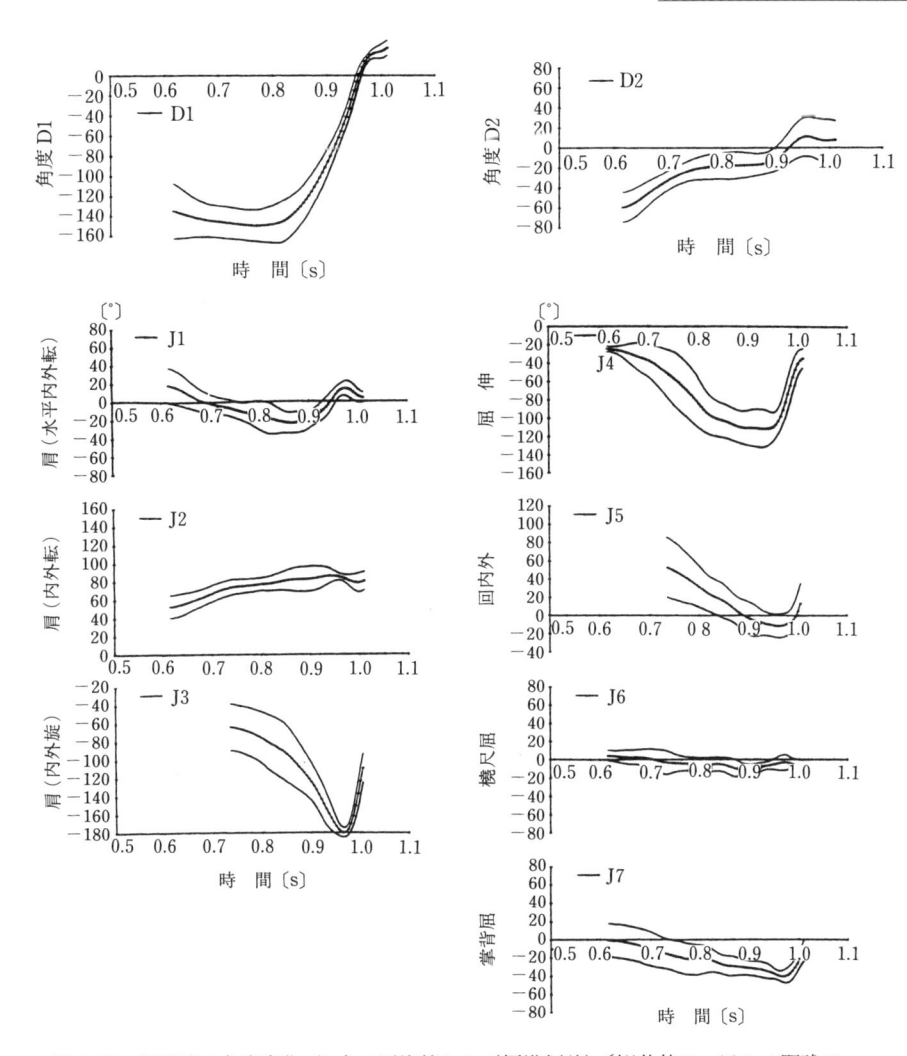

図6.28 投球腕の角度変化（6名の平均値および標準偏差）〔桜井伸二，ほか：野球の投手の投動作の3次元動作解析，体育学研究，**35**（1990）〕

立って，ほとんどの関節で逆方向の運動が出現していることに注意する必要がある。このような逆方向の運動は予備動作，準備動作，バックスイング，「ため」をつくる動作などさまざまな呼称があるが，図6.28からわかるように，投球動作ではこの予備動作と主動作の切換えは比較的短時間で急激に行われる。そのため，投球動作における予備動作は運動範囲を拡大するとともに，主働筋をエクセントリックに収縮させ，このとき筋に蓄えられた弾性エネルギーを主要動作において利用する（弾性エネルギー再利用説）ことによってボールに与えられる力学的エネルギーを増大させると考えられている。しかし，急激な動作の切換え時には関節や靱帯には大きな負荷がかかるので，投球動作の過度な繰返しは関節や靱帯に障害を引き起こす原因となることがある。

〔2〕 投球動作における上肢の関節モーメントおよびパワー

上述したように投球動作における上肢の運動はきわめて複雑な3次元動作であるので，関節の運動力学的分析，例えば，関節モーメントや関節パワーなどを算出したものはまだ少ない．

手先やラケットの速度を大きくすることが要求されるスポーツ（例えば，投球，テニスサーブなど）では，身体の中心部，特に腰，脚をまず動かして力を発揮し，それを胴体に伝達して腕や手で目的に応じて変換して使うのが合理的である．このように身体の中心部によって生み出された力やエネルギーがタイミングよく順次加算されて，あるいは伝達されて末端へ伝わり，末端の速度が大きくなることを，身体部分を連続した鎖あるいはリンクに例えて運動連鎖とよんでいる．運動連鎖の原則の例は，熟練した野球選手の投球動作などに見られる．しかし，詳細なバイオメカニクス的検討はまだ十分には行われていないようである．

図6.29は，踏出脚接地（SFC）前からリリース（BRL）後までの投球動作における上半身およびボールの力学的エネルギーの変化を示したものである[56]．力学的エネルギーの算出法は4.2節で述べた方法と同じである．図6.29から上胴の力学的エネルギーが著しく大きいこと，力学的エネルギーの最大値が上胴（約-100 ms），上腕（約-60 ms），前腕（約-30 ms），手（約-10 ms），ボール（0 ms）の順に現れており，上述したような運動連鎖による力学的エネルギーの伝達が生じていることをうかがわせる．身体部分の力学的エネルギーの変化は，関節に作用する力およびモーメントによって生じるが，関節力によるものが著しく大きい．しかし，関節力も筋群の収縮によって生じるので，筋群の発揮したモーメントの指標である関節モーメントと発揮されたパワーの変化を知ることは重要である．

図6.30は，手，肘，肩の各関節の関節角速度，関節モーメント，関節モーメン

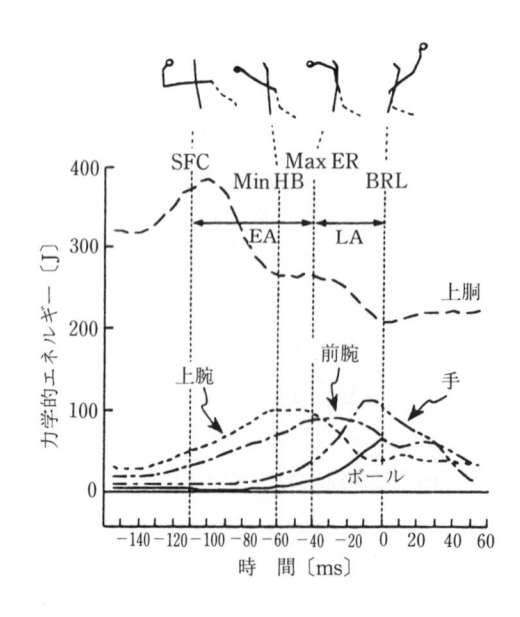

図6.29 投球における上半身各部およびボールの力学的エネルギーの変化〔宮西智久，ほか：野球の投球動作における体幹および投球腕の力学的エネルギー・フローに関する3次元解析，体力科学，**46** (1997)〕

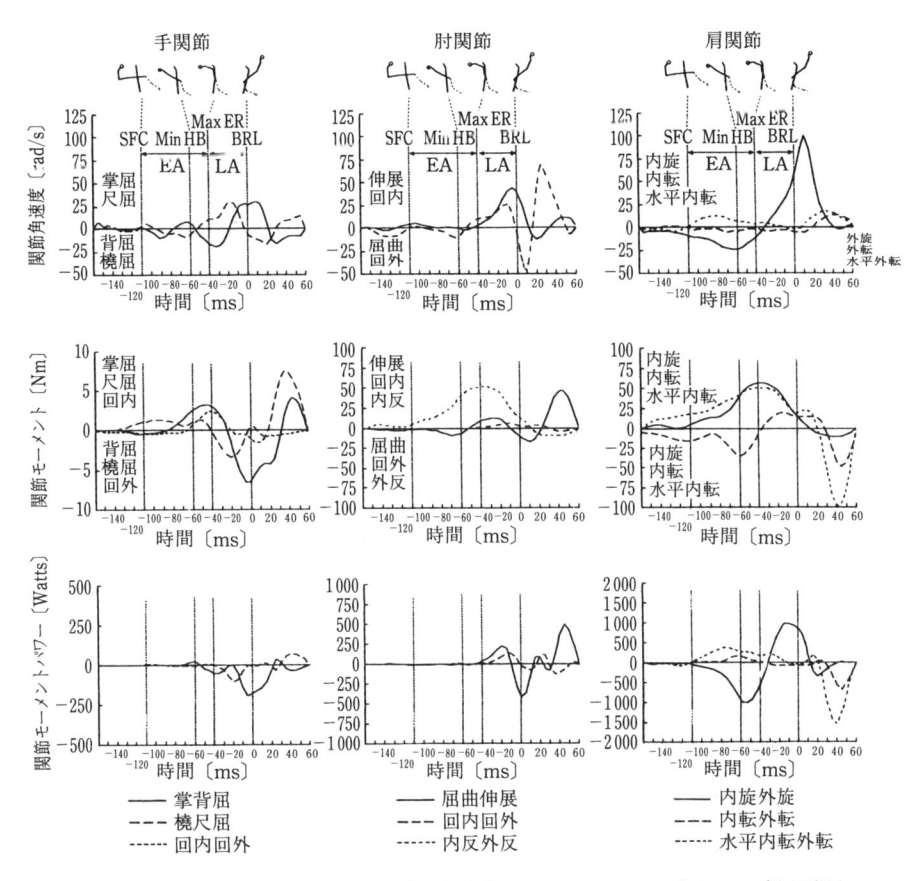

図 6.30 投球における手, 肘, 肩関節の角速度, モーメントおよびパワー〔宮西智久, ほか：野球の投球動作における体幹および投球腕の力学的エネルギー・フローに関する3次元解析, 体力科学, **46** (1997)〕

トパワーを各関節の自由度について示したものである[56]。関節角速度を見ると, 桜井らの運動学的研究[55]で明らかになったように, 肩関節では内旋の, 肘関節では伸展の, 手関節では尺屈そして掌屈の角速度が大きい。また関節モーメントを見ると, 肩関節では加速期前半 (EA) で外転モーメントが, 加速期全体にわたって水平内転および内旋モーメントが大きい。また肘関節では, リリース後まで内反モーメントが大きく, 手関節では加速期前半において掌屈および回内モーメントが, 後半において背屈および橈屈モーメントが大きい。

関節角速度と関節モーメントの積である関節モーメントパワーを見ると, 最大値では肩が 1 000 W 以上, 肘が約 500 W, 手が約 200 W で, 肩の発揮するパワーが著しく大きい。また肩関節では加速期前半では内旋モーメントによる負のパワーが, 後半では正のパワーが大きく, これらが投球動作では重要な役割を果たしていることがわかる。肘関節では, リリース前後において屈曲モーメントによる負のパワーが大きいが, これはリリース後に生じる肘関節過伸展を防ぐためのものと考えられる。なお, 肘内反モーメントが大きかったにもかかわらず, 内反パワーが見ら

れないのは内反がほとんど生じないためである．手関節では，リリース前後において背屈モーメントによる負のパワーが大きい．リリース前後に手関節で負のパワーが見られる原因は十分に検討されていないが，背屈モーメントパワーが増加する前に大きな関節力パワー（関節力と関節速度の積，約2500W）が発揮されており，手の速度がかなり大きくなっていることから考えると，手関節の過度な掌屈を防ぎボールのリリース位置のコントロールや障害の予防の役割を果たしていると考えられる．

6.5.5 テニスプレーヤーの動作と足跡の分析

球技の個々の技術を実験的な条件で分析した例は多いが，試合における一流選手の動作を分析したものはまだ少ない．また，試合中の選手の移動をVTRで撮影し，それをもとに移動距離を割り出したものはあるが，選手のフットワークを定量的にとらえたものもほとんどない．

図6.31は，1996年4月に有明テニスの森（東京）で行われたフェデレーション

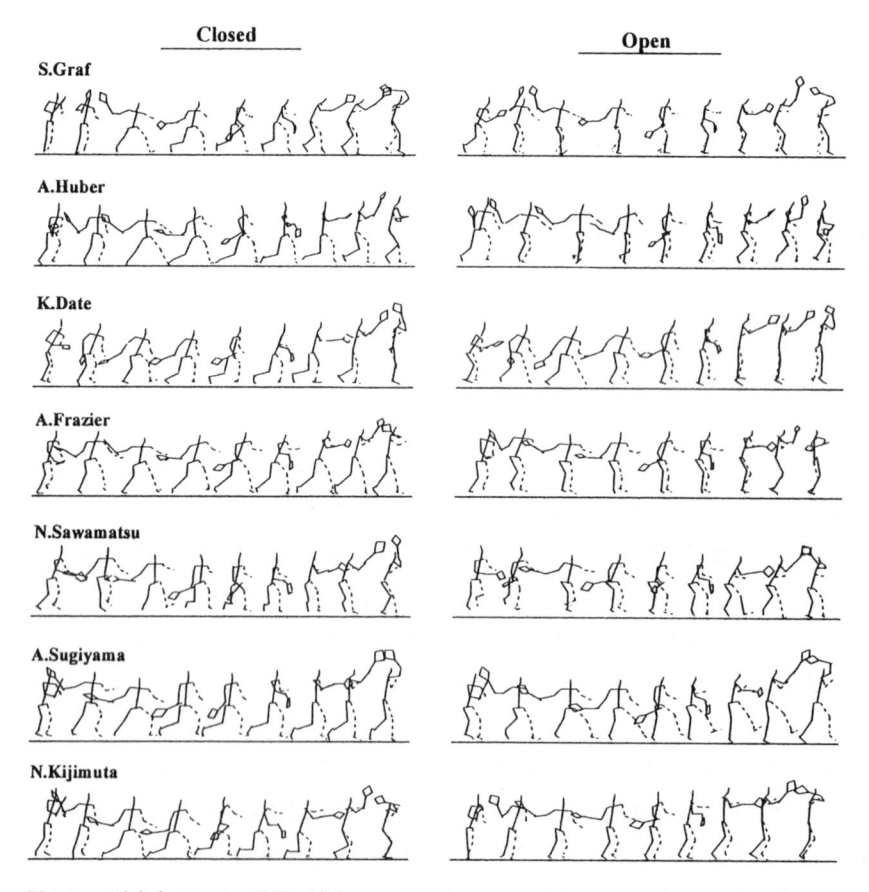

図6.31 試合中における世界一流女子テニスプレーヤーのフォーム：クローズドスタンスとオープンスタンス〔道上静香，阿江通良：世界一流女子テニスプレーヤーのフォアハンド・ストロークのキネマティクス的分析—クローズドスタンスとオープンスタンスの比較—，バイオメカニクス研究，2 (1998)〕

カップの日本対ドイツ戦における一流女子選手のフォアハンドストロークのフォームを3次元DLT法で計測してスティックピクチャーで示したもので，図(a)がクローズドスタンス打法，図(b)がオープンスタンス打法である[57]。道上[57]は，この研究でクローズドスタンスとオープンスタンスの両打法を，ラケットの動き，体幹の捻り，関節角度などに着目して詳細に比較することを試みている。その結果，クローズドスタンス打法は上体の準備が早くでき，上体の前方への捻りが大きい打法であるが，オープンスタンス打法は，下肢の準備が早く，上体と下肢を逆方向に強く捻り，その捻り戻しを主体とした打法であることなどがわかった。そして下肢の準備が早くできることが，スピード化したテニスに対応できることから，多くの選手が試合ではオープンスタンス打法を多用しているのであろうと述べている。

図6.32は，このときの足跡を2次元DLT法によって計測した例である[58]。図の上は，伊達選手（左）とグラフ選手（右）のラリーの続いたポイントにおける足先の軌跡である。また図の下は足跡から算出した1歩ごとの移動スピードで，上が伊達選手，下がグラフ選手であり，図中の番号はボールをヒットした時点を示している。なお，これは伊達選手がサービスを行い，ポイントをとった例である。

足跡を見ると，グラフ選手がダブルスコートまで踏み込んで打っているのに対し，伊達選手は動く範囲がやや小さく，グラフ選手を左右に動かして（いわゆる，振って）ストローク戦の主導権を握っていたことが推測できる。移動スピード変化を見ると，グラフ選手（下）のスピードが7m/s近くなっているのに対し，サー

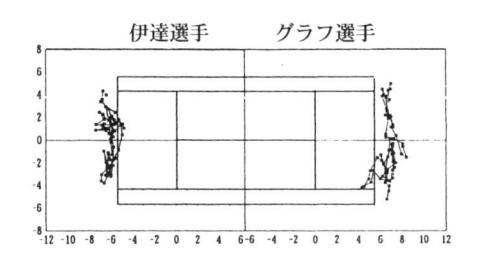

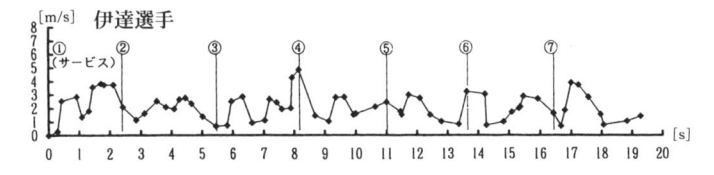

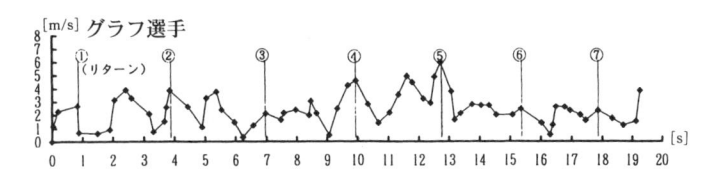

図6.32 テニスゲームにおける選手の足跡よび移動スピード（左および上：伊達選手，右および下：グラフ選手）〔道上静香：第34回FED CUPにおける足跡分析の試み－伊達選手対グラフ選手，沢松選手対グラフ選手を例として－，未発表資料（1996）〕

☕ コーヒーブレイク ☕

**スポーツバイオメカニクスの大プロジェクト：
世界一流陸上競技選手の技術分析**

1991年夏，東京で開催された第3回世界陸上競技選手権大会に際して，日本陸上競技連盟はバイオメカニクス研究特別班を組織し，世界一流競技者の動作を計測し，その技術を分析することを試みた。この研究班は，日本陸連の技術研究部および科学部のメンバーに加え，陸上競技の研究や動作分析的研究を行っている若手大学教官および大学院生，学生，ビデオ画像撮影のためのカメラマン，さらにドイツのケルン体育大学の研究者（3名）から構成されており，総勢78名の大きなものであった。図6.33は，国立競技場のトラックとスタンドで，図中の●印や▲印はバイオメカニクス研究班が設置したカメラ位置を示したものである。組織委員会の協力により，非常に多くのカメラ（トラック種目41か所，フィールド種目52か所）を設置することができた。

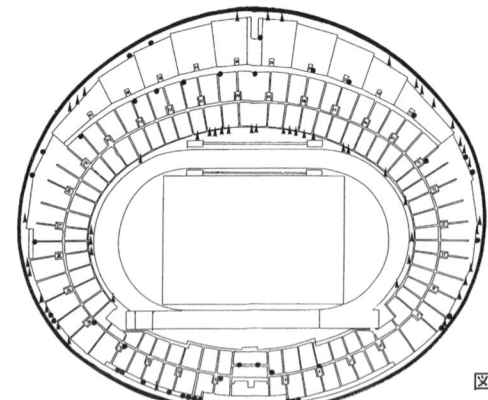

図6.33　国立競技場での計測

研究班のおもな活動は，選手のフォームをバイオメカニクス的に分析することであった。具体的には，出場選手の動作分析，トラック種目ではレースの時間的分析（ペース，通過時間，平均速度，ピッチ，ストライドの分析），フィールド種目では成績に影響を及ぼす要因の分析，そして選手のトレーニングおよび競技に向けての準備の様子（ウォーミングアップなど）の記録，ビデオ作成のためのフォームの撮影であった。そして周到な事前の準備に加え，カメラのセッティング，キャリブレーション，競技の撮影，競技終了後のキャリブレーションと早朝から夜遅くまで全員フル回転の働きがあって，本研究班の活動は大成功を収めた。

撮影されたフィルムやVTRテープをもとに，バイオメカニクス的研究法を用いて班員の所属する大学や研究機関で各種の分析が行われた。そして，成果は班員により選手やコーチにフィードバックされ，また多数の雑誌記事や論文として，さらにテレビ番組などで公表された。そして，最終的な成果は，ビデオ「世界トップアスリートにみる最新陸上競技の科学」（全10巻），および書籍「世界一流陸上競技者の技術」（ともにベースボール・マガジン社）にまとめられ，わが国の陸上競技の競技力向上や研究に大きく貢献している。

ビスした伊達選手（上）では6m/s以内に留まっていることがわかる。ここで，興味深いのは，伊達選手ではスピードが一時増大し，その後やや減速して打球している場合（例えば，②，③，⑦）が見られることである。一方，グラフ選手では，そのような場合はほとんどなく，いずれもスピードが増大した時点で打球していることがわかる。このことは，伊達選手の予測が的確であったためか，余裕をもってプレーしていたのに対し，グラフ選手はやっと球に追いつき，打球していたことを示していると考えられる。

このような足跡データを蓄積し，ストロークなどと関連づけて考察することによって，ほとんど手つかずの対応動作に関する研究が発展するものと期待される。

6.6 バイオメカニクスとスポーツ動作の最適化

スポーツでうまくなる最もよい方法の一つは，うまい人をまねることである。例えば，われわれが自分のスポーツ技術を改善したり，さらに最適化しようとする場合には，まず自分の動きをさまざまな方法で観察し，より優れた人や選手の動き（モデル）と比較するであろう。つぎに，比較に基づいて技術を評価し，欠点や制限要因を見いだし，そして適切なトレーニング法や練習法を選択して改善のためのトレーニングや練習を行う。

図6.34は，このようなスポーツ動作の最適化ループとそれを支援するシステムの概念図である。このループで難しいのは，欠点を的確に見いだし，その原因を明らかにすることである。このとき，言葉で説明するよりも，選手や学習者自身の動きを見せて，目標とする技術や動きのモデルをスティックピクチャーのアニメーションやVTRで示したほうがはるかにわかりやすく，効果的なことが多い。そこで，まずVTRやディジタルカメラなどで選手や学習者の動きを撮影し，その場で画像をパソコンのメモリーに取り込み，パソコン内に構築された動きのデータベース（標準的動作モデル）と比較する。そして，技術的な問題点を明らかにし，バイ

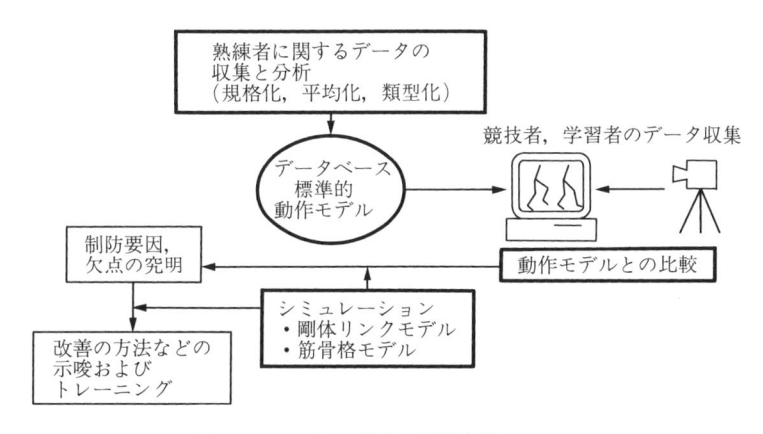

図6.34 スポーツ動作の最適支援システム

オメカニクス，トレーニング学などの理論に基づいて改善のための示唆などを引き出すというシステムである。

また，身体の剛体リンクモデル，さらに筋骨格モデルによるコンピュータシミュレーション手法が発達して，かなり実用に耐えるようになってきているので，近い将来，技術的問題点の究明やトレーニング法の示唆などにコンピュータシミュレーション手法がその威力を発揮するようになるであろう。なお，スポーツバイオメカニクスにおけるコンピュータシミュレーションについては，本章では触れなかったが，レビュー[59),60)]があるので参照することをすすめる。

7 姿勢調節

　姿勢という語は身体的な姿勢に限っても広い範囲で使われている。日常生活の中では歩く姿勢，立っている姿勢，寝たときの姿勢などの善し悪しが話される。工場の生産現場では，重量物運搬時の姿勢と負荷の関係や，同じ姿勢で長時間労働するときの疲労が問題となる。またスポーツでは種々の競技における姿勢が訓練の対象となり，パワーを有効に使える姿勢や長時間のレースに耐える効率的な姿勢が追及される。

　このような事情から姿勢に関する研究も広い範囲にわたっている。神経生理学では姿勢反射や反射に関与する神経回路が，耳鼻科学では平衡機能障害の診断と治療が，リハビリテーションでは日常動作における適切な姿勢の回復と訓練が，体育学ではスポーツにおける合理的な姿勢がそれぞれ研究されている。

　本章ではまず7.1節で姿勢維持の基礎となる生理学的な事項について説明し，7.2節では臨床で使われている平衡機能検査法を説明する。7.3節では直立姿勢の維持機構を制御工学的な観点から解析した実験を説明する。

7.1 姿勢調節

　姿勢調節は姿勢の変化を検出する視覚，前庭，体性感覚などの感覚系，感覚系からの情報を処理して適切な指令を出す中枢神経系，この指令に応じて力を発生し姿勢を維持する筋骨格系の協同作業によりなされる。姿勢に関与する感覚系の中で視覚は最も高等かつ複雑であり，姿勢調節における役割についても多くの研究が発表されているがまだ不明の部分も多い。体性感覚は筋紡錘や腱紡錘のような筋や腱の長さや張力を検出する受容器，関節角の受容器，圧覚や触角の受容器などの総称であり，これらの個々の受容器の特性はかなり知られている。しかし姿勢調節においてはこれらが一緒に働くわけで，その総合的な特性は十分に定量的に分析されているとはいえない。これに対し前庭器は姿勢調節に特有の器官であり，定量的なモデルが提案される程度にその特性がわかっている。

　感覚系への刺激から運動の遂行までの過程は1.1節でも述べたように，一般に随意運動，自動運動，反射運動の3個のレベルに分類でき，姿勢調節も同様である。本節では感覚系の中でも定量的な分析が行われている前庭器についてまず説明し，

ついで代表的な姿勢反射を説明する。最後に直立姿勢に種々の外乱刺激を与えたときの自動運動について述べる。

7.1.1 前庭器

内耳の中で平衡機能に関与する前庭器[2]（vestibular apparatus）は，ヒトの場合片側につき2個の耳石器（otolithic organ）と3個の半規管（semicircular canal）からなる。前庭器は聴覚をつかさどる蝸牛とともに骨迷路と呼ばれる部分に収まっている。前庭（vestibulum）はこの骨迷路の一部につけられた解剖学名であるが，耳科学では平衡に関与する感覚器官をまとめて前庭器と呼び，これが刺激されたときの現象を前庭感覚とか前庭反射といっている。また前庭の代わりに迷路という語が使われることもある。

図7.1に示すように3個の半規管はたがいに直交する平面内にあり，それぞれの半規管はその平面内での回転刺激に反応する。半規管の内部はリンパ液で満たされており，回転刺激により生じる管とリンパ液の相対的な運動が半規管膨大部に存在するゼラチン状のクプラを変位させる。クプラは感覚細胞の感覚毛の上に乗っているので，クプラの変位は感覚毛を曲げさせるが，曲がる方向により感覚細胞の出力は増加したり減少したりする。なお前庭器の感覚細胞は一般に刺激のない安静時にも発射があり，その発射パターンにより2種類に分けられる。一つは安静時の発射が規則的なもので，他は不規則なものである。

(a) 前庭器　　　　(b) 半規管膨大部

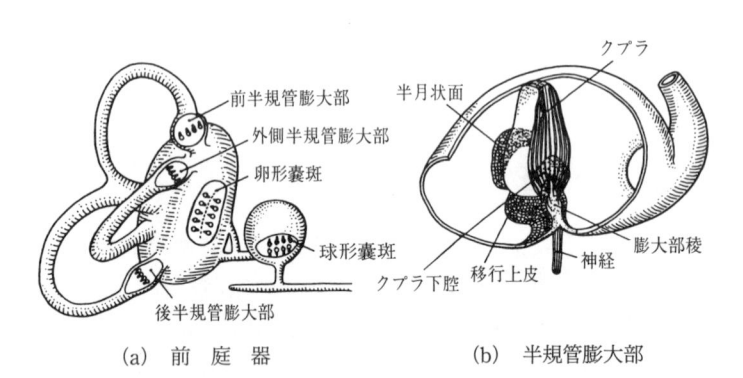

図7.1 前庭器〔日本平衡神経科学会：平衡機能検査の実際，南山堂（1986）〕

頭部に加わる回転角加速度に対するクプラの変位はリンパ液の慣性モーメント（I），クプラの剛性（K），リンパ液と半規管の間の粘性係数（D）を用いた機械モデルで表現でき，回転角加速度からクプラの変位までの伝達関数は次式で与えられる。

$$\frac{1}{(s+a)(s+b)} \tag{7.1}$$

ここで $a=K/D$, $b=D/I$ であるが，a は 0.1 rad/s, b は 10 rad/s 程度であるので b の過渡応答を無視すると，時定数が $1/a$ の1次遅れで近似できる。このモ

デルの妥当性は実際にサルの半規管で調べられており，上述した安静時の発射が規則的な求心性線維の発射パターンのステップ応答で確認されている．一方，安静時の発射が不規則な求心性線維の多くのステップ応答は，オーバシュートがあり順応性を表すものと考えられている[3]．

ここで注意すべきことは回転の角周波数が $a\sim b$ 〔rad/s〕の範囲では入力と出力の位相差は約 $90°$ であり，半規管は角加速度ではなくむしろ角速度の検出器となっていることである．そして日常生活の中で遭遇する回転刺激はだいたいこの範囲にある．

耳石器は球形嚢と卵形嚢からなり，これらはそれぞれ垂直および水平面内にあり前者は垂直方向の後者は水平方向の直線運動や傾きを検出する．図7.2に示すように耳石器も有毛細胞を有し，その上に炭酸カルシウムでできた平衡砂（耳石）が乗っている．また同図の矢印は感覚毛の興奮の方向を示している．耳石があるために頭部の傾斜や直線加速度により感覚毛が曲げられ，それに従い感覚細胞の出力が変化する．この動作原理はひずみゲージ型加速度計のそれに似ている．

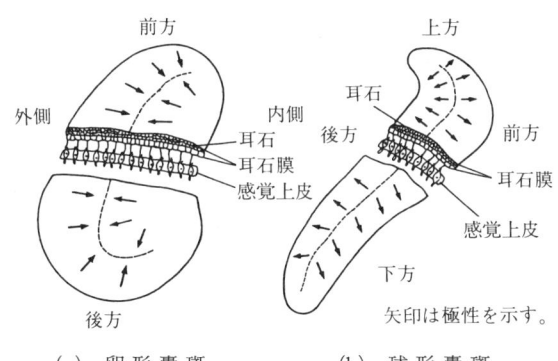

図7.2 耳石器〔日本平衡神経科学会：平衡機能検査の実際，南山堂（1986）〕

遠心力を利用してサルの耳石に加わる力を正弦波状に変化させたときの発射頻度の周波数特性では，安静時の発射が規則的な線維では2Hzまでゲインがほぼ平坦であるが，不規則な線維ではゲインが周波数とともに増加した．これは耳石器が傾斜のみならず傾斜速度にも感度を有することを示している[4]．

前庭器からの感覚情報は前庭神経核に入力され，前庭-脊髄路により脊髄の運動ニューロンへ直接または間接的に伝えられる．前庭神経核には視覚や体性感覚情報も入力されており，一部の感覚情報の統合がなされている．一方前庭神経核から上行する経路は視床を経由して大脳皮質のいくつかの部位へ投射されており，これらの部位へは視覚，体性感覚情報からの入力が認められていることから上位の感覚情報の統合が行われている．

姿勢に関与する下行路には上述した前庭-脊髄路のほかに網様体-脊髄路がある．一部の網様体-脊髄路細胞は前庭器からの強い入力を受けており，大脳運動からの

170   7. 姿 勢 調 節

入力も受けている。

7.1.2 姿 勢 反 射

姿勢反射[5]は Magnus によって体系づけられた。すなわち身体が静止した状態での体位反射，運動時に働く運動性反射，一方向に動く視覚刺激により起きる視機性運動反射である。

体位反射はさらに多くの反射に分類されるが，特に重要な緊張性頸反射，緊張性迷路反射，立直り反射について述べる。除脳した動物では頭部と体幹の相対的な位置関係により，四肢筋の緊張状態が一定の法則に従って変化する。例えば頭部を背屈させると前肢伸筋の緊張が増加し，後肢では減弱する〔図7.3(b)〕。逆に頭部を腹屈させると前肢は屈曲して後肢は伸展し〔図(c)〕，頭部を右に向けると右側の上下肢は伸展し左側の上下肢は屈曲する〔図(a)〕。ただし，ウサギとヒトでは頭部の背屈で四肢ともに伸展し，腹屈で四肢の伸展が減弱する。この反射は頸椎周囲の筋にある筋紡錘の状態変化によると考えられていることから緊張性頸反射といわれる。

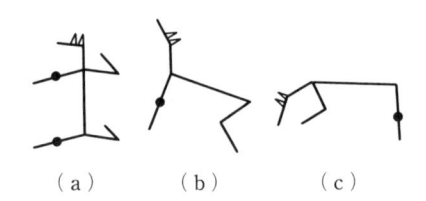

図7.3 緊張性頸反射（イヌ）〔福田精：運動と平衡の反射生理，医学書院（1981）〕

緊張性迷路反射は空間における頭位の変化により四肢筋の緊張が変化する反射である。例えば除脳ネコで緊張性頸反射が起こらないように頸部をギプスで固定して仰向けにすると四肢の伸筋の緊張は最も強くなり，腹臥位にすると最も弱くなる。これは前庭器により引き起こされる反射である。

これらの反射は特別な条件下の動物で観察されるが，ヒトの場合には明確には現れないとされている。しかし福田[6]はヒトの姿勢を詳細に観察して，これらの反射が姿勢の形成に重要な役割を果たしていることを見つけた。例えば逆立ちの姿勢を考えると上下肢ともに強く伸展するが，このとき頭は強く背屈している。すなわち緊張性頸反射が働いている。また俵屋宗達の手になる雷神図では頭を左へ回したことによる頸反射がはっきり出ていることを指摘している。

立直り反射は例えばウサギの体幹を空中で立てたりぶらさげたり変化させても頭部は水平面に対して一定の姿勢をとる。両側の前庭器を破壊するとこの反射は現れない。立直り反射にはこのほかにもいくつかのものがある。例えば前庭器を破壊した動物を空中で側位にすれば頭も側位のままであるが，床上で側位にすると頭は正常位に戻る。これは体幹に加わる重力が非対称であることから生じる立直り反射と考えられる。これで頭の位置が正常になると頭と体幹のねじれが生じ，これが刺激

となって身体が正常に戻る立直り反射が現れる。この反射は動物でよく発達しており，ネコが空中に仰向けに放り出されても地面にうまく着地できるのはこの例である（図7.4）。

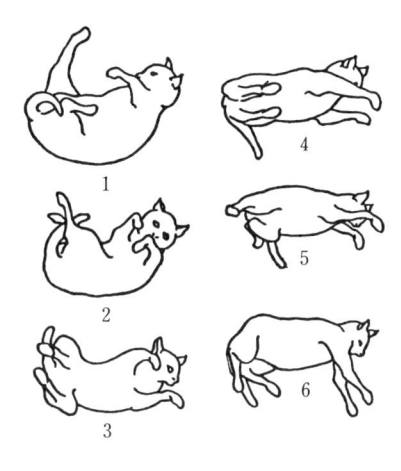

図7.4 ネコの立直り反射〔島村宗夫：運動の反射生理学，真興交易（1976）〕

つぎに運動性反射であるが，ヒトを回転椅子に座らせ椅子を回転させると眼は回転と逆方向に動き，ある程度動くと急に回転と同方向に戻る。このように緩急を繰り返す眼球運動を眼振という。これは半規管に由来する反射であり，回転刺激を代償して視線がぶれないようにする効果がある。動物では眼振だけでなく頭にも同様の反射運動である頭振が観察される。

最後の視機性運動反射は乗物の中から外界の景色を見ているときに生じる。眼球

☕ コーヒーブレイク ☕

カロリックテスト

前庭機能検査の一つにカロリックテストがある。これは外耳から温水あるいは冷水を注入して半規管を刺激し，このとき引き起こされる眼球運動（眼振）を調べるものである。この眼球運動の機序は Robert Barany（1914年ノーベル医学生理学賞を受賞）により，半規管内のリンパが温度差により対流を起こし，これが半規管内の感覚細胞を刺激するためと説明されてきた。仰臥位では水平半規管は上下方向となり，温度差と重力により対流が生じるとする説である。ちなみに Barany はこの説のひらめきを風呂の経験から得たという。

この説によると無重力では対流は生じず眼振も現れないはずである。ところが1983年の Spacelab-1 における二人の宇宙飛行士のカロリックテストでは，最初の2日は眼振は現れなかったものの，7，8日たつと明瞭な眼振が観察された。このため Barany の説は間違いではないかと思われ始めた。

これに対し J. Stahle はこれまでの種々の実験結果を検討して，カロリックテスト時の眼振にはリンパの対流により生じるものとそうでないものがあり，後者の要因としては熱の感覚細胞に対する直接的効果や温度によるリンパの体積変化が考えられるとしている。

は運動性反射と同様に視刺激の動く方向にゆっくりと，反対方向に急速に動く眼振を呈する。

7.1.3 直立姿勢

ヒトの直立姿勢は元来不安定な倒立振子状の制御対象が感覚フィードバックにより維持されているという点で，興味あるテーマである。

ここではまずヒトがどのように直立姿勢を維持する能力を獲得していくかという問題について説明する。ついで成人の直立姿勢の調節について，この分野で多くの興味ある結果を報告をしている Nashner らの仕事を紹介する。

（a）平衡機能の発達　ヒトは生後約1年弱の時間をかけてようやく立位を維持することが可能となる。この間に新生児，乳幼児特有の原始反射の消失，随意運動の獲得という現象があり，神経系に大きな変化が起きていると考えられる。このような変化がすべて明らかになっているわけではないが，平衡機能の発達に関連するいくつかの報告を説明する。

Lee ら[7]は生後13～16か月の立ち始めたばかりの乳幼児に目前の壁を動かすという視覚刺激を与える実験を行った。その結果，大多数が壁の動きに引きずられて同じ方向に身体を動かし転倒したりよろめくという反応を示した。前庭，体性感覚と矛盾する視覚刺激に引き込まれたということから他の感覚に比べて乳幼児は視覚に依存する割合が多いのではないかと推測している。

また児童の場合，矛盾する感覚情報の中から正しい情報を選び出す能力は7歳ごろまでは不十分であるが，7歳以上では成人の能力に近づくという報告がある[8]。Forssberg らは7.2.4項で説明する動的平衡機能検査法を用いて，1～10歳の乳幼児，児童17名を対象に実験した。それによると7歳以下では被験者の立っている台が固定でないときには不正確な視覚情報を抑制することができなかったが，7歳以上の児童はこれが可能であった。これもまた姿勢調節における視覚依存性を示している。

上述したのは感覚系の発達であるが運動系の発達についても種々の報告がある。Berger ら[9]は1～8歳の30人の乳幼児，児童を対象としてつぎのような実験を行った。トレッドミル上で直立あるいは歩行しているときに，トレッドミルの速度を急に変え，足部を後へ引くような外乱を与えて下肢筋の筋電図を調べた。4歳以下の幼児では腓腹筋の筋電図で潜時が約 30 ms の単シナプス性反射電位が顕著で，これに続く潜時が約 70 ms の多シナプス性反射電位の持続時間が長く（約 500 ms），前脛骨筋などの拮抗筋の共収縮が見られた。これに対し4歳以上の児童では単シナプス性反射電位は消失し，多シナプス性反射電位の持続時間も短縮し（約 100 ms），共収縮も減少していた。

共収縮の意味については後述するが，単シナプス性反射の消失について彼らはつぎのように推測している。すなわち，直立時や歩行時に外乱があれば，これに対す

る補償動作が必要となるが，単シナプス性反射は修飾の余地が少なくかつ補償動作は必ずしも筋が伸張されている場合に限らない。それゆえ発達に伴い多シナプス性反射を利用するように変化する。

北城[10]は下肢筋の調節様式の変化について興味ある結果を報告している。1.1.2項で説明したように，主動筋と拮抗筋の間には筋平衡反射が存在し筋紡錘からの信号は主動筋に興奮的に拮抗筋には抑制的に働く。ところが乳児ではアキレス腱を叩打刺激すると，ヒラメ筋とその拮抗筋である前脛骨筋の両方の筋電図に活動電位が現れる（相反性興奮）。そこで12名を対象に新生児の時期からつぎのような実験を行った。各測定日に100回前後のアキレス腱刺激を行い，各刺激での筋電図におけるヒラメ筋の振幅を x，前脛骨筋の振幅を y として回帰直線を求めてその傾き（RES）を評価した。この値を一人歩きが観察された時期で規格化して加算平均を求めたのが図7.5である。これからわかるように，つかまり立ちの少し前からRESの値が急に大きくなり，相反性興奮が強くなっている。つまりなんらかの神経機構の変化がうかがわれる。

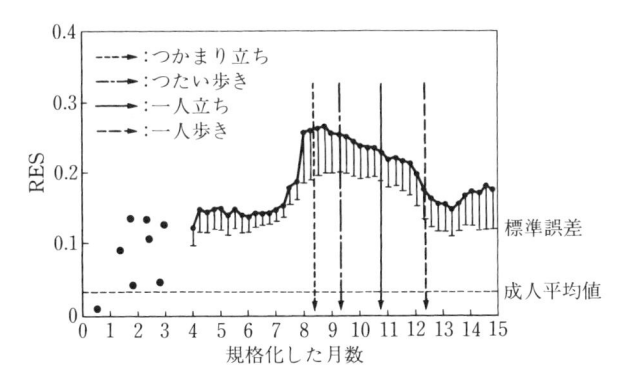

図7.5 一人歩きが観察された時期で規格化したRES（本文参照）〔北城圭一，ほか：ヒトの運動神経系の発達過程，BME，**12** (1998)〕

この結果の解釈はいろいろと可能であるが，成人でも不安定な状況では主動筋と拮抗筋を共に収縮させて関節インピーダンスを増加させるのと同様に，乳児も共収縮という制御方策により立位維持の困難さを減少させていると思われる。

（b）直立姿勢の調節 これまでに多くの研究が発表されているが，その中でも直立姿勢に種々の外乱を与えてそれに対する応答を解析したものが多い。外乱としては被験者の乗っている台を水平方向に急に変位させたり，足関節回りに急に回転させる方法などが使われる。そして応答としては身体の動きや傾斜角，主として下肢の筋電図，床反力計による足圧中心などが計測されている。このような比較的短時間でかつ急速な外乱に対する応答は，随意運動に比べて潜時が短く応答のばらつきが少ない自動運動の範疇に入ると考えられる。

Nashnerは外乱に対する応答がその場所にとどまる足関節方策（ankle strategy）と股関節方策（hip strategy）（**図7.6**）およびその場所にとどまらないで1歩を踏み出す方策（stepping strategy）に分類できるとした[11]。ただし足関節方策と股関節方策はいつでも明確に分離できるわけではなく混合型もある。

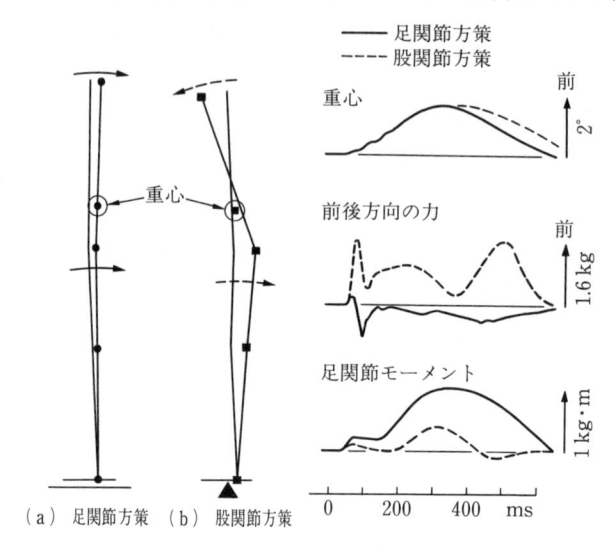

図7.6 姿勢維持の方策〔F. B. Horak and L. M. Nashner: Central programming of postural movements: Adaptation to altered support-surface configurations, J. Neurophysiol., **55** (1986)〕

　足関節方策は足関節を中心として身体が一つの剛体のように運動するもので，図7.6に示すように大きな足関節モーメントで姿勢を調節する。一方，股関節方策は股関節を使うもので，同図に示すように細い板の上に乗って十分な足関節モーメントを出せないようなときに使われる。足部と床の間には前後方向の力が働く。

　Nashnerらは足関節方策と股関節方策を用いたときの筋電図を計測している（**図7.7**）。これを見ると足関節方策では筋電位は末梢から中枢への順序で少しずつ遅れて現れている。台が後方へ動き身体が前方へ傾いたときには背側の筋が，逆の場合には腹側の筋が活動する。しかし身体が前方へ傾いても股関節方策が働く場合には，腹側の筋が活動する。ところが脳性片麻痺児の患側ではこの順序が逆になり中枢から末梢の順序で筋電位が現れた[12]。またパーキンソン病患者では治療前はつねに足関節方策と股関節方策を同時に行っていたが，治療後はこれを使い分けることが可能となった。これらの例は運動プログラムの形成と疾患の関係にいろいろと示唆を与える。

　彼らはまた運動の適応性についてつぎのような興味ある実験結果を報告している[13]。被験者を台の上に立たせ，台を急速に後方へ移動させて身体を前方に傾けさせる。すると12人の正常被験者のうち5人の被験者（A群）には，伸展した腓腹筋に潜時が約120 msの筋電位が明瞭に現れた（**図7.8(a)**）。これを以下ではFSR（functional stretch reflex）と呼ぶ。しかし残りの7人の被験者（B群）で

7.1 姿勢調節

足関節方策　　　　　　　　　股関節方策

Para：｛腰腸肋筋／胸最長筋｝　　Quad：大腿四頭筋
Abd：腹直筋　　　　　　　　Gast：腓腹筋
Ham：ハムストリング筋　　　　Tib：前脛骨筋

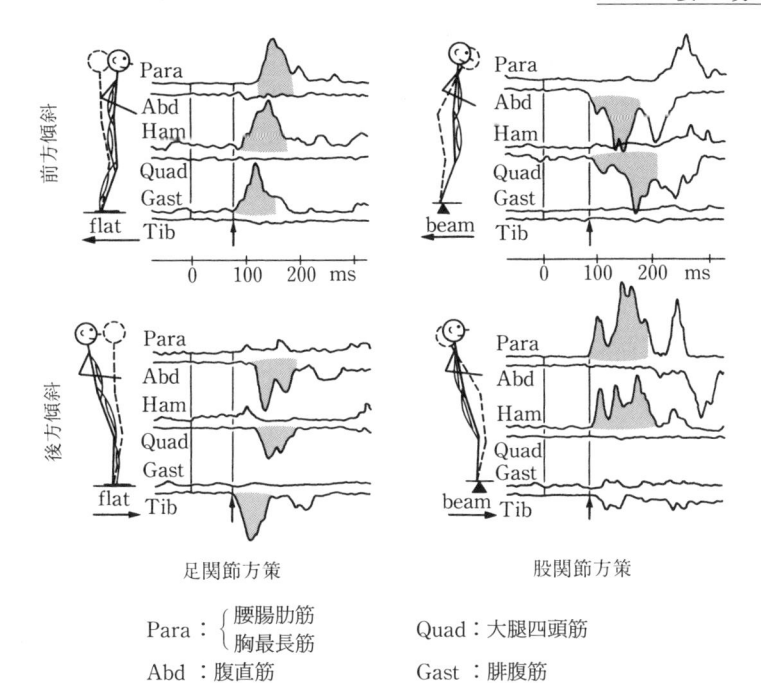

図7.7　足関節方策と股関節方策時の筋電図〔F. B. Horak and L. M. Nashner : Central programming of postural movements : Adaptation to altered support-surface configurations, J. Neurophysiol., **55**（1986）〕

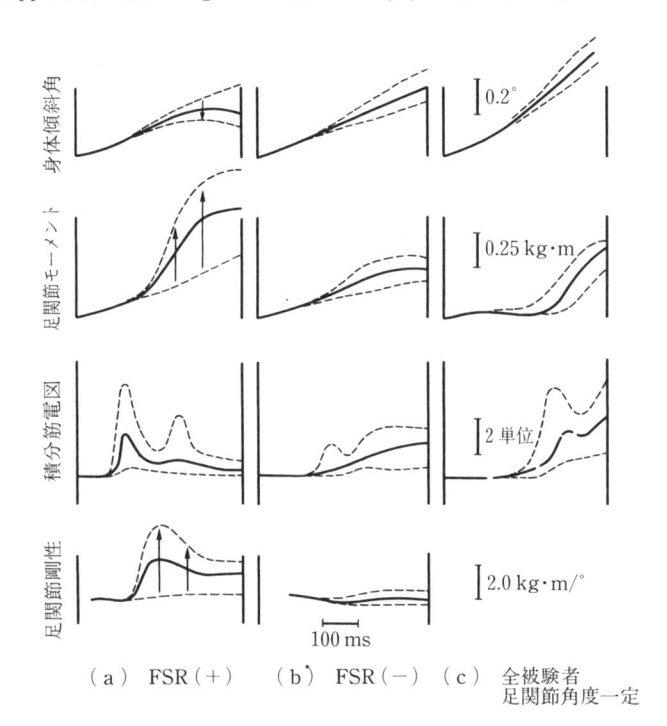

（a）FSR（＋）　（b）FSR（－）　（c）全被験者 足関節角度一定

図7.8　水平移動外乱に対する応答〔L. M. Nashner : Adapting reflexes controlling the human posture, Exp. Brain Res., **26**（1976）〕

はこの FSR が見られず（図(b)），その結果として A 群の場合には B 群に比べて早く姿勢の復元動作が行われた。図(c)は台の水平の後方移動につれて生じる足関節の背屈を台の前方を下げる回転により打ち消して，足関節角を一定に保った場合である。このときにはすべての被験者で潜時が 200 ms 以内の活動は現れず，それより遅い前庭経由と考えられる筋電位が観察された。このことから刺激の開始より 200 ms 以内に生じる FSR は足関節の角度変化により生じたものである。

　つぎに A 群の被験者を対象に，立っている台の前方を持ち上げて傾ける刺激を与えると試行を重ねるに従って，FSR が弱くなりついには消失した（**図 7.9**）。そして再び台の水平な後方移動刺激を与えると，FSR が試行に伴い増強した。台の水平移動も回転も共に刺激としては腓腹筋を延ばすように働くが，水平後方移動時には FSR による腓腹筋の活動は前方へ傾いた身体を後方へ戻すために有効なものである。ところが前方を持ち上げる回転の場合には腓腹筋の収縮は身体を後方へ倒すように働き，その活動は直立姿勢の不安定化をもたらす。腓腹筋を延ばすという点では同じ刺激であるにもかかわらず，このように状況に応じて適応的に筋の活動が調整されていることは興味深い。さらに小脳疾患の患者ではこの適応的な変化が著しく弱かった。

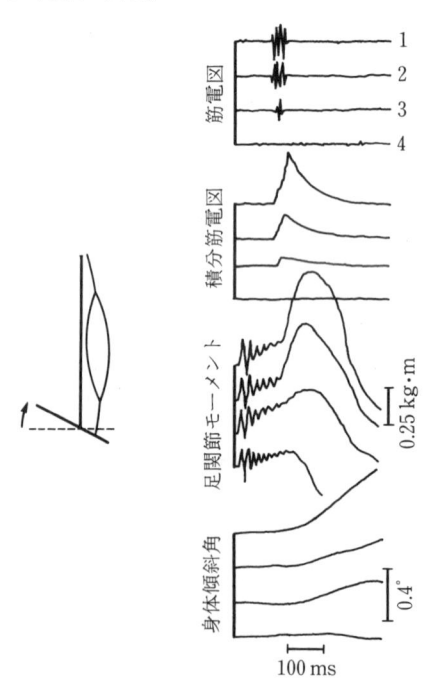

図 7.9 筋電図に現れた変化〔L.M.Nashner：Adapting reflexes controlling the human posture, Exp. Brain Res., **26**（1976）〕

7.2 平衡機能検査[1]

　臨床ではおもに耳鼻科領域で種々の平衡機能検査が行われている。身体の平衡は前庭，体性感覚，視覚の感覚系とこれらの情報を処理する中枢神経系，神経系から

の指令に従ってバランスを調節する筋骨格系により保たれる．めまいや平衡障害の疾患はこれらのいずれかの部位に障害が発生したものである．それゆえ検査により患者の平衡機能の程度や性質を調べ，病巣がどこにあるかを判断する．

前庭器は眼球運動と密接な関連があるため，前庭系に回転や温度差などいろいろな刺激を与えたときの眼球運動を記録したものが診断の資料に用いられている．しかしここでは眼球運動関連の検査については省略し，直立時の身体の揺らぎや運動時の偏倚に関するものを簡単に説明する．

7.2.1 直立検査

直立検査は簡便で定性的な検査法であり，治療効果の判定や経過観察のために行われる．

（a）両脚直立検査 ロンベルグ検査ともいう．両足をそろえて足先を接して直立させ，開眼および閉眼で30秒間の身体の揺らぎの程度，転倒の有無，揺らぎや転倒の方向などを観察する．開眼，閉眼いずれにおいても動揺が明らかであったり転倒の場合は異常と判定する．閉眼時に動揺が増加するものをロンベルグ陽性という．

（b）マン検査 両足を直線上に置き，片方の足先を他方の足の踵に接して直立させ，開眼および閉眼で30秒間観察する．さらに前後に置く足を交代して検査する．検査項目は(a)と同様である．開眼，閉眼時とも30秒以内に転倒するものを異常とする．

（c）単脚直立検査 単脚で起立し他方の大腿を水平になるよう挙上させて，開眼と閉眼で30秒間観察する．また起立する足を交代して行う．検査項目は(a)と同様である．開眼で30秒以内に挙上肢を接床する場合，閉眼で挙上肢を3回以上接床する場合を異常と判定する．

これらの直立検査において一側の末梢前庭障害では患側へ転倒することが多い．前庭系と視覚は密接に関連しているので，末梢前庭系に障害があると閉眼の影響を受けやすい．つまりロンベルグ陽性となる．これに対し中枢性の障害では閉眼の影響は少なくロンベルグ陰性となる．

7.2.2 重心動揺検査

直立検査は簡便ではあるが定性的であり，定量的に検査する必要がある場合には重心計を用いた重心動揺検査が行われる．重心計として市販されている装置は正確には垂直床反力だけを計る床反力計である．その構造は**図7.10**のように被験者が直立する台を3～4個の垂直力センサで支持するようになっている．図7.10のように座標系をとり，各センサの出力を $F_i(i=0,1,2)$ とすると，モーメントの釣合いから垂直床反力の作用点の座標 (x,y) は次式で求められる．

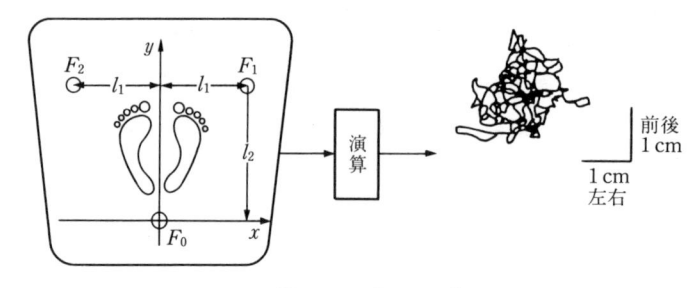

図7.10 重 心 計

$$x = \frac{(F_1 - F_2) l_1}{W}$$
$$y = \frac{(F_1 + F_2) l_2}{W} \quad \quad (7.2)$$
$$W = F_0 + F_1 + F_2$$

もし静止した剛体が台に置かれているなら，その重心から下ろした垂線はこの式から計算される座標を通るために重心計といわれているが，運動する剛体やヒトの場合には一般に両者は一致しない。運動の周波数が低い場合に近似的に一致することに注意が必要である。次節で説明するようにこの座標の前後方向の変動はむしろ被験者の足関節モーメントに対応している。しかしいずれにしても安定性の指標を表していると考えられる。

実際の検査では被験者を両足をそろえてその内側を接して立たせ，開眼と閉眼で60秒間のデータをとる。座標の軌跡は図7.10のように不規則な形となるが，軌跡が囲む面積の大きさ，軌跡の長さ，これらのパラメータの閉眼開眼比としてのロンベルグ率，前後および左右方向動揺成分を時系列信号としてとらえたときのパワースペクトルなどで評価する。パワースペクトルのおもな成分は1Hz以下に含まれる。現在のところこれらのパラメータを異常と判定する基準は明確に決められていないようであるが，正常例については文献14）のようなデータがある。

7.2.3 偏 倚 検 査

上下肢や体幹の姿勢を維持するための筋は前庭系および小脳や大脳などの中枢神経系によってつねにある緊張が与えられている。もしこの前庭系や中枢神経系に左右非対称の障害が起きると，この結果として上下肢の運動に偏倚が生じる。上肢運動の偏倚を検査するものとしては遮眼書字検査がある。遮眼で縦書きに文字を書かせ文字や文字列の傾きなどを検査する。この詳細については文献4）を参照されたい。ここでは下肢運動の偏倚を調べる足踏み検査と歩行検査について説明する。

（a）足踏み検査 図7.11のように平坦な床に半径が0.5mと1mの同心円を描き，30°または45°の分度線を入れる。被験者は同心円の中心に正面を向いて

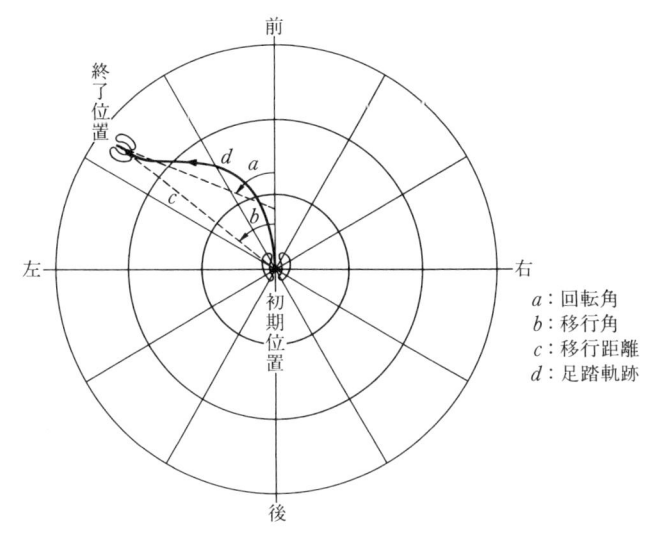

図 7.11 足踏み検査

a：回転角
b：移行角
c：移行距離
d：足踏軌跡

立たせ，両手を手掌を下にして前方に伸ばし大腿を水平に上げて足踏みをする．最初は開眼で練習した後に遮眼で1分間110歩程度の歩調で100歩の足踏みをする．計測するのは終了時の身体の回転角度，初期位置と終了位置を結ぶ線分の長さ（移行距離），その線分の正面方向に対する移行角度などである．回転角度が91°以上，移行距離1m以上は異常と判定する．一側の末梢前庭障害では患側に偏倚することが多い．

（b） 歩 行 検 査　床に長さ6mの直線を描き，その上を開眼および閉眼で前進と後退を数回繰り返させて歩行態度，歩行軌跡，偏倚の方向と大きさ（終了時の位置と直線の距離）を観察する．偏倚の大きさが前進で1m以上，後退で1.5m以上を異常と判定する．つねに一定方向へ正常範囲を越えて偏倚するときは末梢前庭系の障害が考えられる．開眼でふらつきが見られるときは中枢性障害が疑われる．

7.2.4 動的平衡機能検査

Nashnerらが開発した検査法で，装置がイクイテストという商品名で市販されており，内容は感覚系の検査と運動系の検査からなる．感覚系の検査は前庭，視覚，体性感覚を適切に利用する能力と，不正確な感覚情報が与えられた場合にこれを抑制する能力を評価する．具体的には図7.12に示すような6種類の条件を作りそのときの重心動揺を測って，これをもとに0～100の得点をつける．0点は転倒した場合で，点が高いほど安定性が良い．ただしこの検査法は基本的には前後方向の安定性を見るもので，左右方向の評価は後述する対称性を除いて含まれていない．

ここで被験者の乗る台と視覚の対象である正面の壁は矢状面内で回転できるよう

180   7. 姿勢調節

1. 開眼 「前景」固定 「起立台」固定	4. 開眼 「前景」固定 「起立台」 スウェイリファレンス
2. 閉眼 「前景」固定 「起立台」固定	5. 閉眼 「前景」固定 「起立台」 スウェイリファレンス
3. 開眼 「前景」 スウェイリファレンス 「起立台」固定	6. 開眼 「前景」 スウェイリファレンス 「起立台」 スウェイリファレンス

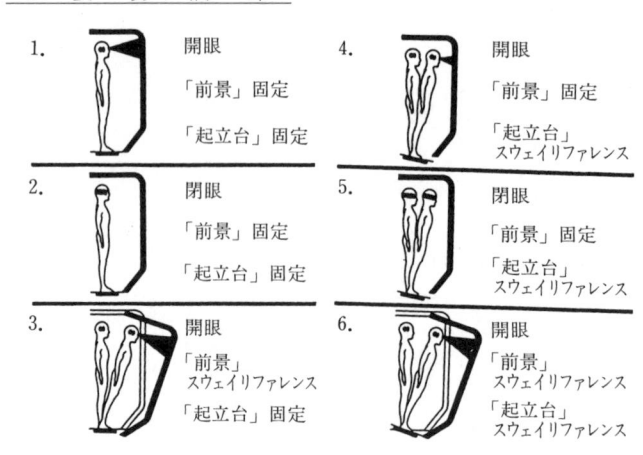

図7.12 動的平衡機能検査〔「イクイテスト」カタログ，日本光電工業㈱〕

になっている。スウェイリファレンスという条件は被験者の前後方向の床反力作用点の動き（近似的に身体の傾き）に追従して，身体が前傾すればそれと同じだけ壁や台を傾けるような条件である。つまり身体が傾いても視覚条件は傾いていないときと同じであり，間違った視覚情報を与えるわけである。体性感覚についても同様で身体が前傾しても足関節角度は変わらない。正常被験者はこれを無視して正しい感覚情報を選択することができる。

　図の検査は番号が大きいほど難しくなるが，正常な場合にはいずれの条件でも平衡を維持することが可能である。ただし重心動揺は5や6では大きくなる。前庭機能が低下している患者では当然のことながら正常例に比べて得点が低くなるが，特に5や6のように前庭系に頼らざるを得ない条件下で顕著に安定性が悪化する。

　一方，運動系の検査は被験者の乗っている台を突然に前後方向に動かしたり，傾斜させたりしてそのときの応答を測るものである。イクイテストは左右の足それぞれに床反力計を有しており，左右の応答の対称性を評価できる。また水平方向の力センサを備えており，これから股関節方策をどの程度使ったかを推定できる。そのほか，応答の潜時や大きさなどを計測して評価している。

7.3　直立姿勢の制御工学的解析

　直立姿勢の制御系では制御対象である身体は本来不安定な倒立振子のようなものであり，なんらかのフィードバック制御を行わないと転倒してしまう。それゆえ前庭，視覚，体性感覚の感覚フィードバックによる制御により安定化が図られている。したがって姿勢制御系の基本的なメカニズムを明らかにするためには，フィードバック制御系の観点からこれを定量的に解析する必要がある。

　このような観点からの解析はあまり報告がない。水平移動と足関節回りの回転が可能な台を用いて前庭のモデルを求めたNashnerの報告[16]，振動刺激を下肢筋に

与えて姿勢制御系の伝達関数を求めたJohanssonらの報告[17]，それにここで述べる筆者らの報告などがあるにすぎない[18~21]。以下ではこれまでに筆者らが行ってきた実験について説明する。

7.3.1 モデルと計測法

以下の解析では問題を簡単化するためにいくつかの仮定をおいている。まず第一に扱う運動は矢状面内での前後方向の運動に限ることにする。第二に身体は剛体として足関節回りの回転のみが可能とし，操作量は足関節回りの筋によるモーメントだけとし制御量は身体傾斜角とする。これにより扱う制御対象は1入力1出力の系となる。これは先に述べた足関節方策に相当する。ちなみに股関節方策を解析するためには身体を上体と下肢に分けて，股関節モーメントも考慮した2入力2出力の制御対象となる。

ここで足関節回りの身体慣性モーメントをJ，足関節と身体重心の距離をh，身体質量をm，鉛直からの傾斜角をθ，足関節モーメントをu，重力加速度をgとすると $\theta=0$ の近傍で線形化した運動方程式はつぎのようになる。

$$J\ddot{\theta} - mgh\theta = -u \tag{7.3}$$

上式をラプラス変換して姿勢制御系のブロック線図を作ると**図7.13**のようになる。ここで $F(s)$ は感覚フィードバックの特性，中枢での情報処理および筋の特性をすべて含む。なお z は外乱を表し7.3.2項で説明する。

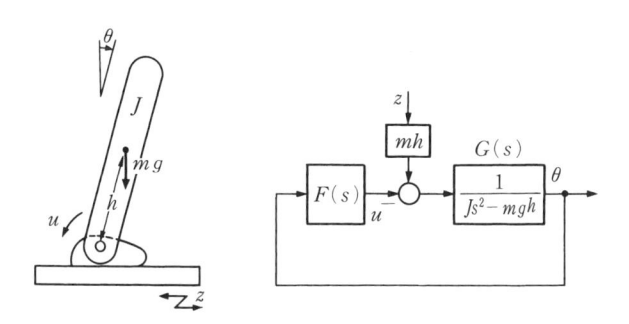

図7.13 姿勢制御系のブロック線図

なんらかの原因で姿勢が揺らぎ傾斜角が増加すると，これは感覚器により検出されてその情報は中枢に送られる。中枢ではこれらの感覚情報とそのときの身体の状態などを考慮して，傾斜角の増加を修正するような適当な指令を作り出し筋へ送る。筋はこの指令を受けて収縮し，足関節の回りにモーメントを発生して揺らいだ姿勢を元に戻す。

以上のような仮定のもとでは問題は $F(s)$ の性質を調べてこれを解析することとなる。$F(s)$ の性質を調べるのはシステム同定の問題であり，その入力と出力を計測して数学モデルを当てはめる種々の手法が知られている。$F(s)$ の入力は身体傾斜角であり出力は足関節モーメントである。そこでつぎにこれらの量の計測法を

説明する。

(a) **傾 斜 角**　LEDと光半導体素子を使ったカメラ（商品名；ポジションセンサカメラ），マーカとTVカメラ，磁気センサなどいろいろな方法がある。傾斜角は数度の範囲であるのでマーカやセンサを身体重心近傍につけて水平方向の変位を計測する。周波数特性は数Hzあればよい。以下の実験ではLEDとポジションセンサカメラを用いた。

(b) **足関節モーメント**　3ないし4個の垂直荷重センサの上に台を置いた床反力計を使用する。後で述べるような構造にすれば水平方向の力の計測は不要である。図7.14のように被験者が床反力計の上で姿勢を維持する場合を考える。左右足部の床反力の垂直成分を V_l および V_r，水平成分を H_l および H_r，左右の足関節で筋が発生するモーメントを u_l および u_r，足関節の高さを d とする。また足関節と床反力作用点の水平方向距離を y_l および y_r とすると次式が成立する。

$$\left. \begin{array}{l} u_l = H_l d + V_l y_l \\ u_r = H_r d + V_r y_r \end{array} \right\} \tag{7.4}$$

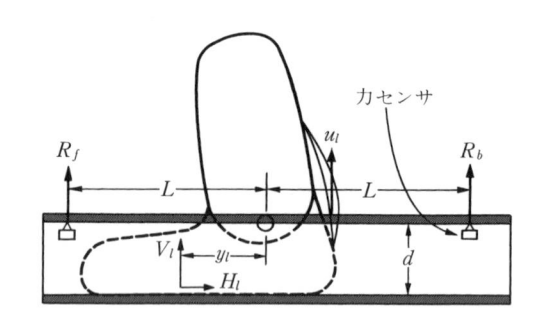

図7.14　足関節モーメントの計測原理

一方，荷重センサが台を支える点の高さを足関節の高さと一致させるようにして，前方および後方の荷重センサの出力を R_f および R_b，足関節から荷重センサまでの距離を L とすると台に関するモーメントの釣合いから次式が成立する。

$$V_l y_l + V_r y_r + (H_l + H_r) d = (R_f - R_b) L \tag{7.5}$$

上式の左辺は $u_l + u_r$ に等しく両足関節のモーメントの和であり，右辺は荷重センサの出力より得られる。

7.3.2　感覚フィードバックのノンパラメトリック同定[18,19]

一般的な同定問題では同定したい箇所を取り出してこれに適当な入力を与え，出力を観察して入出力の関係を求めるのが普通である。しかしin vivoの生体実験ではこれは困難であり，特に姿勢制御系ではフィードバックがないと安定に姿勢を維持できないので閉ループのままで同定を行わざるをえない。閉ループ系では注目している部分の出力にノイズがあると，これはフィードバックを経由して入力側に加わり単純な相関法は使えない。このため同定手法は限られてくる。ここではまず積

極的に外乱を加えてこれを利用するスペクトル解析法について述べる。

外乱としては被験者が立っている床反力計を水平方向に不規則信号に従って動かすという方法をとった（**図7.15**）。この場合には動きの加速度が外乱 z として操作量の足関節モーメントに加わることになる（図7.13）。外乱が系のノイズと無相関という仮定のもとで感覚フィードバック $F(s)$ の周波数特性 $F(f)$ は次式で与えられる。

$$F(f) = \frac{S_{zu}(f)}{S_{z\theta}(f)} \tag{7.6}$$

ここで，$S_{zu}(f)$ と $S_{z\theta}(f)$ はそれぞれ z と u および z と θ の相互パワースペクトルである。

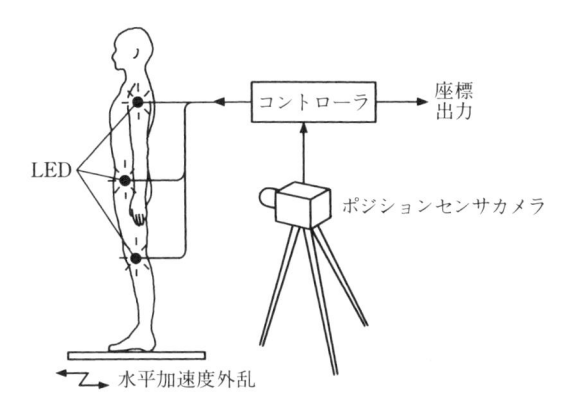

図7.15 外乱を与える実験

実験ではM系列信号を0.05～2 Hzのバンドパスフィルタを通して，これを加速度の目標値とするようなサーボ系を構成した。周波数範囲の下限は同定のためにはなるべく低くしたいが，低くすると水平移動の振幅が大きくなりすぎるという制限から決まってしまう。上限は身体の慣性モーメントや質量から2 Hzで十分である。被験者は床反力計の上に両足をそろえて立ち1回に50秒の実験を行った。同定精度を上げるために5回の実験結果を加算平均して，得られた波形に対してパワースペクトルを計算した。これを開眼と閉眼の条件で行った。なおこの実験では外乱が比較的大きいため上体と下肢の動きには差があり，それぞれの傾斜角を別に計測した。

まず加速度 z に対する足関節モーメント u，下肢の傾斜角 θ_1，上体の傾斜角 θ_2 の周波数特性 $H(f)$ とコヒーレンス $\gamma^2(f)$ をつぎの式により計算した例を**図7.16**に示す。式は u の場合についてのみ示す。

$$H_u(f) = \frac{S_{zu}(f)}{S_{zz}(f)} \tag{7.7}$$

$$\gamma_u^2(f) = \frac{S_{zu}(f)}{S_{zz}(f) S_{uu}(f)} \tag{7.8}$$

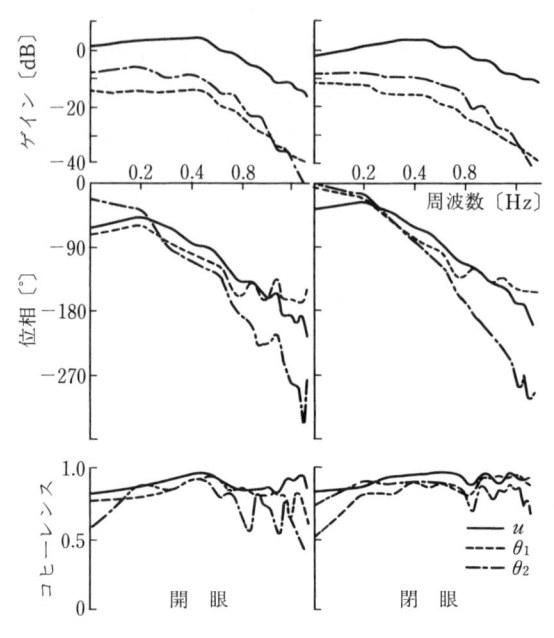

図 7.16 姿勢制御系の外乱に対する周波数応答

ここで, $S_{zz}(f)$ と $S_{uu}(f)$ はそれぞれ z と u のパワースペクトルであり, $H_u(f)$ については $20\log|H_u(f)|$ 〔dB〕と $\arg H_u(f)$ 〔°〕がそれぞれゲインと位相として示されている。コヒーレンスはこの系の線形性の程度を表す尺度であり, この値が1に近いほど線形性がある。この図から u のゲイン特性は他に比べて高域での減衰が少なく, θ_2 の位相遅れは θ_1 に比べて大きいことなどがわかる。

また身体傾斜角 θ を θ_1 とみなして式(7.6)により感覚フィードバックの周波数特性 $F(f)$ を計算したのが図7.17である。この図から $F(f)$ は微分特性を有していることがわかる。すなわちゲインは周波数の増加とともに増加し, 位相はおよそ $0.2\sim 1$ Hz の範囲で正になっている。傾斜角に対して微分性をもつということは傾斜角速度を検出していることになる。制御理論によれば倒立振子を安定化するためには制御器が微分性を有することが必要である。したがってこの図の結果はこ

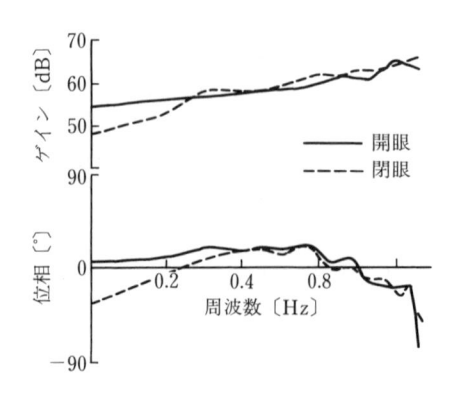

図 7.17 感覚フィードバックの周波数特性

れと合致するものといえる．この例ではあまり明確ではないが，開眼と閉眼を比較すると低周波域を除いて閉眼のほうがゲインは大きく位相遅れは小さくなる傾向があった．この理由の一つとしてつぎのようなことが考えられる．

一つの理由は視覚の欠如を補償するために他の前庭，体性感覚系のゲインを開眼時より上げたためと考えられる．別の理由としては足関節回りの筋の粘弾性の変化である．筋は粘弾性を有しており，この性質も $F(f)$ に含まれている．足関節回りの筋の粘弾性を計測してみると，開眼時に比して閉眼時に粘弾性が増加する傾向がある．この粘弾性の増加も $F(f)$ のゲインの増加と位相遅れの減少に寄与していると考えられる．

7.3.3　感覚フィードバックのパラメトリック同定

動作中の閉ループに含まれる要素の特性を同定する手法としてLjungらが提案した最小予測誤差法がある．最小予測誤差法は系のノイズが正規分布するという条件では最尤推定法と一致する．入力 $\theta(1), \theta(2), \ldots, \theta(N)$ と出力 $u(1), u(2), \ldots, u(N)$ についてつぎのような ARMAX モデルを考える．

$$\left.\begin{array}{l} A(d)u(t) = B(d)\theta(t) + C(d)e(t) \\ A(d) = 1 + a_1 d + a_2 d^2 + \ldots + a_n d^n \\ B(d) = b_0 + b_1 d + b_2 d^2 + \ldots + b_n d^n \\ C(d) = 1 + c_1 d + c_2 d^2 + \ldots + c_n d^n \end{array}\right\} \quad (7.9)$$

ここで，d は時間遅れオペレータで $du(t) = u(t-1)$ であり，$e(t)$ は正規性白色ノイズ $(0, \sigma^2)$ である．

最尤推定法ではつぎの式で与えられる尤度関数 L を最大にするようなパラメータ σ, a_i, b_i, c_i を求める．具体的なアルゴリズムは極値探索となるが市販のソフトが利用できる．ここでモデルの次数 n をどのように決めるかという問題があるが，つぎの式で与えられる AIC を最小とするような n を選ぶ方法がよく使われる．

$$-\log L = \frac{1}{2\sigma^2} \sum_{k=1}^{N} e(k)^2 + N \log \sigma + \frac{N}{2} \log 2\pi \quad (7.10)$$

$$\mathrm{AIC} = -2\log L + 2(3n+1) \quad (7.11)$$

各パラメータが求まれば θ から u までの伝達関数 $F(d)$ は $B(d)/A(d)$ で与えられる．

以下では条件をいろいろと変えて感覚フィードバックの特性を調べた実験について説明する．

〔1〕 **開眼および閉眼時**[20),21)]

この実験では特に外乱を加えず，自然に直立した状態で実験を行ったので各変数の変動振幅は小さい（図7.18）．同定の精度を上げるためには対象としている要素の入力に信号を加えるほうが望ましいが，一方，加える信号が小さいとそれだけ自然な状態に近くなるという利点もある．各実験は50秒とし，θ と u を0.1秒間隔

身体傾斜角

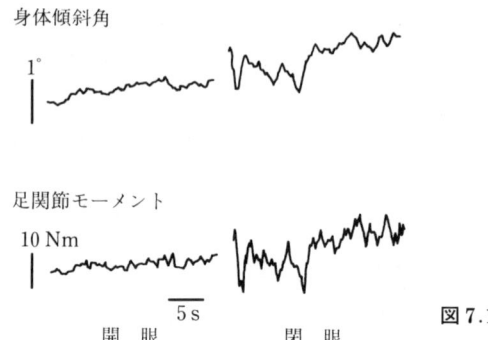

足関節モーメント

開眼　閉眼

図7.18　計測結果の例

でサンプルして得られた500組のデータからARMAXモデルのパラメータを推定して伝達関数を求めた。しかし伝達関数のままでは直観的な特性の把握が困難であることと，何回かの実験結果を平均することができないのでこれを周波数特性に変換した。なお同定結果をチェックするために残差 $\varepsilon(t)$ が白色であること，$\varepsilon(t)$ と $\theta(t)$ の間には $t<0$ で相関がないことを確認したが，詳細は文献を参照されたい[20]。

図7.19は健常男子成人10名（22～47歳）を被験者として，開眼と閉眼それぞれ4回の実験を行った結果をすべて平均したものである。なおゲインは各被験者の mgh（m は身体質量，g は重力加速度，h は重心高さ）で割って正規化したものを被験者全員について平均した。開眼と閉眼を比較するとノンパラメトリック推定の場合と同様に，閉眼時にゲインは増大し位相遅れは小さくなっている。

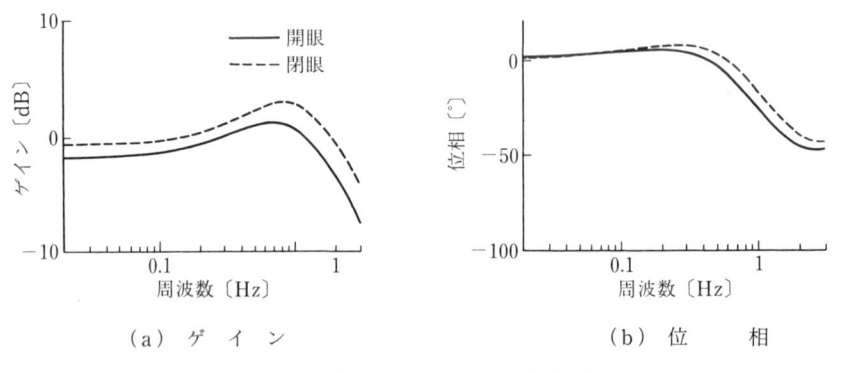

(a) ゲイン　　　　　　　　(b) 位　相

図7.19　感覚フィードバックの周波数特性

図7.13のブロック線図をもとにして，得られた結果がこのフィードバック制御系を安定化しているかを考察する。制御対象 $G(s)$ の身体定数は被験者の平均的な値 $J/mgh=0.1\,\mathrm{s}^2$ を仮定して，ベクトル軌跡 $F(f)G(f)$ を計算すると図7.20のようになる。Nyquistの安定判別によるとこの系が安定であるためには，周波数 f を $-\infty$ から $+\infty$ まで変えたときにベクトル軌跡が点 $(-1, j0)$ を反時計方向に1回だけ回ることが必要である。この条件は正規化したゲインの $f=0$ における値

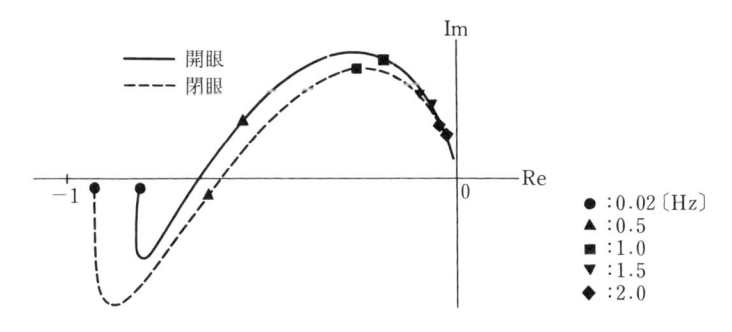

図7.20 姿勢制御系のベクトル軌跡

が0dBより大きいことと位相が低周波域で正であることを必要とする。図7.20を見ると位相の条件は満足されているが，ゲインは低周波域でやや0dBを下回っている。これは低周波域での計測精度が良くないことに起因すると考えられる。低周波域での計測精度を上げるためには実験時間をもっと長くする必要があるが，あまり時間を長くすると疲労の影響などが現れ，別の問題が生じる。

〔2〕 単一感覚系の特性

通常の直立姿勢の維持では前庭，体性，視覚の3個の感覚系によるフィードバックが働いているが，これらの重みは与えられた条件により変化すると考えられている。特にこれらの感覚の間に矛盾があるときには，間違った情報を与える感覚の重みを小さくしなければならない。このような適応的な重みの変化がどのように制御されているかは大変興味ある問題であるが，まだ定量的な解析やモデル化はなされていない。この問題を検討するためにはまず単一の感覚系の特性を定量的に調べなければならない。以下では3個の感覚系のそれぞれの特性を求めるために行った実験条件について述べる。

(a) 前庭系の特性[21]　直立姿勢を維持しているときでも身体はわずかに揺れているのは図7.18に示した通りである。このときの身体傾斜角を検出して同じ量だけ被験者が立っている台の角度を変えると，足関節角は一定となりその変動に関

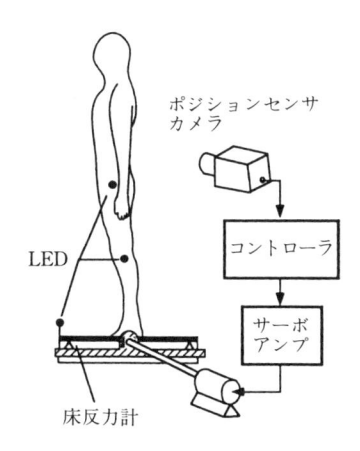

図7.21 前庭系の特性を調べる実験

する体性感覚の情報をなくすことができる．この状態で閉眼すれば視覚系も遮断され前庭系のみが働くこととなる．具体的には**図7.21**に示すように床反力計を乗せた台をモータで回転するサーボ機構を構成する．下肢に付けたLEDとポジションセンサカメラで下肢の傾斜角を検出してこれを目標値とし，台の傾斜角をこれに追従させる．またこのとき台の回転中心と足関節軸を一致させるようにする．

（**b**）**体性感覚系の特性**　**図7.22**に示すように身体を垂直な台に固定し足部のみが回転できるように，床反力計を乗せた台を足関節軸と同軸の回りに回転できるようにする．この状態では前庭系の入力は一定となり，閉眼すれば体性感覚のみが働くこととなる．一方，この台にはほぼ被験者の体重に等しい重りを被験者の重心の高さに置いた倒立振子を設置する．倒立振子を垂直に立たせるようにすると，体性感覚だけで身体と等価な倒立振子を制御することになる[22)]．

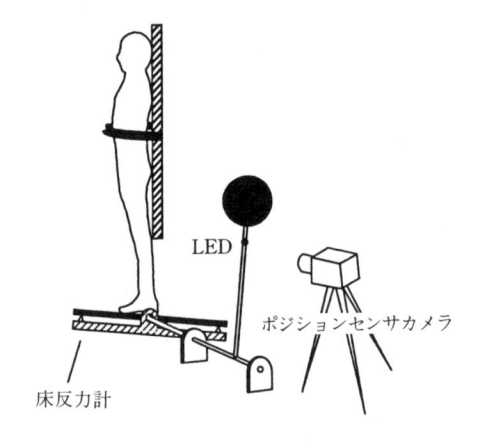

図7.22 体性感覚系の特性を調べる実験

（**c**）**視覚系の特性**　**図7.23**に示すように身体および足関節角を固定し視覚だけが働く状態で，計測した足関節モーメントを計算機に取り込む．計算機内に倒立振子の伝達関数を構成し，足関節モーメントを入力として与えたときの出力傾斜角を計算する．一方，被験者の視界は大きな箱で覆い，この箱の傾斜角が計算された目標傾斜角に追従するようなサーボ機構を構成する．すなわち身体と等価な倒立

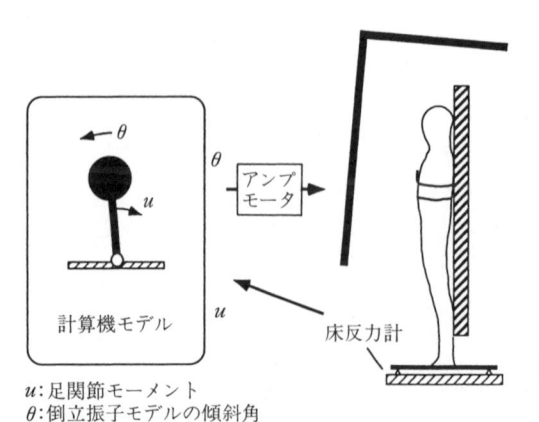

図7.23 視覚系の特性を調べる実験

u：足関節モーメント
θ：倒立振子モデルの傾斜角

振子モデルを視覚だけで制御することになる。ただしこのままでは制御ができないので，倒立振子の伝達関数と直列に比例＋微分要素を挿入して制御が可能となるようにする必要がある。

実験時間やサンプリング間隔などそのほかの条件は開眼や閉眼時の実験と同様にして得られた結果を**図7.24**に示す。被験者の数は7～10名で一つの条件で4回の実験を行い，ゲインを各自の mgh で正規化した後にすべてのデータを平均した。

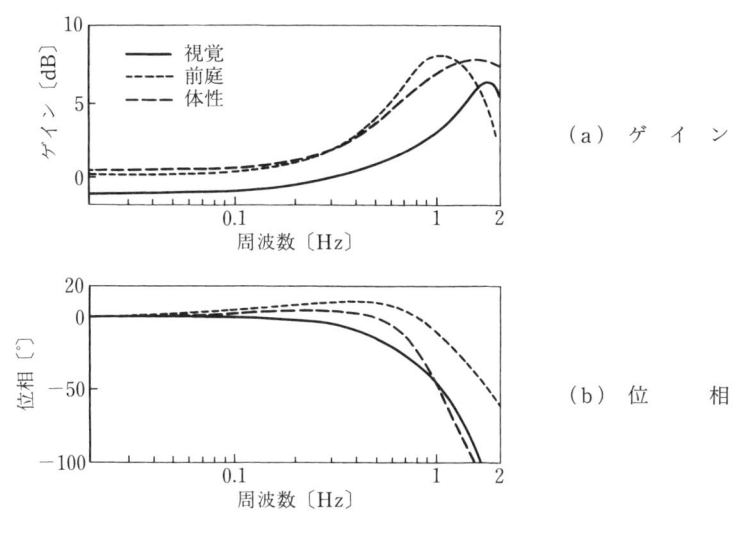

図7.24 単独の感覚系の周波数特性

前庭系の特性についてみると，この特性は微分特性を示していることがわかる。すなわち周波数の増加とともにゲインが増加し，ある周波数範囲で位相進みを示す。前庭系はもともと角加速度や直線加速度に感受性をもっている器官であるから，フィードバック経路に含まれる種々の遅れによりこの性質が弱められても，角度に対して微分性を有するのは不思議ではない。また他の感覚系に比して最も位相遅れが小さく速応性に優れている。

体性感覚系も前庭系と同様に微分性を示した。さらに被験者の報告から体性感覚の特徴として動作点の緩やかな変化を検出しにくいという性質が明らかになった。これは足関節回りの体性感覚だけでは足関節角の基準を定めにくいことを表している。これに対して前庭系の場合には耳石器が重力方向を感知し，視覚系では風景の中から基準となる方向を知ることができる。位相遅れは前庭系と視覚系の中間である。

視覚の特性の最大の特徴は他の感覚系と異なり，周波数の増加とともにゲインは増加するものの位相はつねに負で，微分性をもたない。したがって視覚のみで倒立振子を立たせることは不可能である。比例＋微分要素を付加してはじめて安定化が可能であった。また微分要素の時定数を増やして制御を容易にすると視覚系の特性も遅くなるという結果が得られた。位相特性は3個の中で最も遅いものであった。

従来より視覚の姿勢制御における役割は0.2Hz程度より低い周波数域に限られるといわれているが，これはこの実験で確認された応答の遅さによると思われる。

　視覚による運動の予測は日常的に経験することであり，視覚特性に微分が含まれないという実験結果と矛盾するように思われる。これについてはつぎのような解釈が可能である。本来視覚は微分特性をもっているが，視覚フィードバック経路に含まれる大きなむだ時間や遅れのためにこれが相殺されて結果的に出力には微分性が現れない。これはゲイン特性が右上がりであるにもかかわらず，位相が負であることからも妥当な推論と思われる。

　この結果からは視覚フィードバックの役割はあまり大きくないことになるが，これはあくまでも健常者を対象にした結果であり，例えば前庭機能廃絶の場合では視覚への依存が当然ながら大きくなると思われる。

参　考　文　献

第1章

1) 計測自動制御学会編：伊藤宏司，伊藤正美：生体とロボットにおける運動制御，コロナ社（1991）
2) 星宮　望，赤沢堅造編著：筋運動制御系，昭晃堂（1993）
3) 金子公宥：パワーアップの科学，朝倉書店（1988）
4) F. E. Zajac : Muscle and tendon : properties, models, scaling, and application to biomechanics and motor control, Crit. Rev. Biomed. Eng., **17**, 4, pp. 359-411 (1989)
5) H. Mashima, K. Akazawa, H. Kushima and K. Fujii : The force-load-velocity relation and the viscous-like force in the frog skeletal muscle, Jpn. J. Physiol., **22**, pp. 103-120 (1972)
6) 石田明允，今井祥二，野城真理：関節運動における瞬間中心の計測，バイオメカニズム，**10**，pp. 63-70（1990）
7) E. S. Grood and W. J. Suntay : A joint coordinate system for the clinical description of three dimensional motions : application to the knee, ASME J. Biomech. Eng., **105**, pp. 136-144 (1983)
8) E. Y. S. Chao : Justification of triaxial goniometer for the measurement of joint rotation, J. Biomech., **13**, pp. 989-1006 (1980)
9) H. J. Woltring, R. Huiskes, R. De Lange and F. E. Veldpaus : Finite centroid and helical axis estimation from noisy landmark measurements in the study of human joint kinematics, J. Biomech., **18**, pp. 379-389 (1985)

身体運動の力学に関する参考書
10) 日本機械学会編：生体力学，オーム社（1991）
11) A. Morecki編，広川俊二訳：バイオメカニクス工学，養賢堂（1991）

第2章

1) 上村修三郎，ほか編著：顎関節小事典，pp. 24-31，日本歯科評論（1990）
2) 同上，pp. 32-37，日本歯科評論（1990）
3) 同上，pp. 50-53，日本歯科評論（1990）
4) 大村欣章：顎関節外側壁の線維構成に関する組織学的観察，口病誌，**51**，pp. 465-492（1984）
5) 黒川悦郎：顎関節外側靱帯についての組織学的観察，口病誌，**53**，p. 508-535（1986）
6) J. G. Burch : Activity of the accessory ligaments of the temporomandibular joint, J. Prosthet Dent., **24**, pp. 621-628 (1970)
7) 日比野和人，平場勝成，平沼謙二：ヒト外側翼突筋上頭・下頭の機能的相違について　第1報　各種基本運動時の活動様式ならびに解剖学的考察，補綴誌，**36**，pp.

参考文献

314-327 (1992)
8) 吉田恵一：咬合機能時における胸鎖乳突筋の機能に関する筋電図学的研究，口病誌，**55**, pp. 53-70 (1988)
9) 石岡靖，小林義典，ほか編著：顎口腔機能分析の基礎とその応用，pp. 36-43, デンタルダイヤモンド社 (1991)
10) 同上，pp. 44-53, デンタルダイヤモンド社 (1991)
11) 同上，pp. 242-255, デンタルダイヤモンド社 (1991)
12) 松山剛士：タッピング運動時に観察される頭部の協調運動，補綴誌，**40**, pp. 535-543 (1996)
13) K. Nishigawa, M. Nakano, et al.: The relationship between lateral border movements of the mandible and the determinants of occlusion, J. Prosthet Dent., **66**, pp. 486-492 (1991)
14) 水野幹生，古野野潔，ほか：習慣性最大開閉口運動時の顆頭の回転と移動のタイミングに関する研究，補綴誌，**37**, pp. 350-361 (1993)
15) 上田龍太郎，坂東永一，ほか：顎口腔機能診断のための6自由度顎運動パラメータの検討，補綴誌，**37**, pp. 761-768 (1993)
16) 大石忠夫：下顎運動の立場からみた顎関節構造の研究，補綴誌，**11**, pp. 197-220 (1967)
17) 塩澤恭郎，林豊彦，ほか：下顎任意点の運動解析 第1報 測定システム，補綴誌，**25**, pp. 499-507 (1981)
18) 林豊彦：側方滑走運動の三次元動態に関する研究 第1報 下顎代表点の運動路と運動初期の動態について，補綴誌，**30**, pp. 1136-1148 (1986)
19) 鈴木温：ディジタル方式下顎運動測定器による下顎限界運動の6自由度解析，補綴誌，**31**, pp. 712-725 (1987)
20) 井上匡：咬合力による下顎の変位に関する研究 第2報 顆頭の変位の分析，補綴誌，**33**, pp. 215-224 (1989)
21) 林豊彦，小川英光，ほか：3次元剛体運動からの運動学的特徴抽出法，信学論 (D)，**J71-D(7)**, pp. 1286-1295 (1988)
22) P. G. Grant: Biomechanical significance of the instantaneous center of rotation: The human temporomandibular joint, J. Biomechanics, **6**, pp. 109-113 (1973)
23) 石田明允，今井祥二，ほか：関節運動における瞬間回転中心の計測，バイオメカニズム10, pp. 63-70, 東京大学出版会 (1990)
24) 鈴木温：顎位，下顎運動の表現方法について，顎機能，**3**, pp. 127-134 (1984)
25) C. W. Spoor and F. E. Veldpaus: Rigid body motion calculated from spatial coordinates of markers, J. Biomechanics, **13**, pp. 391-393 (1980)
26) 美馬さとみ：顎運動に調和した咬合小面の形態，補綴誌，**32**, pp. 624-638 (1988)
27) U. Posselt: Hinge opening axis of the mandible, Acta Odont. Scand., **14**, pp. 49-63 (1956)
28) A. Luckenback and B. Eisenmann: Computer-aided mathematical location of the transverse horizontal mandibular axis, Int. J. Prosthodont., **4**, pp. 111-116 (1991)
29) 河野正司：下顎の矢状面内運動に対応する顆頭運動の研究 第2報 マルチフラッシュ装置による矢状面運動軸の解析，補綴誌，**12**, pp. 350-380 (1968)

30) 西克師, 林豊彦, ほか：顆頭運動の解析法 —運動学的解析点としての全運動軸点—, 補綴誌, **32**, pp. 1411-1419（1988）

31) 林豊彦, 飯島泰蔵：剛体運動の運動学的特徴抽出法 —2次元空間で周期運動する剛体の往復運動点の推定—, 信学論（D）, **J70-D**, 6, pp. 1157-1163（1987）

32) 林豊彦, 小川英光, ほか：2次元空間で周期運動する剛体の往復運動点の推定 —往路と復路の対応を用いた逐次近似法—, 信学論（D）, **J70-D**, 9, pp. 1801-1810（1987）

33) 藤村哲也, 鈴木温ほか：全運動軸の定義について, 顎機能, **3**, pp. 37-44（1984）

34) T. Hayashi, K. Itoh and M. Miyakawa : Determination of the kinematic axis point of the temporomandibular joint regardless of cyclic mandibular-movement Data, Frontiers Med. Biol. Engng., **6**, 3, pp. 199-208（1994）.

35) K. Itoh, T. Hayashi and M. Miyakawa : Estimation of the position and orientation of the kinematic axis point of the temporomandibular joint, Frontiers Med. Biol. Engng., **7**, 1, pp. 21-33（1995）

36) 塩澤恭郎：下顎任意点の運動解析 第2報 下顎限界運動の立体的解析, 補綴誌, **26**, pp. 148-164（1981）

37) 藤村哲也：下顎運動の運動学的特性, 補綴誌, **37**, pp. 1037-1049（1993）

38) 鈴木政弘, 野村修一, ほか：相反性クリック症例における顆頭運動の3次元解析 —8の字形の顆路パターンを示す症例—, 日顎誌, **4**, 2, pp. 65-78（1992）

39) W. L. Hylander : An experimental analysis of temporomandibular joint reaction force in macaques, Am. J. Phys. Anthropol., **51**, pp. 433-456（1979）

40) J. C. Barbenel : The biomechanics of the temporomandibular joint : A theoretical study, J. Biomechanics, **5**, pp. 251-256（1972）

41) J. H. Koolstra, et al. : A three-dimentional mathematical model of the human masticatry system predicting maximum posible bite forces, J. Biomechanics, **21**, 7, pp. 563-576（1988）

42) T. W. P. Korioth, et al. : Three-dimensional finite element stress analysis of the dentate human mandible, Am. J. Phys. Anthropol., **88**, pp. 69-96（1992）

43) 阿部誠, 林豊彦, ほか：顎関節負荷の調節における側頭筋後部と顎二腹筋の機能 —2次元剛体ばねモデルを用いた静力学的解析—, 信学技報, **MBE98-45**（1999）

44) 阿部誠, 林豊彦, ほか：顎関節負荷の調節における側頭筋後部の機能 —両側かみしめ実験データを用いたモデル解析—, 信学技報, **MBE99-156**（2000）

45) 伊藤建一, 阿部誠, ほか：顎関節負荷の調節メカニズムの静力学的解析 —咬合点の違いによる咀嚼筋協調活動の変化—, バイオメカニズム 15, pp. 77-87, 東京大学出版会（2000）

46) K. Itoh and T. Hayashi : Functions of masseter and temporalis muscles in the control of temporomandibular joint loading : A static analysis using a two-dimensional rigid-body spring model, Frontiers Med. Biol. Engng., **10**, 1, pp. 17-31（2000）

47) K. N. An, et al. : Pressure distribution on articurlar surfaces : Apprication to joint stability evaluation, J. Biomechanics, **23**, 10, pp. 1013-1020（1990）

48) 林豊彦：顎運動の計測, バイオメカニズム学会誌, **12**, 4, pp. 157-163（1988）

49) R. Slavicek and H. Mack : Der Axiograph, Informationen aus Orthodontie und Kieferorthopadie, **14**, 1, pp. 53-62（1982）

50) C. H. Gibbs, et al. : Chewing movements in relation to border movements at the first molar, J. Prosthet. Dent., **46**, 1, pp. 308-322（1981）

51) A. Luckenbach and W. Freesmeyer : Positionsuberprufung einer aufbiβ-schiene mit hilfe eines electronischen registriersystems（ECRS）, Dtsch. Zahnaerztl. Z., 40, pp. 1219-1222（1985）

52) 藤村哲也, 坂東永一：ディジタル方式顎運動測定器の開発, 補綴誌, **35**, 4, pp. 830-842（1991）

53) 郡元治：磁気位相空間を応用した上顎6自由度下顎6自由度顎運動測定器の試作, **37**, 2, pp. 337-349（1993）

54) L. Proebster and U. Bennnzing : Vergleich der computerunterstuetzten Registriersysteme MT1602 und Compugnath, Dtsch. Zahnaerztl. Z., 45 Sondernummer, pp. 54-58（1990）

55) 塩澤恭郎, 林豊彦, ほか：下顎任意点の運動解析 第1報 測定システム, 補綴誌, **25**, 3, pp. 499-507（1981）

56) 林豊彦, 多和田孝雄, ほか：光を用いた非接触型3次元下顎運動測定システムの開発, 医用電子と生体工学, **23**, 5, pp. 28-34（1985）

57) D. W. Kang, et al. : A system for the study of jaw movements, J. Craniomandibular Practice, **11**, 1, pp. 63-67（1993）

58) T. Hayashi, et al. : A high-resolution line sensor-based photostereometric system for measuring jaw movements in 6 degree of freedom, Frontiers Med. Biol. Engng. **6**, 3, pp. 171-186（1994）

59) M. Naeije : OKAS-3D : optoelectronic jaw movement recording system with six degree of freedom, Med. & Biol. Eng. & Comput., **33**, pp. 683-688（1995）

60) 常磐肇, 三浦不二雄ほか：汎用型顎口腔機能総合解析システムの開発, 顎機能誌, **3**, pp. 11-24（1996）

61) 加藤均：歯周組織の機能状態に関する研究 第2報 臼歯の機能時の変位と安静時の脈動, 補綴誌, **26**, pp. 133-147（1982）

62) 長谷川嘉平：下顎運動時の下顎骨幅径の変化に関する研究, 補綴誌, **37**, 2, pp. 286-295（1993）

63) 鈴木政弘, 河野正司, ほか：正常者の習慣的閉口運動末期における顆頭運動の解析, 補綴誌, **40**, 3, pp. 580-589（1996）

64) 西克師：下顎運動の加齢による変化に関する研究 第1報 矢状面内運動の分析, 補綴誌, **33**, 1, pp. 225-236（1989）

65) 加藤一誠：切歯路傾斜度の顆頭運動に与える影響 第1報 矢状切歯路傾斜度, 補綴誌, **30**, pp. 108-127（1986）

66) 上村修三郎, ほか編著：顎関節小事典, pp. 202-205, 日本歯科評論（1990）

67) 石岡靖, 林豊彦ほか：顎関節音による診断法, デンタル・ダイヤモンド, **7**, 13, pp. 72-78（1982）

68) 大井啓司：顎関節雑音を有する顎機能異常者の顎運動解析, 補綴誌, **37**, 2, pp. 362-375（1993）

69) 花田晃治，伊藤学而編：成人の歯科治療と矯正，pp. 247-257, クインテッセンス出版（1990）

第3章

1) 信原克哉：肩―その機能と臨床 第2版，医学書院（1987）
2) I. A. Kapandji（荻島秀男監訳，嶋田智明訳）：カパンディ 関節の生理学 I 上肢，医歯薬出版（1986）
3) J. Castaing and J. J. Santini, 井原秀俊，中山彰一，井原和彦訳：関節・運動器の機能解剖 上肢・脊柱編，協同医書出版社（1986）
4) V. T. Inman, J. B. Saunders and L. C. Abbott : Observations on the function of the shoulder joint, J. Bone Joint Surg., **26**, pp. 1-30（1944）
5) 前川清之，森脇正之，田中 誠，石田明允：肩複合体の運動解析バイオメカニズム，**10**, pp. 133-141（1992）
6) 森脇正之：肩甲骨および肩甲上腕関節の三次元運動の分析，日本整形外科学会誌，**66**, pp. 675-687（1992）
7) N. K. Poppen and P. S. Walker : Normal and abnormal motion of the shoulder, J. Bone Joint Surg., **58**-**A**, pp. 195-201（1976）
8) S. M. Howell et al. : Normal and abnormal mechanics of the glenohumeral joint in the horizontal plane, J. Bone Joint Surg., **70**-**A**, pp. 227-232（1988）
9) A. Ishida : Definition of axial rotation of anatomical joints, Frontiers Med. Biol. Eng., **2**, pp. 65-68（1990）
10) S. Miyazaki and A. Ishida : New mathematical definition and calculation of axial rotation of anatomical joints, ASME J. Biomech. Eng., **113**, pp. 270-275（1991）
11) 中川照彦：肩関節の3次元運動における回旋運動の分析，日本整形外科学会雑誌，**64**, pp. 1181-1194（1990）
12) 中川照彦，ほか：肩の挙上と回旋―健常肩と屍体肩での計測，肩関節，**17**, pp. 71-76（1993）
13) S. J. Turkel et al. : Stabilizing mechanisms preventing anterior dislocation of the glenohumeral joint, J. Bone Joint Surg. **63**-**A**, pp. 1208-1217（1981）
14) P. W. O'Connell et al. : The contribution of the glenohumeral ligaments to anterior stability of the shoulder joint, Am. J. Sports Med., **18**, pp. 579-584（1990）
15) P. R. Cain et al. : Anterior stability of the glenohumeral joint, Am. J. Sports Med., **15**, pp. 144-148（1987）
16) L. J. Soslowsky et al. : Quantitation of in situ contact areas at the glenohumeral joint, J. Orthop. Res., **10**, 524-534（1992）
17) 六馬信之：肩関節挙動のメカニズム，バイオメカニズム，**11**, pp. 143-152（1992）
18) 中川照彦，ほか：投球動作における肩関節運動の分析，肩関節，**15**, pp. 189-194（1991）
19) J. C. Otis et al. : Torque production in the shoulder of the normal young adult male, Am. J. Sports Med., **18**, pp. 119-123（1990）
20) 田中 誠，ほか：プロ野球選手の肩不安定性について，日本整形外科スポーツ医学誌，**15**, pp. 43-50（1995）

参考文献

第4章

1) I. A. Kapandji : The physiology of the joints Volume 2, p. 89, Churchill Livingstone (1970)
2) D. L. Butler, F. R. Noyes and E.S.Grood : Ligamentous restraints to anterior-posterior drawer in the human knee. A biomechanical study, J. Bone & Joint Surgery, **62**, pp. 259-270 (1980)
3) T. Fukubayashi, P. A. Torzilli, M. F. Sherman and R. F. Warren : An in vitro biomechanical evaluation of anterior-posterior motion of the knee. Tibial displacement, rotation, and torque, J. Bone & Joint Surgery, **64**, pp. 258-264 (1982)
4) K. L. Markolf, A. Kochan and H. C. Amstutz : Measurement of knee stiffness and laxity in patients with documented absence of the anterior cruciate ligament, J. Bone & Joint Surgery, **66**, pp. 242-252 (1984)
5) T. Fukubayashi and H. Kurosawa : The contact area and pressure distribution pattern of the knee. A study of normal and osteoarthrotic knee joints, Acta Orthopaedica Scandinavica, **51**, pp. 871-879 (1980)
6) A. M. Ahmed and D. L. Burke : In-vitro measurement of static pressure distribution in synovial joints—Part I : Tibial surface of the knee, J. Biomechanical Engineering, **105**, pp. 216-225 (1983)
7) B. B. Seedhom, T. Takeda, M. Tsubuku and V. Wright : Mechanical factorrs and patellofemoral osteoarthrosis, Annals of Rheumatic Diseases, **38**, pp. 307-316 (1979)
8) J. Heegaard, P. F. Leyvraz, A. Curnier, L. Rakotomanana and R. Huiskes : The biomechanics of the human patella during passive knee flexion, J. Biomechanics, **28**, pp. 1265-1279 (1995)
9) A. van Kampen, R. Huiskes, L. Blankevoort and T.J.G. van Rens : The three-dimensional tracking pattern of the patella in the human knee joint and the effects of surgical interventions, Surgery and Arthroscopy of the Knee, 2nd Confress of Europian Society, Springer-Verlag, pp. 434-445 (1988)
10) J. Heegaard, P. F. Leyvraz, A. van Kampen, L. Rakotomanana, P. J. Rubin and L. Blankevoort : Influence of soft structures on patellar three-dimensional tracking, Clinical Orthopaedics & Related Research, 299, pp. 235-243 (1994)
11) S. Hirokawa : Three-dimensional mathematical model analysis of the patellofemoral joint, J. Biomechanics, **24**, pp. 659-671 (1991)
12) T. M. van Eijden, E. Kouwenhoven, J. Verburg and W. A. Weijs : A mathematical model of the patellofemoral joint, J. Biomechanics, **19**, pp. 219-229 (1986)
13) H. H. Huberti, W. C. Hayes, J. L. Stone and G. T. Shybut : Force ratios in the quadriceps tendon and ligamentum patellae, J. Orthopaedic Research, **2**, pp. 49-54 (1984)
14) P. Maquet : Mechanics and osteoarthritis of the patellofemoral joint, Clinical Orthopaedics & Related Research, **144**, pp. 70-73 (1979)
15) N. Nakamura, M. Ellis and B. B. Seedhom : Advancement of the tibial tuberosity. A biomechanical study, J. Bone & Joint Surgery, **67**, pp. 255-260 (1985)

16) A. M. Ahmed, D. L. Burke and A. Yu : In-vitro measurement of static pressure distribution in synovial joints—Part II : Retropatellar surface, J. Biomechanical Engineering, **105**, pp. 226-236 (1983)

17) K. Fujikawa, B. B. Seedhom and V. Wright : Biomechanics of the patello-femoral joint. Part II : A study of the effect of simulated femoro-tibial varus deformity on the congruity of the patello-femoral compartment and movement of the patella, Engineering in Medicine, 12, pp. 13-21 (1983)

18) H. H. Huberti and W. C. Hayes : Patellofemoral contact pressures. The influence of Q-angle and tendofemoral contact, J. Bone & Joint Surgery, **66**, pp. 715-724 (1984)

19) R. van Dijk : The behaviour of the cruciate ligaments in the human knee, Dissertation, University of Nijmegen, The Netherland (1983)

20) V. H. Frankel, A. H. Burstein and D. B. Brooks : Biomechanics of internal derangement of the knee, J. Bone & Joint Surgery, **53**, 945-962 (1971) .

21) A. Menschik : Mechanics of the knee-joint. 1, Zeitschrift fur Orthopadie und Ihre Grenzgebiete, 112, pp. 481-495 (1974)

22) G. A. Selvik : Roentogenstereophotogrammetric method for the study of the kinematics of the skeletal system, Dissertation, University of Lund, Sweden (1974)

23) R. Huiskes, J. Kremers, A. de Lange, H. J. Woltring, G.Selvik and T. J. van Rens : Analytical stereophotogrammetric determination of three-dimensional knee-joint geometry, J. Biomechanics, **18**, pp. 559-570 (1985)

24) J. Denavit and R. S. Hartenberg, : A kinematic notation for lower-pair mechanisms based on matrices, J. Applied Mechanics, **22**, pp. 215-221 (1955)

25) L. Blankevoort, R. Huiskes and A. de Lange : Helical axes of passive knee joint motions, J. Biomechanics, **23**, pp. 1219-1229 (1990)

26) H. J. Woltring, R. Huiskes, A. de Lange and F. E. Veldpaus : Finite centroid and helical axis estimation from noisy landmark measurements in the study of human joint kinematics, J. Biomechanics, **18**, pp. 379-389 (1985)

27) 宮本昌俊，中川昭夫，藤江裕道，林紘三郎：義足膝継手の遊脚相制御機構が歩行中の消費エネルギーに及ぼす影響，バイオメカニズム誌，**23**, pp. 30-35 (1999)

28) E. S. Grood and W. J. Suntay : A joint coordinate system for the clinical description of three-dimensional motions : application to the knee, J. Biomechanical Engineering, **105**, pp. 136-144 (1983)

29) G. R. Pennock and K. J. Clark : An anatomy-based coordinate system for the description of the kinematic displacements in the human knee, J. Biomechanics, **23**, pp. 1209-1218 (1990)

30) 例えば，T. Asano, M. Akagi, K. Tanaka, J. Tamura and T. Nakamura : In vivo three-dimensional knee kinematics using a biplanar image-matching technique, Clinical Orthopaedics & Related Research, 388, pp. 157-166 (2001)

31) G. A. Ateshian : A B-spline least-squares surface-fitting method for articular surfaces of diarthrodial joints, J. Biomechanical Engineering, **115**, 4A, pp. 366-373

(Nov. 1993)

32) S. D. Kwak, W. W. Colman, G. A. Ateshian, R. P. Grelsamer, J. H. Henry and V. C. Mow : Anatomy of the Human Patellofemoral Joint Articular Cartilage : Surface Curvature Analysis, J. Orthopaedic Research, **15**, pp. 468-472（1997）

33) L. J. Van Ruijvin, M. Beek, E. Donker, T. M. G. J. Van Eijden : The accuracy of joint sueface models constructed from data obtained with an electromagnetic tracking device, J. Biomechanics, **33**, pp. 1023-1028（2000）

34) 三浦曜監修：中島孝行，大野敏則著：CAD.CG 技術者のための NURBS 早分かり，工業調査会（1994）

35) P. Renstrom, S. W. Arms, T. S. Stanwyck, R. J. Johnson and M.H.Pope : Strain within the anterior cruciate ligament during hamstring and quadriceps activity, The American J. Sports Medicine, **14**, pp. 83-87（1986）

36) K. L. Markolf, J. F. Gorek, J. M. Kabo and M. S. Shapiro : Direct measurement of resultant forces in the anterior cruciate ligament. An in vitro study performed with a new experimental technique, J. Bone & Joint Surgery, **72**, pp. 557-567（1990）

37) B. Beynnon, J. G. Howe, M. H. Pope, R. J. Johnson and B. C. Fleming : The measurement of anterior cruciate ligament strain in vivo, International Orthopaedics, **16**, pp. 1-12（1992）

38) T. W. Rudy, G. A. Livesay S. L. Woo and F. H. Fu : A combined robotic/universal force sensor approach to determine in situ forces of knee ligaments, J. Biomechanics, **29**, pp. 1357-1360（1996）

第 5 章

1) M. Shimamura et al.（Ed）: Neurological basis of human locomotions, Japan Scientific Societies Press（1991）

2) 臨床歩行分析懇談会編：臨床歩行分析入門，医歯薬出版（1989）

3) 山本澄子：歩行の運動計測，ME 誌, **5**, pp. 7-14（1991）

4) 森本正治：導電性ゴムを用いたフレキシブル関節角度計，医用電子と生体工学，**24**, pp. 184-187（1986）

5) Y. Ehara et al. : Comparison of performace of 3D camera systems II, Gait & Posture, **5**, pp. 251-255（1997）

6) 持丸正明：身体の運動計測の動向，計測と制御，**36**, pp. 609-614（1997）

7) S. Miyazaki and A. Ishida : Capacitive transducer for continuous measurement of vertical foot force, Med. & Biol. Engng. & Comput., **22**, pp. 309-316（1984）

8) 中村隆一ほか：リハビリテーションクリニックス 3　リハビリテーションにおける筋電図，医歯薬出版（1973）

9) 臨床歩行分析研究会編：関節モーメントによる歩行分析，医歯薬出版（1997）

10) D. E. Hardt : Determination of muscle forces in leg during normal human gait, J. Biomech. Engng., **100**, pp. 72-78（1977）

11) S. Miyazaki and S. Yamamoto : Moment acting at the metatarsophalangeal joints during normal barefoot level walking, Gait & Posture, **1**, pp. 133-140（1993）

12) 臨床歩行分析懇談会編：筋の力学モデルと筋張力推定，第4回合同セミナーテキスト（1994）
13) G. Taga et al. : Self-organized control of bipedal locomotion by neural oscillators in unpredictable environment, Biol. Cyber., **65**, pp. 147-159（1991）
14) S. miyazaki : Long-term unrestrained measurement of stride length and walking velocity utilizing a piezoelectric gyrocsope, IEEE Trans. BME., **44**, pp753-759（1997）

第6章

1) 高松潤二，阿江通良，藤井範久：大きな計測範囲のためのパンニングDLT法の開発，体育学研究，**42**, pp. 19-29（1997）
2) W. T. Dempster : Space requirements of the seated operator, WADC Techinical Report 55-159, Wright-Patterson Air Force Base, OH（1955）
3) C. E. Clauser, J. T. McConville and J. W. Young : Weight, volume and center of mass of segments of the human body, AMRL Technical Report TR-69-70, Wright-Patterson Air Force Base, OH（1969）
4) R. F. Chandler, C. E. Clauser, J. T. McConville, H. M. Reynolds and J. W. Young : Investigation of inertia properties of the human body, Technical Report AMRL-TR-74-137, Wright-Patterson Air Force Base, OH（1975）
5) V. Zatsiorsky and V. Seluyanov : The mass and inertia characteristics of the main segments of the human body, Biomechanics, **VIII-B**, pp. 1152-1159（1983）
6) V. Zatsiorsky and V. Seluyanov : Estimation of the mass and inertia characteristics of the human body by means of the best predictive regression equations, Biomechanics **IX-B**, pp. 233-239（1985）
7) P. E. Martin, M. Mungiole, M. W. Marzke and J. M. Longhill : The use of magnetic resonance imaging for measuring segment inertia properties, J Biomech, **22**, 4, pp. 367-376（1989）
8) 松井秀治：運動と身体の重心－各種姿勢の重心位置に関する研究－，体育の科学社（1958）
9) R. K. Jensen : Estimation of the biomechanical properties of three body types using a photogrammetric method, J. Biomech, **11**, pp. 349-358（1978）
10) 横井孝志，渋川侃二，阿江通良：日本人幼少年の身体部分係数，体育学研究，31, pp. 53-66（1986）
11) バイオメカニズム学会編，阿江通良，湯 海鵬，横井孝志：日本人アスリートの身体部分慣性特性の推定，バイオメカニズム11 ヒトの形態と運動機能，pp. 23-33, 東京大学出版会（1992）
12) バイオメカニズム学会編，岡田英孝，阿江通良，藤井範久，森丘保典：日本人高齢者の身体部分慣性特性，バイオメカニズム13 ヒトを知り人を支える，東京大学出版会，pp. 125-139（1996）
13) 阿江通良，藤井範久：身体運動における力学的エネルギー利用の有効性とその評価指数，筑波大学体育科学系紀要，**19**, pp. 127-137（1996）
14) G. A. Cavagna, F. P. Saibene and R.Margaria : External work in walking, J. Appl.

Physiol., **18**, pp. 1-9 (1963)

15) G. A. Cavagna, F. P. Saibene and R. Margaria : External work in running, J. Appl Physiol., **19**, pp. 249-256 (1964)

16) T. Fukunaga, A. Matsuo, K. Yuasa, H. Fujimatsu and K. Asahina : Mechanical power output in running, (Eds.) Asmussen E. and Jorgensen K. (In) Biomechanics, **VI-B**, pp. 17-22 (1978)

17) W. O. Fenn : Frictional and kinetic factors in the work of sprint running, Am. J. Physiol., **92**, pp. 583-611 (1930)

18) W. O. Fenn : Work against gravity and work due to velocity changes in running —Movements of the center of gravity within the body and foot pressure on the ground—, Am. J. Physiol., **93**, pp. 433-462 (1930)

19) G. A. Cavagna and M.Kaneko : Mechanical work and efficiency in level walking and running, J. Physiol., **268**, pp. 467-481 (1977)

20) 金子公宥：ランニングの力学的エネルギーと効率，体育の科学，**28,** pp. 22-27 (1978)

21) M. Kaneko, A. Ito, T. Fuchimoto and J. Toyooka : Mechanical work and efficiency of young distance runners during level running, (Eds.) A. Morecki, K. Fidelus, K. Kedzior and A. Wit (In) Biomechanics **VII-B**, pp. 234-240 (1981)

22) M. R. Pierrynowski, D. A. Winter and R. W. Norman : Transfer of mechanical energy within the total body and mechanical efficiency during treadmill running, Ergonomics, **23**, pp. 147-156 (1980)

23) M. R. Pierrynowski, R. W. Norman and D. A. Winter : Mechanical energy analyses of the human during load carriage on a treadmill, Ergonomics, **24**, pp. 1-14 (1981)

24) R. W. Noman, M. T. Sharratt, J. C. Pezzack and E. G. Noble : Reexamination of the mechanical efficiency of horizontal treadmill running, (Ed.) Komi PV (In) Biomechanics, **V-B**, pp. 87-93 (1976)

25) A. Ito, P. V. Komi, B. Sjodiu, C. Bosco and J. Karlsson : Mechanical efficiency of positive work in running at different speeds, Med. Sci. Sports Exerc. **15**, pp. 299-308 (1983)

26) H. Elftman : The function of muscles in locomotion, Am. J. Physiol., **125**. pp. 357-366 (1939)

27) H. Elftman : The work done by muscles in running, Am. J. Physiol., **129**, pp. 672-684 (1940)

28) A. Cappozzo, F. Figura, M. Marchetti and A.Pedotti : The interplay of muscular and external forces in human ambulation, J. Biomech., **9**, pp. 35-43 (1976)

29) D. A. Winter and D. G. E. Robertson : Joint torque and energy patterns in normal gait, Biological Cybernetics **29**, pp. 137-142 (1978)

30) A. O. Quanbury, D. A. Winter and G. D. Reimer : Instantaneous power and power flow in body segments during walking, J. of Human Movement Studies **1**, pp. 59-67 (1975)

31) D. G. E. Robertson and D. A. Winter : Mecanical energy generation, absorption

and transfer amongst segments during walking, J. Biomech., **13**, pp. 845-854 (1980)

32) S. Y. Aleshinsky : An energy 'sources' and 'fractions' approach to the mechanical energy expenditure problem—I. Basic concepts, description of the model, analysis of a one link system movement, J. Biomech., **19**, pp. 287-293 (1986)

33) S. Y. Aleshinsky : An energy 'sources' and 'fractions' approach to the mechanical energy expenditure problem—II. Movement of the multi-link chain model, J. Biomech., **19**, pp. 295-300 (1986)

34) S. Y. Aleshinsky : An energy 'sources' and 'fractions' approach to the mechanical energy expenditure problem—III. Mechanical energy expenditure reduction during one link motion, J. Biomech., **19**, pp. 301-306 (1986)

35) S. Y. Aleshinsky : An energy 'sources' and 'fractions' approach to the mechanical energy expenditure problem—IV. Criticism of the concept of 'energy transfers within and between links', J. Biomech., **19**, pp. 307-309 (1986)

36) S. Y. Aleshinsky : An energy 'sources' and 'fractions' approach to the mechanical energy expenditure problem—V. The mechanical energy expenditure reduction during motion of the multi-link system., J. Biomech., **19**, pp. 311-315 (1986)

37) 阿江通良，宮下憲，横井孝志，大木昭一郎，渋川侃二：機械的パワーからみた疾走における下肢筋群の機能および貢献度，筑波大学体育科学系紀要，**9**, pp. 229-239 (1986)

38) 山崎信寿：計算機シミュレーションによる2足歩行の力学的解析，人間工学，**11**, pp. 105-110 (1975)

39) 江原義弘，別府政敏，野村進：歩行の効率，バイオメカニズム，**9**, pp. 93-103 (1988)

40) N. Fujii and T. Moriwaki : Functional evaluation of two-joint muscle in squat jump motion based on concept of power-flow, Mem. Grad. School Sci. & Technol., Kobe Univ., **10**-**A**, pp. 127-143 (1991)

41) M. G. Pandy and F. E. Zajac : Optimal muscular coordination strategies for jumping, J. Biomech., **24**, pp. 1-10 (1991)

42) K. R. Williams and P. R. Cavanagh : A model for the calculation of mechanical power during distance running, J. Biomech., **16**, pp. 115-128 (1983)

43) 吉福康郎：身体のなす力学的仕事の定義に対する考察，J. J. Sports Sci., 3, pp. 254-260 (1984)

44) D. A. Winter : A new definition of mechanical work done in human movement, J. Appl. Physiol., **46**, pp. 79-83 (1979)

45) J. G. Hay, J. A. Miller and R. W. Canterna : The techniques of elite male long jumpers, J. Biomech., **19**, pp. 855-866 (1986)

46) 阿江通良，横井孝志，宮下 憲：疾走中の地面反力の変化，日本体育学会第35回大会号, p. 381 (1984)

47) R. G. Burdet : Force predicted at the ankle during running, Med. Sci. Sports Exercise, **14**, pp. 308-316 (1982)

48) 伊藤 章，斎藤昌久，佐川和則，加藤謙一，森田正利，小木曽一之：世界一流スプ

リンターの技術分析，世界一流陸上競技者の技術，ベースボール・マガジン社，pp. 31-49（1994）
49) 阿江通良，宮下 憲，横井孝志，大木昭一郎，渋川侃二：機械的パワーからみた疾走における下肢筋群の機能および貢献度，筑波大学体育科学系紀要，**9**，pp. 229-239（1986）
50) 松下健二，後藤幸弘，岡本 勉，辻野 昭，熊本水頼：走の筋電図的研究，体育学研究，**19**，pp. 147-156（1974）
51) 佐川和則，禿 正信，松本晃雄：垂直跳びの反動動作が下肢関節の機械的仕事へ及ぼす効果，J. J. Sports Sci., **8**, pp. 635-640（1989）
52) J. Dapena : A method to determine the angular momentum of a human body about three orthogonal axes passing through its center of gravity, J. Biomech., **11**, pp. 251-256（1978）
53) J. Dapena : Mechanics of rotation in the Fosbury-flop, Med. Sci. Sports Exerc., **20**, pp. 290-302（1980）
54) 高松潤二，阿江通良，藤井範久：棒高跳に関するバイオメカニクス的研究：ポーツ弦反力からみた最大重心高増大のための技術的要因，体育学研究，**42**，pp. 446-460（1998）
55) 桜井伸二，池上康男，矢部京之助，岡本 敦：野球の投手の投動作の3次元動作解析，体育学研究，**35**，pp. 143-156（1990）
56) 宮西智久，藤井範久，阿江通良，功力靖雄，岡田守彦：野球の投球動作における体幹および投球腕の力学的エネルギー・フローに関する3次元解析，体力科学，**46**，pp. 55-68（1997）
57) 道上静香，阿江通良：世界一流女子テニスプレーヤーのフォアハンド・ストロークのキネマティクス的分析—クローズドスタンスとオープンスタンスの比較—，バイオメカニクス研究，**2**，pp. 242-251（1998）
58) 道上静香：第34回 FED CUP における足跡分析の試み－伊達選手対グラフ選手，沢松選手対グラフ選手を例として－，未発表資料（1996）
59) 阿江通良：スポーツバイオメカニクスにおけるコンピュータシミュレーション，J.J. Sports Sci., **8**, pp. 334-341（1989）
60) 藤井範久：バイオメカニクスにおけるコンピュータシミュレーション，体育学研究，**42**，pp. 394-400（1998）

第7章

1) 日本平衡神経科学会：平衡機能検査の実際，南山堂（1986）
2) 田崎京二，小川哲朗編：新生理学体系 感覚の生理学，医学書院（1989）
3) J. M. Goldberg and C. Fernandez : Physiology of peripheral neurons innervating semicircular canals of the squirrel monkey, J. Neurophysiol., **34**, pp. 635-660（1971）
4) C. Fernandez and J. M. Goldberg : Physiology of peripheral neurons innervating otolith organs of the squirrel monkey, J. Neurophysiol., **39**, pp. 996-1008（1976）
5) 島村宗夫：運動の反射生理学，真興交易（1976）
6) 福田 精：運動と平衡の反射生理，医学書院（1981）

7) D. N. Lee and E. Aronson : Visual proprioceptive control of standing in human infants, Percept. Psychophys., **15**, pp. 529-532 (1974)
8) H. Forssberg and L. M. Nashner : Ontogenetic development of postural conrol in man, J. Neuroscience, **2**, pp. 545-552 (1982)
9) W. Berger, J. Quintern and V. Dietz : Stance and gait perturbations in children : Developmental aspects of compensatory mechanisms, Electroenceph. Clin. Neurophysiol., **61**, pp. 385-395 (1985)
10) 北城圭一，山本義春，宮下充正：ヒトの運動神経系の発達過程，BME, **12**, pp. 40-48 (1998)
11) F. B. Horak and L. M. Nashner : Central programming of postural movements : Adaptation to altered support-surface configurations, J. Neurophysiol., **55**, pp. 1369-1381 (1986)
12) L. M. Nashner, A. Shumway-Cook and O. Marin : Stance posture control in selected groups of children with cerebral palsy, Exp. Brain Res., **197**, pp. 393-409 (1983)
13) L. M. Nashner : Adapting reflexes controlling the human posture, Exp. Brain Res., **26**, pp. 59-72 (1976)
14) 今岡 薫，村瀬 仁，福原美穂：重心動揺検査における健常者データの集計，Equilibrium Res., Suppl., **12**, pp. 1-84 (1997)
15) 「イクイテスト」カタログ，日本光電工業㈱
16) L. M. Nashner : Vestibular postural control model, Kybernetik, **10**, pp. 106-110 (1972)
17) R. Johansson, M. Magnusson and M. Akesson : Identification of human postural dynamics, IEEE Trans. Biomed. Eng., **35**, pp. 858-869 (1988)
18) 星宮 望，赤沢堅造編著：筋運動制御系，昭晃堂，(1993)
19) A. Ishida and S. Imai : Responses of a posture control system to pseudorandom accerelation disturbances, Med. Biol. Eng. Comp., **18**, pp. 433-438 (1980)
20) A. Ishida and S. Miyazaki : Maximum likelihood identification of a posture control system, IEEE Trans. Biomed. Eng., **34**, pp. 1-5 (1987)
21) A. Ishida, S. Imai and Y. Fukuoka : Analysis of the posture control system under fixed and sway-referenced support conditions, IEEE Trans. Biomed. Eng., **44**, pp. 331-336 (1997)
22) R. C. Fitzpatrick, R. B. Gorman, D. Burke and S. C. Gandevia : Postural proprioceptive reflexes in standing human subjects, J. Physiol., **459**, pp. 69-83 (1992)

索　引

【あ】

アクチン	3
足関節方策	173
足踏み検査	178
亜脱臼	61, 77
安定な膝	77

【い】

位置エネルギー	141
一流短距離選手	148
陰影モデル	96

【う】

動きのデータベース	165
運動エネルギーの交換	140
運動学的顆頭点	36
運動学的手法	128
運動学的特徴点	32
運動学的モデル法	31
運動座標系	12
運動性反射	170
運動単位	3
運動力学的手法	128
運動連鎖	160

【え】

エクセントリックな筋収縮	149
エネルギー	118
――の伝達	140
遠位部	73
嚥下運動	30

【お】

オイラー角	16
オイラーの運動方程式	24

【か】

外旋	45, 74, 106
回旋量	54
外側靱帯	25
外側翼突筋	25, 27
外的仕事	141
外転	45, 106
回転運動	12
回転運動エネルギー	141
回転行列	17
回転半径	133
外反運動	74
下顎運動	28
下顎窩	25
下顎後退位	29
下顎骨	25
下顎頭	25
角運動量	153
顎間軸	33
顎関節	25, 29
顎関節円板	37
顎関節音	43
顎関節内障	37, 42
顎関節負荷	37
顎舌骨筋	27
角速度ベクトル	18
顎二腹筋	27
肩水平内外転角	158
肩内外旋角	158
肩内外転角	158
肩複合体	45
可動域	45
顆頭運動	30, 36
顆頭中央点	36
カメラ定数	129
顆路	34, 42
感覚フィードバック	180
感覚毛	168
眼振	171
慣性モーメント	132
関節インピーダンス	173
関節円板	25
関節結節	25
関節座標系	90
関節反力の計算	120
関節包	25, 29
関節モーメント	116
関節モーメントパワー	142
関節力パワー	162

【き】

基肢部	73
基準座標系	12
拮抗筋群	118
逆動力学の手法	106
球形嚢	169
胸鎖関節	45
胸鎖乳突筋	27
共収縮	172
強縮	5
共同筋群	118
曲率解析	97
挙上運動	44
筋応力	67
筋原線維	3
筋線維	3
筋長-筋張力関係	7
緊張性頸反射	170
緊張性迷路反射	170
筋張力	5, 119
筋電図	6, 114, 150
筋電図法	128
筋の負荷-速度関係	7
筋平衡反射	2
筋紡錘	2

【く】

空間モデル	15
屈曲	106
クプラ	168
クリッキング	42

【け】

脛骨	73
脛骨粗面前方移行術	82
経済性	139
茎突下顎靱帯	27
茎突舌骨筋	27
限界運動	29
肩甲骨面	52
肩甲上腕関節	45
肩鎖関節	45
腱板	46

【こ】

剛性	77
校正法	109
剛体運動分析法	31
剛体ばねモデル	39
剛体リンクモデル	115
口頭嵌合位	29
咬頭嵌合位	25
後方滑走運動	29
後方挙上	45

後方限界運動	29	瞬間回転軸軌跡	89	咀嚼運動	29
効 率	139	瞬間中心	13, 31	咀嚼筋	27
股関節方策	174	順動力学的手法	106	速 筋	4
コッキングポジション	54	掌背屈角	158	【た】	
骨頭変位率	71	人工関節	83		
固定軌跡	13	靱 帯	29	体位反射	170
固定DLT法	129	身体部分慣性特性	132	体性感覚	167
ゴニオメータ	107	伸張反射	2	大腿筋力強化リハビリテーション	
コヒーレンス	184	伸 展	106		98
転がり	14	【す】		大腿骨	73
コンセントリックな筋収縮	149			多シナプス性反射電位	172
コントロールポイント	130	随意運動	1	立直り反射	170
コンピュータシミュレーション手法		垂直跳	152	脱 臼	61
	129	水平屈曲	45	単脚直立検査	177
【さ】		水平面	104	単シナプス性反射電位	172
		スウェイリファレンス	180	単収縮	5
最小顎関節負荷ベクトル	39	スウェーデンのバナナ	29	【ち】	
最小予測誤差法	185	頭蓋運動	28		
サイズ原理	5	ステレオ計測法	86	遅 筋	4
最前方位	29	滑 り	14	逐次切除法	62
最側方位	29	滑り率	14	蝶下顎靱帯	27
最大開口位	29	スポーツ技術	127	蝶番運動	30, 34
最大循環運動	56	スポーツバイオメカニクス	126	蝶番軸	31
最尤推定法	185	【せ】		蝶番軸モデル	33
3次元位置	109			蝶番モデル	11
3次元画像分析法	129	青年アスリート	135	【て】	
3次元可動率	57	正負の仕事	144		
3次元動作分析法	128	生理的エネルギー	139	手橈尺屈角	158
【し】		積層楕円板近似モデル	133	テニス	162
		舌 骨	28	テレビカメラ	108
歯牙滑走運動	29	舌骨下筋群	27	【と】	
時間因子	102	舌骨上筋群	27		
視機性運動反射	170	接触動態	64	投球動作	157
磁気センサ	68	絶対仕事	144	動作の最適化ループ	126
磁気的方法	111	全運動軸	34	等尺性収縮	7
矢状面	73, 104	全運動軸点	34	等速性	70
矢状面内運動	34	全運動軸モデル	34	等張性収縮	7
矢状面内限界運動	30, 35	前額面	73, 104	動的平衡機能検査	179
姿勢反射	170	前・後十字靱帯	74	導電性ゴム	112
耳石器	168	前（後）方引出し試験	78	倒立振子	121
膝蓋骨	74	前庭器	168	特徴点軌道法	31
膝関節	73	前方滑走運動	29	【な】	
疾走動作	145	前方挙上	45		
質 量	132	前方限界運動	29	内・外側側副靱帯	74
質量中心位置	132	前腕回内外角	158	内 旋	45, 74, 106
自動運動	1	【そ】		内側翼突筋	27
時分割方式	109			内的仕事	141
シミュレーション	120	相反性興奮	173	内 転	45, 106
地面反力	129, 146	相補下顎運動	28	内 反	74
習慣性開閉口運動	29	足圧計	112	【に】	
重心計	177	側頭筋	27		
受動的膝屈曲	99	側方滑走運動	29	二関節筋	74, 151
潤 滑	83	側方限界運動	30	2次元DLT法	163

日本人高齢者 138	描記法 40	【め】
日本人幼少年 135	標準的動作モデル 165	迷　路 168
ニュートンの運動方程式 24	表面電極 6	
【ね】	【ふ】	【ゆ】
ねじ軸 18, 31	不安定性 71, 121	有効性指数 140
【の】	不安定な膝 77	床反力計 112, 129, 147
能動的膝屈曲 99	復位性円板前方転移 42	床反力作用点 116
ノンパラメトリック同定 182	踏み出す方策 174	緩　み 71, 77
【は】	【へ】	【よ】
バイオメカニクス的手法 128	平衡砂 169	4棒リンクモデル 85
背面跳 153	並進運動 12	【ら】
パターンマッチング法 111	並進運動エネルギー 141	螺旋軸 33
パフォーマンスモデル法 145	平面モデル 12	卵形嚢 169
パラメータ多項式 98	変形性関節症 73	【り】
パラメトリック同定 185	【ほ】	力学的エネルギー 139
針電極 6	棒高跳 154	──の伝達 160
パワー 118	ポール 154	リズムジェネレータ 102
半規管 168	ボックス反力 154	両脚直立検査 177
半月板 74	ポッセルトの図形 29	リンクモデル 20
反射運動 1	【ま】	【ろ】
反動なし垂直跳 152	マーカ 108	6自由度計測法 40
パントグラフ 41	──の同定 108	ロボット 100
パンニングDLT法 129, 131	摩　擦 83	ロンベルグ検査 177
【ひ】	磨　耗 83	ロンベルグ陽性 177
肘屈曲伸展角 158	マン検査 177	ロンベルグ率 178
ひずみゲージ 112	【み】	
非線形周期活動 124	ミオシン 3	
ビデオレントゲン撮影装置 40		

α 運動ニューロン 2	DLT パラメータ 129	Mackey 術 82
ARMAX モデル 185	DLT 法 129	Mikulicz の荷重線 76
B-スプライン曲面式 93	γ 運動ニューロン 3	NURBS 98
Codman のパラドックス 60	ISL 型 41	Q 角 80
COP 116	Lachman 試験 78	screw home movement 77

―― 著者略歴 ――

石田　明允（いしだ　あきまさ）
1964 年　東京工業大学理工学部制御工学科卒業
1969 年　東京工業大学大学院博士課程修了（制御工学専攻），工学博士（東京工業大学）
1974 年　東京医科歯科大学助教授
1981 年　東京医科歯科大学教授
2006 年　東京医科歯科大学名誉教授

宮崎　信次（みやざき　しんじ）
1971 年　東京大学工学部電気工学科卒業
1973 年　東京大学大学院修士課程修了（電子工学専攻）
1973 年　東京医科歯科大学助手
1979 年　工学博士（東京大学）
2004 年　東京医科歯科大学退職
2004 年　有限会社 ウェルテック 役員
　　　　現在に至る

林　豊彦（はやし　とよひこ）
1977 年　新潟大学工学部電子工学科卒業
1979 年　新潟大学大学院修士課程修了（電子工学専攻）
1986 年　歯学博士（新潟大学）
1989 年　工学博士（東京工業大学）
1991 年　新潟大学助教授
1998 年　新潟大学教授
　　　　現在に至る

廣川　俊二（ひろかわ　しゅんじ）
1969 年　東北大学工学部精密工学科卒業
1971 年　東北大学大学院修士課程修了（精密工学専攻）
1971 年　川崎重工(株)勤務
1980 年　大阪大学大学院博士課程修了（応用物理学専攻），工学博士（大阪大学）
1981 年　九州大学助教授
1992 年　九州大学教授
　　　　現在に至る

阿江　通良（あえ　みちよし）
1973 年　東京教育大学体育学部体育学科卒業
1975 年　東京教育大学大学院修士課程修了（体育学専攻）
1982 年　筑波大学大学院博士課程修了（体育科学専攻），教育学博士（筑波大学）
1991 年　筑波大学助教授
2000 年　筑波大学教授
　　　　現在に至る

身体運動のバイオメカニクス
Biomechanics of Human Movement　©(社)日本生体医工学会　2002

2002 年 3 月 8 日　初版第 1 刷発行
2008 年 6 月 15 日　初版第 3 刷発行

検印省略	編　　者	社団法人　日本生体医工学会
	発行者	株式会社　コロナ社
	代表者	牛来辰巳
	印刷所	新日本印刷株式会社

112-0011　東京都文京区千石 4-46-10

発行所　株式会社　コ ロ ナ 社
CORONA PUBLISHING CO., LTD.
Tokyo　Japan
振替 00140-8-14844・電話(03)3941-3131(代)
ホームページ　http://www.coronasha.co.jp

ISBN 978-4-339-07144-3　（藤田）　（製本：愛千製本所）
Printed in Japan

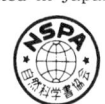

無断複写・転載を禁ずる
落丁・乱丁本はお取替えいたします

再生医療の基礎シリーズ
―生医学と工学の接点―

(各巻B5判)

コロナ社創立80周年記念出版
〔創立1927年〕

■編集幹事　赤池敏宏・浅島　誠
■編集委員　関口清俊・田畑泰彦・仲野　徹

配本順			頁	定価
1.（2回）	再生医療のための**発生生物学**	浅島　誠編著	280	4515円
2.（4回）	再生医療のための**細胞生物学**	関口清俊編著	228	3780円
3.（1回）	再生医療のための**分子生物学**	仲野　徹編	270	4200円
4.（5回）	再生医療のためのバイオエンジニアリング	赤池敏宏編著	244	4095円
5.（3回）	再生医療のためのバイオマテリアル	田畑泰彦編著	272	4410円

バイオマテリアルシリーズ

(各巻A5判)

			頁	定価
1.	**金属バイオマテリアル**	塙　隆夫・米山隆之 共著	168	2520円
	ポリマーバイオマテリアル ―医療のための分子設計―	石原一彦著		
	セラミックスバイオマテリアル	崎下正仁・坂川明邦・槻奥大主・岡尾石洪・山大井義税二 編著／共著		

定価は本体価格+税5%です。
定価は変更されることがありますのでご了承下さい。

図書目録進呈◆

臨床工学シリーズ

(各巻A5判，欠番は品切です)

- ■監　　　　修　(社)日本生体医工学会
- ■編集委員代表　金井　寛
- ■編　集　委　員　伊藤寛志・太田和夫・小野哲章・斎藤正男・都築正和

配本順			頁	定価
1.(10回)	医学概論（改訂版）	江部　充他著	220	2940円
5.(1回)	応用数学	西村千秋著	238	2835円
6.(14回)	医用工学概論	嶋津秀昭他著	240	3150円
7.(6回)	情報工学	鈴木良次他著	268	3360円
8.(2回)	医用電気工学	金井　寛他著	254	2940円
9.(11回)	改訂 医用電子工学	松尾正之他著	288	3465円
11.(13回)	医用機械工学	馬渕清資著	152	2310円
12.(12回)	医用材料工学	堀内　孝／村林　俊共著	192	2625円
19.(8回)	臨床医学総論Ⅱ	鎌田武信他著	200	2520円
20.(9回)	電気・電子工学実習	南谷晴之著	180	2520円

以下続刊

- 4. 基礎医学Ⅲ　玉置憲一他著
- 10. 生体物性　多氣昌生他著
- 13. 生体計測学　小野哲章他著
- 14. 医用機器学概論　小野哲章他著
- 15. 生体機能代行装置学Ⅰ　都築正和他著
- 16. 生体機能代行装置学Ⅱ　太田和夫他著
- 17. 医用治療機器学　斎藤正男他著
- 18. 臨床医学総論Ⅰ　岡島光治他著
- 21. システム・情報処理実習　佐藤俊輔他著
- 22. 医用機器安全管理学　小野哲章他著

定価は本体価格+税5%です。
定価は変更されることがありますのでご了承下さい。

図書目録進呈◆

電子情報通信レクチャーシリーズ

■(社)電子情報通信学会編　　　(各巻B5判)

共通

記号	配本順	タイトル	著者	頁	定価
A-1		電子情報通信と産業	西村吉雄著		
A-2	(第14回)	電子情報通信技術史 ―おもに日本を中心としたマイルストーン―	「技術と歴史」研究会編	276	4935円
A-3		情報社会と倫理	辻井重男著		
A-4		メディアと人間	原島　博 北川高嗣 共著		
A-5	(第6回)	情報リテラシーとプレゼンテーション	青木由直著	216	3570円
A-6		コンピュータと情報処理	村岡洋一著		
A-7	(第19回)	情報通信ネットワーク	水澤純一著	192	3150円
A-8		マイクロエレクトロニクス	亀山充隆著		
A-9		電子物性とデバイス	益　一哉著		

基礎

記号	配本順	タイトル	著者	頁	定価
B-1		電気電子基礎数学	大石進一著		
B-2		基礎電気回路	篠田庄司著		
B-3		信号とシステム	荒川　薫著		
B-4		確率過程と信号処理	酒井英昭著		
B-5		論理回路	安浦寛人著		
B-6	(第9回)	オートマトン・言語と計算理論	岩間一雄著	186	3150円
B-7		コンピュータプログラミング	富樫　敦著		
B-8		データ構造とアルゴリズム	今井　浩著		
B-9		ネットワーク工学	仙田正和 石村　裕 共著		
B-10	(第1回)	電磁気学	後藤尚久著	186	3045円
B-11	(第20回)	基礎電子物性工学 ―量子力学の基本と応用―	阿部正紀著	154	2835円
B-12	(第4回)	波動解析基礎	小柴正則著	162	2730円
B-13	(第2回)	電磁気計測	岩﨑　俊著	182	3045円

基盤

記号	配本順	タイトル	著者	頁	定価
C-1	(第13回)	情報・符号・暗号の理論	今井秀樹著	220	3675円
C-2		ディジタル信号処理	西原明法著		
C-3		電子回路	関根慶太郎著		
C-4	(第21回)	数理計画法	山下信雄 福島雅夫 共著	192	3150円
C-5		通信システム工学	三木哲也著		
C-6	(第17回)	インターネット工学	後藤滋樹 外山勝保 共著	162	2940円
C-7	(第3回)	画像・メディア工学	吹抜敬彦著	182	3045円
C-8		音声・言語処理	広瀬啓吉著		
C-9	(第11回)	コンピュータアーキテクチャ	坂井修一著	158	2835円

配本順				頁	定価
C-10		オペレーティングシステム	徳田英幸 著		
C-11		ソフトウェア基礎	外山芳人 著		
C-12		データベース	田中克己 著		
C-13		集積回路設計	浅田邦博 著		
C-14		電子デバイス	舛岡富士雄 著		
C-15	(第8回)	光・電磁波工学	鹿子嶋憲一 著	200	3465円
C-16		電子物性工学	奥村次徳 著		

展開

D-1		量子情報工学	山崎浩一 著		
D-2		複雑性科学	松本隆 編著		
D-3		非線形理論	香田徹 著		
D-4		ソフトコンピューティング	山川堀尾 烈恵二 共著		
D-5		モバイルコミュニケーション	中川大槻 正雄知明 共著		
D-6		モバイルコンピューティング	中島達夫 著		
D-7		データ圧縮	谷本正幸 著		
D-8	(第12回)	現代暗号の基礎数理	黒澤馨 尾形わかは 共著	198	3255円
D-9		ソフトウェアエージェント	西田豊明 著		
D-10		ヒューマンインタフェース	西田正吾 加藤博一 共著		
D-11	(第18回)	結像光学の基礎	本田捷夫 著	174	3150円
D-12		コンピュータグラフィックス	山本強 著		
D-13		自然言語処理	松本裕治 著		
D-14	(第5回)	並列分散処理	谷口秀夫 著	148	2415円
D-15		電波システム工学	唐沢好男 著		
D-16		電磁環境工学	徳田正満 著		
D-17	(第16回)	VLSI工学 —基礎・設計編—	岩田穆 著	182	3255円
D-18	(第10回)	超高速エレクトロニクス	中村友義 三島徹 共著	158	2730円
D-19		量子効果エレクトロニクス	荒川泰彦 著		
D-20		先端光エレクトロニクス	大津元一 著		
D-21		先端マイクロエレクトロニクス	小柳光正 著		
D-22		ゲノム情報処理	高木利久 小池麻子 編著		
D-23		バイオ情報学	小長谷明彦 著		
D-24	(第7回)	脳工学	武田常広 著	240	3990円
D-25		生体・福祉工学	伊福部達 著		
D-26		医用工学	菊地眞 編著		
D-27	(第15回)	VLSI工学 —製造プロセス編—	角南英夫 著	204	3465円

定価は本体価格+税5%です。
定価は変更されることがありますのでご了承下さい。

図書目録進呈◆

新コロナシリーズ (各巻B6判)

	書名	著者	頁	定価
1.	ハイパフォーマンスガラス	山根正之著	176	1223円
2.	ギャンブルの数学	木下栄蔵著	174	1223円
3.	音戯話	山下充康著	122	1050円
4.	ケーブルの中の雷	速水敏幸著	180	1223円
5.	自然の中の電気と磁気	高木相著	172	1223円
6.	おもしろセンサ	國岡昭夫著	116	1050円
7.	コロナ現象	室岡義廣著	180	1223円
8.	コンピュータ犯罪のからくり	菅野文友著	144	1223円
9.	雷の科学	饗庭貢著	168	1260円
10.	切手で見るテレコミュニケーション史	山田康二著	166	1223円
11.	エントロピーの科学	細野敏夫著	188	1260円
12.	計測の進歩とハイテク	高田誠二著	162	1223円
13.	電波で巡る国ぐに	久保田博南著	134	1050円
14.	膜とは何か ―いろいろな膜のはたらき―	大矢晴彦著	140	1050円
15.	安全の目盛	平野敏右編	140	1223円
16.	やわらかな機械	木下源一郎著	186	1223円
17.	切手で見る輸血と献血	河瀬正晴著	170	1223円
18.	もの作り不思議百科 ―注射針からアルミ箔まで―	JSTP編	176	1260円
19.	温度とは何か ―測定の基準と問題点―	櫻井弘久著	128	1050円
20.	世界を聴こう ―短波放送の楽しみ方―	赤林隆仁著	128	1050円
21.	宇宙からの交響楽 ―超高層プラズマ波動―	早川正士著	174	1223円
22.	やさしく語る放射線	菅野・関共著	140	1223円
23.	おもしろ力学 ―ビー玉遊びから地球脱出まで―	橋本英文著	164	1260円
24.	絵に秘める暗号の科学	松井甲子雄著	138	1223円
25.	脳波と夢	石山陽事著	148	1223円
26.	情報化社会と映像	樋渡涓二著	152	1223円
27.	ヒューマンインタフェースと画像処理	鳥脇純一郎著	180	1223円
28.	叩いて超音波で見る ―非線形効果を利用した計測―	佐藤拓宋著	110	1050円
29.	香りをたずねて	廣瀬清一著	158	1260円
30.	新しい植物をつくる ―植物バイオテクノロジーの世界―	山川祥秀著	152	1223円

No.	書名	著者	頁	価格
31.	磁石の世界	加藤哲男著	164	1260円
32.	体を測る	木村雄治著	134	1223円
33.	洗剤と洗浄の科学	中西茂子著	208	1470円
34.	電気の不思議 ―エレクトロニクスへの招待―	仙石正和編著	178	1260円
35.	試作への挑戦	石田正明著	142	1223円
36.	地球´環境科学 ―滅びゆくわれらの母体―	今木清康著	186	1223円
37.	ニューエイジサイエンス入門 ―テレパシー，透視，予知などの超自然現象へのアプローチ―	窪田啓次郎著	152	1223円
38.	科学技術の発展と人のこころ	中村孔治著	172	1223円
39.	体を治す	木村雄治著	158	1260円
40.	夢を追う技術者・技術士	CEネットワーク編	170	1260円
41.	冬季雷の科学	道本光一郎著	130	1050円
42.	ほんとに動くおもちゃの工作	加藤孜著	156	1260円
43.	磁石と生き物 ―からだを磁石で診断・治療する―	保坂栄弘著	160	1260円
44.	音の生態学 ―音と人間のかかわり―	岩宮眞一郎著	156	1260円
45.	リサイクル社会とシンプルライフ	阿部絢子著	160	1260円
46.	廃棄物とのつきあい方	鹿園直建著	156	1260円
47.	電波の宇宙	前田耕一郎著	160	1260円
48.	住まいと環境の照明デザイン	饗庭貢著	174	1260円
49.	ネコと遺伝学	仁川純一著	140	1260円
50.	心を癒す園芸療法	日本園芸療法士協会編	170	1260円
51.	温泉学入門 ―温泉への誘い―	日本温泉科学会編	144	1260円
52.	摩擦への挑戦 ―新幹線からハードディスクまで―	日本トライボロジー学会編	176	1260円
53.	気象予報入門	道本光一郎著	118	1050円
54.	続 もの作り不思議百科 ―ミリ，マイクロ，ナノの世界―	JSTP編	160	1260円
55.	人のことば，機械のことば ―プロトコルとインタフェース―	石山文彦著	118	1050円

定価は本体価格+税5%です。
定価は変更されることがありますのでご了承下さい。

図書目録進呈◆

ME教科書シリーズ

(各巻B5判)

- ■(社)日本生体医工学会編
- ■編纂委員長　佐藤俊輔
- ■編纂委員　稲田 紘・金井 寛・神谷 瞭・北畠 顕・楠岡英雄
  戸川達男・鳥脇純一郎・野瀬善明・半田康延

配本順		書名	著者	頁	定価
A-1	(2回)	生体用センサと計測装置	山越・戸川共著	256	4200円
A-2	(16回)	生体信号処理の基礎	佐藤・吉川・木竜共著	216	3570円
B-1	(3回)	心臓力学とエナジェティクス	菅・高木・後藤・砂川編著	216	3675円
B-2	(4回)	呼 吸 と 代 謝	小野 功一著	134	2415円
B-3	(10回)	冠循環のバイオメカニクス	梶谷 文彦編著	222	3780円
B-4	(11回)	身体運動のバイオメカニクス	石田・廣川・宮崎 共著 阿江・林	218	3570円
B-5	(12回)	心不全のバイオメカニクス	北畠・堀編著	184	3045円
B-6	(13回)	生体細胞・組織のリモデリングのバイオメカニクス	林・安達・宮崎共著	210	3675円
B-7	(14回)	血液のレオロジーと血流	菅原・前田共著	150	2625円
B-8	(20回)	循環系のバイオメカニクス	神谷 瞭編著	204	3675円
C-1	(7回)	生体リズムの動的モデルとその解析 ―MEと非線形力学系―	川上 博編著	170	2835円
C-2	(17回)	感 覚 情 報 処 理	安井 湘三編著	144	2520円
C-3	(18回)	生体リズムとゆらぎ ―モデルが明らかにするもの―	中尾・山本共著	180	3150円
D-1	(6回)	核医学イメージング	楠岡・西村監修 藤林・田口・天野共著	182	2940円
D-2	(8回)	X線イメージング	飯沼・舘野編著	244	3990円
D-3	(9回)	超 音 波	千原 國宏著	174	2835円
D-4	(19回)	画像情報処理（I） ―解析・認識編―	鳥脇 純一郎編著 長谷川・清水・平野共著	150	2730円
E-1	(1回)	バイオマテリアル	中林・石原・岩崎共著	192	3045円
E-3	(15回)	人 工 臓 器（II） ―代謝系人工臓器―	酒井 清孝編著	200	3360円
F-1	(5回)	生体計測の機器とシステム	岡田 正彦編著	238	3990円
F-2	(21回)	臨床工学(CE)とME機器・システムの安全	渡辺 敏編著	240	4095円

以下続刊

		著者			著者
A	生 体 電 気 計 測	山本 尚武編著	A	生体用マイクロセンサ	江刺 正喜編著
A	生 体 光 計 測	清水 孝一著	B-9	肺のバイオメカニクス ―特に呼吸調節の視点から―	川上・西村編著
C-4	脳磁気とME	上野 照剛編著	D-5	画像情報処理（II） ―表示・グラフィックス編―	鳥脇 純一郎編著
D-6	MRI・MRS	松田・楠岡編著	E	電子的神経・筋制御と治療	半田 康延編著
E	治 療 工 学（I）	橋本・篠原編著	E	治 療 工 学（II）	菊地 眞編著
E-2	人 工 臓 器（I） ―呼吸・循環系の人工臓器―	井街・仁田編著	E	生 体 物 性	金井 寛著
E	細胞・組織工学と遺伝子	松田 武久著	F	地域保険・医療・福祉情報システム	稲田 紘編著
F	医学・医療における情報処理とその技術	田中 博著	F	福 祉 工 学	土肥 健純編著
F	病 院 情 報 シ ス テ ム	石原 謙編著			

定価は本体価格+税5%です。
定価は変更されることがありますのでご了承下さい。

図書目録進呈◆